Die juvenilen und young-onset-Parkinson-Syndrome

D1718927

Die juvenilen und young-onset-Parkinson-Syndrome

Besondere Aspekte, Fragen und eine Herausforderung
für Arzt, Patient und Angehörige

Suzie Mc Coy

wft Verlag für Wissenschaft, Forschung und Technik

Die Deutsche Bibliothek - CIP-Einheitsaufnahme

Mc Coy, Suzie:
Die juvenilen und young-onset-Parkinson-Syndrome – Besondere
Aspekte, Fragen und eine Herausforderung für Arzt, Patient und
Angehörige / Suzie Mc Coy. - Wermelskirchen: WFT, Verl. für
Wiss., Forschung und Technik, 2001
    ISBN 3-929095-14-9

Druck und Verarbeitung: Hundt Druck GmbH, Köln

ISBN 3-929095-14-9

Vorwort von Ulrich Wickert

Trotz verstärkter Bemühungen der Selbsthilfegruppen bestehen immer noch erhebliche Informationsdefizite bei Betroffenen, Angehörigen und sogar z.T. in der Ärzteschaft über die Parkinson-Krankheit, die häufig auch sehr junge Menschen treffen kann.

Ich begrüße es deshalb sehr, dass mit dem vorliegenden Buch eine bestehende Lücke geschlossen wird, da es sich speziell mit den im Alter unter 40 Jahren erkrankten Patienten befasst.

Es macht nicht nur auf die Tatsache aufmerksam, dass Parkinson nicht immer eine Erkrankung des fortgeschrittenen Lebensalters darstellt, sondern vor allem, dass "juvenile und young-onset-Patienten keine jungen Senioren sind" – analog zum in der Pädiatrie gebräuchlichen Leitsatz "Kinder sind keine kleinen Erwachsenen".
Es zeigt, dass man diesen Unterschieden in fast sämtlichen die Erkrankung und den Menschen betroffenen Bereichen Rechnung tragen sollte, angefangen von der Diagnostik über Therapiemaßnahmen bis hin zu sozialmedizinischen Aspekten.

Die Verfasserin, selbst von einem Parkinson-Syndrom betroffene junge Patientin, hat in akribischer Weise recherchiert und ein Buch über ein Thema geschrieben, zu dem es, wie auch oft aus Kreisen der Selbsthilfegruppen bemängelt wird, fast keine dem medizinischen Laien zugänglichen Informationsquellen gibt.

Es sind inzwischen mehrere von Parkinson-Patienten verfasste Bücher erschienen – betroffen stimmende Veröffentlichungen, autobiografische Publikationen und poetische Gedichtbändchen.
In vorliegendem Werk tritt jedoch die Person der Autorin selbst völlig in den Hintergrund.

Durch sämtliche Kapitel, in denen die Autorin nicht zögert, auch einige brisante Themen aufzugreifen und mit dem nötigen Ernst oder manchmal auch einem Schuss Humor, sachlich-nüchtern zu behandeln, ziehen sich die Hauptzielsetzungen der Verfasserin wie ein roter Faden:

Die besonderen Probleme und Fragestellungen der jung erkrankten Betroffenen anhand konkreter Krankheits- und Lebensaspekte zu vermitteln – sowie gerade solche Fakten über die Parkinson-Syndrome generell zu berichten, über die man ansonsten selten etwas erfährt. Die eingeschobenen Medizin-historischen u.a. "kleinen Exkurse, Anekdoten und konkreten Details aus dem Alltag" lockern die

Texte zusätzlich auf und bieten dem geneigten Leser zusätzliche interessante Hintergrund-Informationen an.

"Die juvenilen und young-onset-Parkinson-Syndrome" macht Mut, ohne zu beschönigen oder unrealistische Hoffnung zu wecken. Es zeigt die Laien und Fachleute irritierende Widersprüchlichkeit und z.T. auch Uneinigkeit auf, die in der Wissenschaft vorkommt und letztendlich die Hilfe für die Betroffenen verzögert oder gar verhindert.

Es stellt Fragen und ruft alle Involvierten zu Toleranz, Kommunikation und Zusammenarbeit auf. Die Autorin stellt klar heraus, was inzwischen erfreulicherweise zunehmend auch von kompetenten Fachärzten gefordert wird: Dem mündigen, informierten Patienten ein ganzheitliches, individuelles Behandlungskonzept zu bieten und für jeden Menschen eine Chance, seinen eigenen Weg finden und gehen zu können!

Dieses Buch wird daher, auch wenn die wissenschaftlichen Erkenntnisse und therapeutischen Entwicklungen sich fast jährlich ändern, erst dann seine Aktualität verlieren, wenn man die Parkinson-Syndrome tatsächlich heilen können wird.

Hamburg, im Dezember 2000

gez. Ulrich Wickert
(Schirmherr der Deutschen Parkinson Vereinigung – Bundesverband e.V.)

Vorwort von Suzie Mc Coy

Was man nicht richtig verstanden hat, macht Angst.
(Lebensweisheit)

Übernehmt nicht einfach irgendwelche Überlieferungen oder Ansichten; übernehmt auch nicht irgendetwas, weil es bei euch so Brauch ist, oder aus Verehrung für eure geistigen Lehrer. Ahmt auch nicht andere nach und geht nicht nach dem Schein der Wirklichkeit oder nach irgendwelchen oberflächlichen Erwägungen.
(Buddha 500 v. Chr.)

Die Idee zu diesem Buch, oder das Gefühl, dass es für ein solches Projekt trotz bereits vorhandener umfangreicher Informationsquellen über "Parkinson" einen großen Bedarf geben könnte, kam relativ spontan anlässlich einiger Gespräche mit unserer "U-40-Mutter" Eva Schmoeger während und nach einem 8-tägigen Seminar für junge Parkinson-Patienten.

Von der vorwiegend Akademikern zugänglichen Fachliteratur abgesehen, werden im allgemeinen Buchhandel unter dem Stichwort "Parkinson" so viele Titel angeboten, dass die Auswahl schwer fällt. Auch etliche autobiografische Erfahrungsberichte von Parkinson-Patienten sind im Laufe der letzten Jahre veröffentlicht worden.
Dennoch, stellten wir fest, existiert eine deutliche "Marktlücke": "Parkinson" gilt immer noch als eine Erkrankung des fortgeschrittenen Lebensalters – und das nicht nur "landläufig", sondern auch in manchen Medizinerkreisen. Dementsprechend beiläufig werden die jünger erkrankten Patienten in den bisher erschienenen Büchern zum Thema erwähnt und die vielfältigen Unterschiede im Vergleich zum "Altersparkinson" bestenfalls in ein paar Sätzen oder Abschnitten abgehandelt.

Obwohl die Parkinson-Krankheit neben Schlaganfall und Epilepsie eine der häufigsten neurologischen Erkrankungen und ca. jeder hundertste Mensch über 60 Jahre betroffen ist, stößt man in der Bevölkerung und sogar bei manchen Ärzten immer noch auf Unverständnis und Mythen betr. der Symptomatik, deren Genese etc.

Dadurch, dass während der letzten Jahre auch über medizinische Themen vieles in den Medien berichtet wird, und mehrere Prominente sich als parkinsonkrank "geoutet" haben bzw. als solche identifiziert wurden (Muhamed Ali, Peter Hoffmann, Raimund Harmsdorf (†), Papst Johannes Paul II), mag die Aufmerksamkeit generell etwas gestiegen sein, jedoch nicht in dem Maße, dass dies als ausreichend zu bezeichnen wäre.

Ungleich schwieriger ist es dann, wenn der Betroffene dann auch noch ein ungewöhnlich junges Alter aufweist – jünger als 40, als die ersten Symptome auftreten und/oder die Diagnose gestellt wird, ja sogar unter 30 oder gar im Teenager- oder Kindesalter! (Letzteres kommt extrem selten vor, aber Tatsache ist, es *kommt* vor, und für den Einzelnen ist es egal, ob er eine sehr rare oder eine häufig vorkommende Krankheit "erwischt" hat – oder die Krankheit ihn: Der Betroffene muss damit *leben*, und er muss damit so gut wie möglich zurecht kommen!)

Durch die Bekanntgabe seiner damals bereits seit 7 Jahren bestehenden Parkinson-Erkrankung und nun, 2 Jahre später, durch sein sehr aktives Engagement für das Anliegen aller Betroffenen, hat der Schauspieler Michael J. Fox die Öffentlichkeit vielleicht einprägsamer als jeder Fachartikel darauf aufmerksam gemacht, dass es auch Parkies gibt, die mit 30 erkranken.

[Doch wer nicht betroffen ist, und sei es nur über einen Angehörigen oder Bekannten, mag so etwas angesichts der täglichen Informationsflut und eigener Sorgen schnell vergessen. Dies ist verständlich und nicht weiter schlimm – solange man in seinem Umfeld keinen solchen Patienten hat und mit ihm umgehen muss.
Fatal wird es dann, wenn es sich bei dem Uninformierten um einen Arzt oder Behördenmenschen handelt. Viele junge Parkinson-Patienten – und mit ihnen ihre nächsten Angehörigen – haben eine Odyssee durch Arztpraxen hinter sich.
Dabei müssten derzeit allein in Deutschland insgesamt bis zu 25.000 unter 40 Jahren Erkrankte leben = ca. 10% aller Parkinson-Fälle.]

Es ist schon ein großer Unterschied, ob eine chronisch-progrediente Erkrankung mit 65 oder 70 Jahren debütiert oder "mitten im Leben" – oder gar, "bevor das Leben richtig begonnen hat":
Für einen jungen Patienten treten solche Aspekte wie Beruf, Familie und Familienplanung, Freizeitaktivitäten, Autofahren, finanzielle Sorgen, Sexualität und langfristige Lebensplanung mit ganz anderer Gewichtung auf.
Davon abgesehen stellt auch die Erkrankung selbst eine in etlichen Details vom "Altersparkinson" verschiedene Entität dar – und auch in sich selbst bilden die Parkinson-Syndrome der jüngeren Lebensjahre ein sehr breites Spektrum.

So viele Gemeinsamkeiten bei allem, was man unter dem Begriff "Parkinsonismus" zusammenfasst, auftreten, so viele Unterschiede, Variationen und scheinbare Widersprüche findet man. Gerade bei den Syndromen des jüngeren Alters vermutet man eine Vielfalt von Ätiologien. Symptomatik, Verlauf und Prognose fallen oft anders aus als bei älteren Patienten, und speziell in Bezug auf die Medikation u.a. Behandlungsformen gilt es vieles zu beachten und sorgfältig zu planen, was jemanden, der schon allein aus Altersgründen keine gar so hohe Lebenserwartung mehr hat, kaum berühren würde.

[Es gibt einfach zu wenig über und für die "U40er" (= unter 40 Jahre erkrankten). Da sich die Folgen der medikamentösen Therapie bei jungen Betroffenen meistens deutlich früher und manchmal dann in sogar für Neurologen mit langjähriger Praxis ungekannt heftigen, äußerlich sehr auffälligen "Überbewegungen" zeigen, kam sogar bereits der Vorschlag, ein eigenes Lehrvideo darüber zu erstellen, wie "anders" und vielfältig Parkinson aussehen kann.]

Während der dann in Angriff genommenen Recherchen fiel mir auf: Es gibt eine relative Fülle von Information, und das nicht erst seit ein paar Jahren, doch diese sind i.d.R. dem "Normalverbraucher" nur schwer zugänglich. Selbst für einen in Neurologie ausgebildeten Kliniker oder Forscher, der sich ja noch mit vielerlei anderen Erkrankungen und Fallgeschichten befassen muss, mögen diese – meist internationalen Fachaufsätze/-artikel – in einem Meer aus bereits vorhandenen und täglich neu hinzukommenden Publikationen untergehen.

Das vorliegende Buch nun ist nicht speziell an eine bestimmte Zielgruppe gerichtet. Es soll *alle* ansprechen, die auf irgendeine Weise mit jüngeren Parkinson-Patienten Kontakt haben oder sich für sie interessieren.
Es kann sich dabei um die Betroffenen selbst, Familie, Freundeskreis, interessierte Arbeitgeber, aber auch Hausärzte und nicht auf Parkinson spezialisierte Fachärzte handeln.

Um der Allgemeinverständlichkeit und des Leseflusses willen wird sich stellenweise einer etwas volkstümlicheren Terminologie bedient; Literatur-Referenzen *innerhalb* des Textes werden nur dort direkt angegeben, wo es sich um wörtliche oder sinngemäße Zitate handelt, die evtl. *nicht* zum von den meisten Experten anerkannten Grundwissen gehören.
Persönliche Anmerkungen der Verfasserin, sowie ihr bekannte Fallgeschichten, sind als solche deutlich gekennzeichnet.

Grundlegende allgemein anerkannte Fakten und Theorien zur Parkinson-Krankheit und deren Behandlung, wie man sie in jedem Hand- oder Fachbuch nachlesen kann, werden auf ein erforderliches Mindestmaß reduziert beschrieben, soweit sie unspezifisch in Bezug auf das Alter des Betroffenen sind.
Umso mehr Raum wird der ganz besonderen Situation und Problematik des jungen Parkies und einigen Detailinformationen und Anekdoten gegeben werden, die man selten in den Fachbüchern oder den immer zahlreicheren Autobiografien von Parkinson-Patienten finden wird.

Die einzelnen Kapitel sind so geordnet, dass sie am günstigsten nacheinander in der vorgegebenen Reihenfolge, aber auch *unabhängig* voneinander gelesen werden können.

Bei der Vielfalt der die jungen Parkinson-Patienten betreffenden Fragestellungen und dem möglichst breiten potentiellen Leserkreis mag es nicht ausbleiben, dass den einen oder anderen ein Teilthema mehr oder weniger interessiert.

Die erste Hälfte des Buches ist eher grundlegender, wissenschaftlicher Natur, während die zweite Hälfte mehr praxisorientiert ist, sich auch mit der konkreten Alltags- und Krankheitsbewältigung der Betroffenen befasst.

Vielleicht – hoffentlich! – werden diese Texte eines Tages nur noch von historischem Interesse sein – nämlich dann, wenn man die Parkinson-Syndrome irgendwann in der Zukunft doch noch stabil in den Griff bekommen oder gar heilen können wird.

Solange jedoch der entscheidende Durchbruch auf sich warten lässt, müssen wir mit den bereits vorhandenen Medikamenten, Zusatztherapien und Hilfsmitteln auskommen und das Bestmögliche herausziehen.

Der erste Schritt und die Basis für jegliches weitere Vorgehen besteht in – Information.

Es gibt Menschen, die schrecken vor gar zu vielen oder allzu deutlichen Informationen über ihre Erkrankung (oder die eines Angehörigen) zurück, doch *Verdrängung* ist eine denkbar schlechte Strategie, gerade auch bei der Bewältigung eines Parkinson-Syndroms:

Der Mensch ist nun einmal mit Fantasie begabt, und spätestens nachts im Bett kommt eine im hellen Tageslicht noch unterdrückbare vage Furcht vor dem Unbekannten dann mit vielfachem Schrecken zurück.

Wer sich während der besseren Tage nicht hinreichend damit auseinander gesetzt hat, dass es auch einmal nicht mehr so gut sein könnte (dann aber noch lange nicht absolut schlecht sein muss), wird umso übler "aus allen Wolken fallen", wenn es dann einmal so weit ist und er sich in keinster Weise darauf vorbereitet hat.

Das heißt aber *nicht*, dass sich ein Parkinson-Patient den ganzen Tag mit medizinischer Literatur befassen und in allen Farben ausmalen soll, was alles auf ihn zukommen *könnte*. Gerade beim neu diagnostizierten, bis dahin uninformierten Patienten mag auch anfangs ein Zuviel-auf-einmal an Information tatsächlich zu einer Überlastung führen – wobei auch das *Wie* mit entscheidet, die Art und Weise und von wem über die Erkrankung aufgeklärt wird, wie der Patient damit zurecht kommt.

Denkbar ungünstig ist es z.B., den Betroffenen mit der Diagnose und einer hastig in die Hand gedrückten Broschüre über "Parkinson" (die natürlich auf *ältere* Patienten zugeschnitten ist) allein zu lassen. Junge Menschen haben sich zum Zeitpunkt ihrer eigenen Diagnose selten näher mit Begriffen wie "Krankheit", "Alter" und "Tod" auseinandergesetzt und mögen dann bereits vom Anblick eines Rollstuhles oder eines bettlägerigen Patienten, oder auch Worten wie "unheilbar" oder der Vorstellung einer permanent "abbauenden" Erkrankung derart geschockt werden, dass sie resignieren und aus Angst vor weiteren erschreckenden Details sachliche Informationen abblocken.

"Man kann auch *zu viel* wissen", sagte mir einmal ein Betroffener. Doch in weiteren Gesprächen war die nackte Furcht zu spüren, die auf vielen unbeantworteten (da unausgesprochenen) Fragen und Unverständnis über die Vorgänge im eigenen Körper beruhte.
Welch eine unnötige Quälerei – und sicher dem Krankheitsverlauf nicht gerade förderlich!
Was sich die menschliche Fantasie an Horrorszenarien ausmalen kann, wenn sie erst einmal auf ein Thema gestoßen, aber dann mit vagem Halb- oder Viertelwissen allein gelassen wird, kann weitaus mehr Angst erzeugen als sachliche und ggf. angemessen einfühlsam herübergebrachte Informationen.

[>>Angst tötet den (Kampf-) Geist<<, sie ist ebenso unangebracht und wie übertriebener, illusorischer Optimismus. Jammern und um Mitleid heischen ist genauso schädlich wie ein Verleugnen jeglicher Schwierigkeiten und krankheitsbedingten Defizite – oder das Prinzip Hoffnung zu vergessen.
Äußerst schädlich, da verwirrend und verunsichernd, stellen sich selbst manchen "Insidern" die ständigen *Widersprüche* in der Literatur und unter den Fachleuten dar.
Was gestern noch als "gesicherte Erkenntnis" galt, wird heute von neuen wissenschaftlichen Forschungsergebnissen überboten, die ihrerseits morgen von weiteren Studien und Theorien widerlegt werden.

In Insiderkreisen erzählt man sich folgendes: Es gibt in Deutschland derzeit 10 auf Parkinson spezialisierte Kliniken – bzw. 10 führende Chefärzte/innen. Jeder von ihnen stellt seine Patienten nach z.T. völlig unterschiedlichen Kriterien ein ...]

Ergo: Man muss sich so gut wie möglich *informieren* und so viele Meinungen wie möglich einholen – um dann für *sich* die *individuell beste* Entscheidung zu treffen. "There are always options!"

Suzie Mc Coy, Mittsommer 2000

Das gesamte Autorenhonorar (abzüglich Unkosten für Manuskripterstellung und Drucklegung) für dieses Buch geht als Spende an die dPV U 40, bevorzugt zur Förderung eines neuen Wohn-Projektes für junge Parkinsonkranke.

Das Leben stellt jedem eine andere, einmalige Aufgabe,
und so gibt es auch nicht eine angeborene
und vorbestimmte Untauglichkeit zum Leben,
sondern es kann der Schwächste und Ärmste an seiner Stelle
ein würdiges und echtes Leben führen
und anderen etwas sein, einfach dadurch,
dass er seinen nicht selbst gewählten Platz im Leben,
seine besondere Aufgabe annimmt und zu verwirklichen sucht.
Das ist echtes Menschentum und strahlt immer etwas Edles und Heilendes aus,
auch wenn der Träger dieser Aufgabe in den Augen aller ein armer Teufel ist,
mit dem man nicht tauschen möchte.
(Hermann Hesse)

The human spirit is more powerful than any drug
(Oliver Sacks)

Nachtrag zum Vorwort, ½ Jahr später

Inzwischen schreiben wir Jahresende 2000;
leider kann dieses Manuskript erst jetzt mit einem halben Jahr Verzögerung in
den Druck gehen, da sich noch während der abschließenden Korrekturarbeiten
bei mir nach nur 2 Jahren L-Dopa-Therapie ebenso abrupt wie heftig
medikamentös nicht hinreichend kontrollierbare Fluktuationen und Dyskinesien
einstellten, die nun auch gravierende Folgen in Bezug auf meine
Arbeitsfähigkeit und Relationen zum privaten Umfeld nach sich gezogen haben.
Die behandelnden Ärzte halten inzwischen als letzte Option eine stereotaktische
Operation für in absehbarer Zukunft indiziert. Bis dahin bleibt nur die Wahl
zwischen Akinesie oder "Zappeln"; ich habe mich für letzteres entschieden, was
außer denjenigen Mit-Patienten, die bereits am eigenen Körper Bekanntschaft
mit Überbewegungen, aber auch dem "Off"-Zustand gemacht haben, leider
kaum jemand nachvollziehen kann.

Ich sehe diesen Verlauf meiner Parkinson-Erkrankung bzw. der
Behandlungsfolgen noch lange nicht als "den Anfang vom Ende" an, sondern
bemühe mich, den Tagesablauf nach den veränderten Grundvoraussetzungen zu
gestalten, Motto: "Neues Millennium, neues Leben"!
Indirekt hat mir dieser Einschnitt die Kraft gegeben, mit einigem "Müll", der
sich im alten Leben angesammelt hatte, aufzuräumen.
Ich fühle mich tief verbunden mit meiner großen Parkinson-"Familie" und allen
Menschen, die auf die eine oder andere Weise dieser Familie nahestehen und
helfen. Danke!

Der erste Schritt zur Hilfe besteht aus *Verstehen und Akzeptieren*. Verständnis
aber setzt *Geduld und innere Ruhe voraus* – gerade gegenüber uns Parkies; wir

selbst müssen diese Eigenschaften schließlich ebenfalls gegenüber unserem Umfeld aufbringen.

Jeder von uns geht mit der Erkrankung auf seine eigene Weise um; auch hier ist *Toleranz* angesagt:
Manche Betroffenen verleugnen in der Öffentlichkeit, vielleicht auch vor sich selbst, jegliche Probleme, während andere ihr Leben als eine "Einbahnstraße", "Sackgasse" oder "Rolltreppe abwärts" empfinden.
Ich persönlich habe ein anderes Bild als Symbol gewählt
(siehe unten; weitere Erläuterungen zur "Achterbahn" siehe Anfang des Kapitels zum Thema "Dyskinesien").
Parkinson ist gewiss nicht die "schlimmste" aller Krankheiten – aber bestimmt eine der "verrücktesten", die selbst denjenigen, der sie hat, immer wieder überraschen kann.

Manchmal ist ein negatives Umfeld wesentlich be- hindernder als die eigentliche Krankheit ... wovon man sich weder einschüchtern noch aufhalten lassen darf.
Das ist oft schwieriger in die Tat umgesetzt als gesagt: man muss sich immer wieder neu bemühen, denn bei Parkinson bleibt langfristig nichts konstant.
Mit dem Wunsch, dass dieses Buch irgendeinen Sinn im täglichen Überlebenskampf (und –Krampf) aller Menschen mit Parkinson-Syndromen (besonders der U 40er) haben möge:

>>Life is a
roller coaster –
just gotta ride it!<<

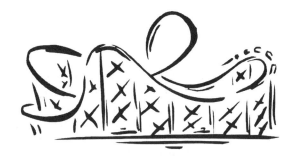

Suzie Mc Coy,
Millenniumswende
2000/2001

Mit vielem herzlichen Dank an alle, die mich bei der Arbeit an diesem Manuskript und der Bewältigung meiner eigenen Erkrankung unterstützen, vor allem die zahlreichen Mit-Parkies, die mich an ihren Erfahrungen und ihrer persönlichen Geschichte teilnehmen lassen und sich für die Zeichnungen zur Verfügung gestellt haben.

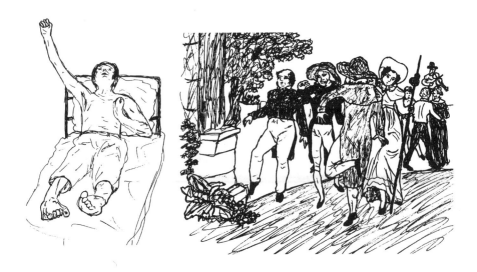

Anekdote

Diese historische Darstellung eines Veitstanzes (gezeichnet nach Quelle aus Bibliothek der Alten Medizinischen Fakultät, Paris) zeugt davon, dass auch den Menschen vergangener Jahrhunderte neurologische Bewegungsstörungen nicht nur bekannt gewesen sein mussten, sondern dass sie diese, aus welchem Grunde auch immer, detailliert und naturgetreu zu reproduzieren versuchten – hierbei beweisen sowohl die „Tänzer" als auch der Künstler eine erstaunliche Beobachtungsgabe!

Viele der hier gezeigten Details findet man auch bei den heute als L-Dopa-induziert geltenden Dyskinesien der Parkinson-Patienten wieder (Überbeweglichkeit, choreatiforme Bewegungen mit dystonen Arm-, Hand- und Fußhaltungen, „Schiefhals", bizarr verzogene Gesichtsmuskeln und sogar sichtlich „krampfhaft" weggedrehte Augen etc.).

Welcher Erkrankung der Veitstanz eigentlich nachempfunden wurde (Huntington, Tourette, Mutterkornvergiftung oder akute Encephalitis), bleibt unklar. Dass „Überbewegungen" ebenso wie Akathisie und Freezing auch beim *un*behandelten Parkinson-Patienten auftreten können, ist aber auch aus der Literatur bekannt. Anscheinend kehrt L-Dopa diese erst richtig hervor; u.U. bereits bei der Initialdosis; einen Beweis für die manchmal postulierten „neurotoxischen" Eigenschaften des L-Dopa können Dyskinesien daher kaum erbringen.

Inhaltsverzeichnis

Vorwort von Ulrich Wickert
(Schirmherr der Deutschen Parkinson-Vereinigung, Bundesverband e.V.)

Vorwort von Suzie Mc Coy

1. Juveniles und Young-onset Parkinson-Syndrom – keine (Neu)erscheinung unserer Zeit

Jugend schützt vor Parkie nicht.

(Abwandlung eines alten Spruches)

1817 beschrieb der englische Arzt und Apotheker Sir James Parkinson das später nach ihm benannte Krankheitsbild in seinem berühmten Aufsatz "An essay on the shaking palsy".
Wie bei den meisten Arbeiten aus der prä-Apparatemedizin-Ära beinhaltet dieser Aufsatz präzise, detaillierte Fallbescheibungen, die von einer Beobachtungsgabe zeugen, die wahrscheinlich heutzutage nur noch wenigen Ärzten zu eigen ist.
Dennoch, die Bezeichnung "Schüttellähmung" (lat.: paralysis agitans), die leider auch in unseren Tagen immer noch umgangssprachlich für den Morbus Parkinson benutzt wird, ist irreführend:
Das wohl auffälligste Symptom mancher Patienten, den Tremor, kann man wohl (außer bei extremer Ausprägung) kaum als "Schütteln" beschreiben, und um eine "Lähmung" handelt es sich bei den Symptomen Akinese und Rigor ebenfalls nicht.
Anders als bei Querschnittlähmung oder manchen Muskelerkrankungen sind sowohl Nervenbahnen als auch Muskeln intakt – allein deren *Steuerung* funktioniert nicht zuverlässig.

[Welche merkwürdigen Pfade die medizinische Fachterminologie zuweilen beschreitet, sieht man dann weiter, als man feststellte, dass es auch klassische Parkinson-Syndrome gibt, bei denen das Symptom "Tremor" *fehlt*: Solche Fälle bezeichnete man dann mit einem Zusatz als "paralysis agitans sine agitatione". Etwas salopp übersetzt hieße das:
"Schüttellähmung ohne Schütteln" ...
"Mathematisch" gesehen bliebe dann nur noch "Lähmung" übrig. Aber überlassen wir diese Haarspalterei lieber den Sprachwissenschaftlern und halten uns an die Bezeichnung "Parkinson-Syndrom".]

James Parkinson hatte zwar die erste ausführliche Beschreibung der Erkrankung als Symptomenkomplex geliefert, doch gibt es bereits historische Berichte über Patienten mit einem Ruhetremor oder anderen parkinsontypischen Symptomen wie plötzlichen Bewegungsblockaden (die sich genau so aprupt auflösten wie sie gekommen waren) oder scheinbar paradoxem Wechsel zwischen extremer Langsamkeit und überhastetem Rennen, die lange vor dem 19. Jahrhundert datieren, z.T. sogar bis in die Zeit vor Christi Geburt (z.B. Galen von Pergamon, 2. Jahrhundert n. Chr., Erasistratos, 300 v. Chr., evtl. auch Papyrusrolle Ebers um 1600 v. Chr., siehe Kapitel "Alternative Behandlungsmöglichkeiten").

Die Krankheit selbst ist also keineswegs "neu" – dass sie erst seit knapp 200 Jahren als solche gezielter beobachtet wird, mag ganz einfach daran liegen, dass sie nun einmal vorwiegend *ältere* Menschen betrifft – und früher (aufgrund geringerer statistischer Lebenserwartung) nur wenige Menschen "alt genug" wurden, um ein hinreichend ausgeprägtes Parkinson-Syndrom zu entwickeln. Man ist sich heute immer noch nicht einig, ob allein die erhöhte generelle Lebenserwartung (in den sogenannten Industrienationen jedenfalls) als Erklärung für die steigende Zahl der Parkinsonkranken ausreicht, evtl. in Verbindung mit verbesserten diagnostischen Möglichkeiten oder größerer Aufmerksamkeit die Symptome betreffend.

Wie bei allen "neuen" (z.B. AIDS, BSE) und in den Statistiken häufiger als früher auftretenden Krankheiten (z.B. bestimmte Krebsarten und Krankheiten des kardiovaskulären Systems) geraten dann schnell solche potentiellen "Übeltäter" wie Umweltverschmutzung, falsche Ernährung oder der Stress in unserer schnellebigen Zeit in den Verdacht, etwas damit zu tun zu haben, ja vielleicht sogar der Verursacher selbst zu sein. (Mehr dazu in dem Kapitel "Die Frage nach der Ätiologie".)

Die Prävalenzrate außergewöhnlich *früh* erkrankter Patienten könnte hier wertvolle Hinweise geben:
Dass Parkinson keine reine Zivilisationskrankheit sein kann, beweisen schon die Berichte aus dem vorindustriellen Zeitalter und die Tatsache, dass Menschen aller sozialen Schichten und auch in den s.g. Entwicklungsländern betroffen sind. In den letzten 5 – 10 Jahren aber hört man immer wieder, dass der prozentuale Anteil der unter 40 Jahre erkrankten Parkinson-Patienten steige und das Erkrankungsalter innerhalb dieser Gruppe auch noch immer jünger würde. Dann wieder gibt es Stimmen, die von einer konstanten Erkrankungsrate sprechen. Da es sich nicht um eine meldepflichtige Krankheit handelt, ist dies jedoch schwierig festzustellen.

Man geht heute davon aus, dass bis zu 10% aller Parkinson-Patienten unter 40 Jahren erkranken – bei einer Gesamtzahl von ca. 250.000 Betroffenen in Deutschland.

[Achtung: Ein häufiger *Denkfehler* wäre jetzt die Vorstellung "25.000 Parkinson-Patienten sind z.Zt. in Deutschland jünger als 40 Jahre" – die genannten 10% betreffen das *Alter zum Zeitpunkt der Erkrankung*, nicht das aktuelle Alter des Patienten. Ein heute 55 Jahre alter Betroffener, der mit 39 diagnostiziert wurde, zählt in der Statistik als "U 40"-Patient.]

In nur etwas älteren (ca. 10 Jahre) Lehrbüchern findet man dagegen Zahlen von 5% oder gar darunter.
Die Originalfälle, die James Parkinson beschrieb, befanden sich alle im relativ fortgeschrittenen Alter.

Doch auch in der medizinischen Literatur des 19./Anfang des 20. Jahrhunderts stößt man auf Berichte über Parkinson-Patienten im jugendlichen oder jungen Erwachsenenalter – sehr dünn gesät und meistens nur Einzelfallgeschichten, aber immerhin!

Die größte und auch informativste Sammlung solcher Fälle stammt von Willige (1911), der jede damals auffindbare Literaturquelle zum Thema noch einmal persönlich kommentiert, ob es sich auch tatsächlich um "echte" Paralysis agitans handelte (und nicht etwa um eine Multiple Sklerose, mit der früh debütierende Parkinson-Syndrome auch heute noch manchmal verwechselt werden – oder "Hysterie", welche zur Wende des 19./20. Jahrhunderts gerne und oft zur Erklärung kurioser, und vor allem der Fälle *weiblichen* Geschlechtes herangezogen wurde). Auch wenn er dabei nicht immer nach heute gängigen Kriterien vorgeht und solche alten Schriften dem modernen Leser etwas merkwürdig anmuten mögen, sind sie gewiss nicht nur von historischem Interesse.

Was auch gerne vergessen wird: Das mittlere Erkrankungsalter für Parkinson-Syndrome lag vor noch gar nicht allzu langer Zeit bei unter 40, ja fast bei 30 Jahren!
Hierbei sind jene Fälle von postencephalitischem Parkinsonismus mit in die Statistiken eingeflossen, die infolge der Influenza- und der Encephalitis lethargica-Epidemie der Jahre 1916 – 1926 mit einer Latenz von Jahren oder Jahrzehnten erst mit klinischen Parkinson-Zeichen debütierten und die fast alle jüngeren Alters waren. [Das Durchschnitts-Diagnosealter für postencephalitischen Parkinsonismus lag seinerzeit bei 27 Jahren! (Duvoisin et al. 1963)].

Während diese spezielle Form von Parkinsonismus dann nach und nach weitgehend "ausstarb", erhöhte sich das durchschnittliche Erkrankungsalter wieder stetig auf das heutige von knapp 60 Jahren. Ob dieser Trend seit ein paar Jahren wieder dabei ist, sich umzukehren, und woran dies liegen könnte, muss hier erst einmal offen bleiben.

Zurück zum Stichwort "Terminologie":
Im deutschen Sprachgebrauch haben sich noch nicht solche klare Definitionen und Abgrenzungen wie im Englischen für die verschiedenen "jungen" Parkinson-Syndrome durchgesetzt. Als "jüngere" Patienten gelten manchmal alle, die unter 60 Jahre alt sind, manchmal die um 50, und als "juvenile" Fälle werden oft unkorrekterweise generell alle unter 40 Jahren bezeichnet.

Zur Vermeidung von Unklarheiten und Missverständnissen soll hier im folgenden die international gebräuchliche Terminologie benutzt werden:

Als **"Young-onset** Parkinson's disease"
werden die Fälle mit Erkrankungsalter unter 40, aber über 20 Jahren definiert,
die mit 20 Jahren und darunter debutierenden als
"Juvenile Parkinson's disease".
[Alternativ zu "young-onset" wird in der Literatur auch manchmal die Bezeichnung "early-onset" verwendet, welche allerdings manchmal auch die Betroffenen mit Krankheitsbeginn vor dem 60., aber nach dem 40. Lebensjahr meint.]

Diese Grenzen sind natürlich fließend, wenn auch nicht völlig willkürlich
festgelegt. Beide Gruppen sind auch in sich keinesfalls homogen, sondern lassen
sich in weitere Gruppen unterteilen, besonders die juvenilen Fälle.
Da die Abgrenzung dieser mannigfaltigen Syndrome voneinander in Praxis recht
schwierig, manchmal auch unmöglich ist (zumindest in vivo), mag sie eher von
akademischem Interesse sein.

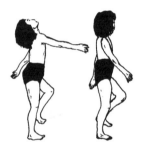

[7jähriges Mädchen mit idiopathischer Dystonie und Aktions- Retrocollis vor (links) und nach (rechts) Einnahme von L-Dopa. Bei dieser Erkrankung kommen „typische" Parkinson-Zeichen erst später hinzu.
(nachgezeichnet nach Fotoquelle, Segawa et al. 1988)]

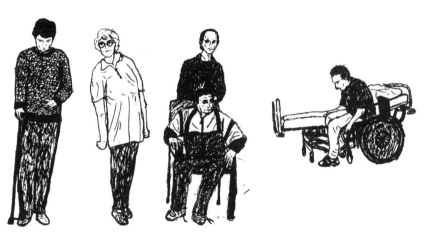

Abb.: Parkinson-Syndrome können in jedem Alter auftreten, sich auf mannigfaltige Weise zeigen und mehr oder weniger gut behandelt werden. Was bei den meisten Patienten als „Therapie-Spätfolge" bezeichnet wird (Dyskinesien und z.T. schmerzhafte Dystonien), stellt bei manchen das Initialsymptom dar – und wird durch L-Dopa kupiert.

2. Die Symptome: oft schleichend und maskiert – nicht immer steht am Anfang das Zittern

Geh langsam ans Werk,
was du aber angefangen hast,
bei dem harre aus.
(Bias)

Man kann eine Krankheit nicht dadurch heilen,
dass man das Fieberthermometer versteckt.
(Yves Montand)

Eigentlich ..., ja eigentlich wäre ein Parkinson-Syndrom leicht als solches zu erkennen – wer Routine im Umgang mit den Betroffenen hat, kann eine Diagnose fast auf den ersten Blick erstellen, wird oft behauptet.

Im krassen Gegensatz dazu stehen die vielen, langjährigen Patientenodyssen sogar bei eher "typischen" Betroffenen.
Ein "typischer" Fall wäre wohl z.b. ein 62-jähriger Patient (Geschlecht unwichtig, da etwa gleich häufiges Vorkommen), der im Schlepptau seines Ehepartners wegen eines "klassischen" parkinsonschen Ruhetremors in einer Hand in leicht gebeugter Haltung in die Arztpraxis geschlurft kommt, dabei ein Bein nachzieht (auf derselben Seite, auf der auch das Handzittern auftritt) und sich mit leicht-heiserer Stimme und etwas "traurig" wirkendem Gesicht nebenbei auch über "Rheuma"-Schmerzen im Nacken-Schulter-Bereich beklagt.

Mir sind persönlich Fälle bekannt, bei denen die Betroffenen im besten **Alter** (= um die 60 Jahre) standen, um Parkinson zu bekommen, und als Erst**symptom** ein typischer einseitiger Ruhetremor bemerkt wurde – die erhebliche und z.T. auch entwürdigende diagnostische Umwege gehen mussten, bis konstatiert wurde, um welche Erkrankung es sich wirklich handelte.

Ungleich schwieriger haben es da solche Betroffene, die in irgendeiner Weise "atypisch" wirken, sei es durch die Abwesenheit eines sichtbaren Ruhezitterns, sei es durch im Vordergrund stehende unübliche (unbekanntere) Symptome oder eben durch außergewöhnlich junges Alter.

Gerade aber die juvenilen und young-onset-Parkinson-Syndrome debütieren manchmal mit Beschwerden, die auf den ersten Blick überhaupt nicht an Parkinson denken lassen, sei es mit pseudo-psychiatrischen Symptomen und depressiven Zustandsbildern (welche dann charakteristischerweise nicht auf Antidepressiva und Psychotherapie ansprechen) oder z.B. etwas derart Exotischem wie bulbären Koordinationsstörungen (nicht zu verwechseln mit der progressiven supranudeären Blickparese!) und daraus resultierenden Problemen beim Lesen etc. [Kon et al. 1994], oder mit Symptomen, die bei älteren Parkinson-Patienten als *Spät*symptom der Erkrankung und L-Dopa-Therapie gelten: Dystonien v.a. im Zehen-Fuß-Bereich u.a. schmerzhafte Muskelverkrampfungen.

Sogar das sog. "Freezing", plötzliche Bewegungsblockaden beim Gehen oder auch beim Ausführen anderer Bewegungen, bekannt als in *fortgeschrittenen* Stadien der Erkrankung auftretend, wird bei manchen jüngeren Patienten bereits lange vor der Diagnose, wenn nicht sogar als Erstsymptom beschrieben.

Manchmal läst sich gar kein konkretes Symptom nennen, um ein allumfassendes Nachlassen der "Lebensenergien" zu erklären, das Fehlen jeglichen Schwunges oder Antriebes, so dass alles, die Bewegung jedes einzelnen Muskels, so viel Kraft kostet.
Eine schnelle Ermüdbarkeit beschrieben bereits Siehr (1899) und Willige (1911) bei ihren Patienten. Bei den späten Opfern der Encephalitis lethargica war erhebliche Somnolenz am Tage und/oder das Auftreten von diurnalen Schlafattacken, wie sie auch bei der idiopathischen Narkolepsie vorkommen, sogar oft das prominente Symptom.
Bei einigen Formen von Parkinsonismus im Kindes- und Jugendalter werden markante Fluktuationen in der Beweglichkeit mit direkter Assoziation zum Schlaf bzw. Wachheitsgrad beobachtet.

Auch "normale" Parkinson-Patienten klagen, gerade auch in der Zeit *vor* ihrer Diagnose, über Tagesmüdigkeit mit oder ohne Zusammenhang zum gestörten Nachtschlaf (letzteres wird je nach Quelle mit bis zu 98% Prävalenz angegeben).

Schmerzen, lange Zeit als nichttypisch für Parkinson geltend, meist bedingt durch den Rigor, treten, wie gesagt, auch im Frühstadium der Erkrankung auf. Im Prinzip können sie jeden erdenklichen Muskel betreffen, bevorzugt aber den Schulter-Nacken-Bereich (gerne resultierend in erheblich die Lebensqualität einschränkenden Spannungskopfschmerzen) und den der Lendenwirbelsäule, oder auch in der Hand im Sinne eines "Schreibkrampfes".

Ein Tremor kommt bei ca. 1/3 aller Parkinson-Patienten nicht in der Frühphase der Erkrankung vor; gute 20% zittern während der gesamten Krankheitsdauer nicht. Von denjenigen, die einen Tremor aufweisen, hat auch längst nicht jeder den klassischen "Münzzähl-" oder "Pillendreh"-Tremor der Hand. Gerade bei jüngeren Patienten kann der Tremor, wenn er denn auftritt, zu Beginn erst schwach vorhanden sein und eher eine Mischung aus Ruhe- und Haltetremor o.ä. darstellen, der sich, wenn überhaupt, erst später zu einem typischen Parkinson-Tremor auswachsen kann.

Ein "atypischer" Tremor aber gilt im Neurologie-Lehrbuch, wie manche andere Symptome, die bei *jungen* Patienten aber durchaus wiederum *typisch* sein können, als "red flagg", als Warnzeichen, hier könne es sich evtl. doch nicht um ein Parkinson-Syndrom handeln.

Oder, wer denkt schon an Parkinson, wenn sich ein Tremor vorerst nur als allgemeines "inneres Zittern", als pseudo-Herz-Rhythmusstörung oder gelegentliches nervöses Tattern bei großer Aufregung oder auch Freude, beim Sprechen vor Menschenversammlungen, oder beim herzhaften Gähnen auftritt, welches ja schließlich hinterher wieder verschwindet – oder wenn eine durch den Rigor der Rumpfmuskulatur hervorgerufene "Intercostalneuralgie" Herzinfakt-ähnliche Symptome simuliert?

Auch vegetative Symptome können den motorischen vorausgehen, besonders typisch ist hierbei eine ausgeprägte Neigung zu Obstipation, deren Ausprägung nicht mit der Ernährungsweise und evtl. mangelhafter Ballaststoffaufnahme oder Bewegung des Patienten korreliert.
Erstaunlich häufig wird der Verlust oder eine Beeinträchtigung des Geruchssinnes als Frühzeichen berichtet.

Das vielleicht früheste Symptom könnte die vielzitierte und keineswegs nur einem Mythos entsprungene, sondern durch zahlreiche Studien (und die Aussagen vieler Patienten) bestätigte "prämorbide" oder"Parkinson'sche Primärpersönlichkeit" darstellen:
So weisen die Betroffenen, oft lange bevor irgendwelche körperlichen Symptome manifest werden, eine Persönlichkeit auf, die mehr oder weniger (im Vergleich zum Durchschnitt der übrigen Bevölkerung) von Eigenschaften wie Neigung zur sozialen Anpassung/Aggressionsunterdrückung (bei latenter Aggressivität), wenig Flexibilität, von Fleiß, Ordnungsliebe, Zuverlässigkeit, überkontrollierter evtl. anakanastischer Haltung, mit dem Wunsch, alles genau vorausschauend und übersichtlich zu planen (Ritualmensch) geprägt wird.
[Ausnahmen mögen die Regel bestätigen.]

Es gibt Patienten (oder deren Angehörige), die meinen, durch den Ausbruch der Krankheit (oder eine relativ kurze Zeit davor) habe sich ihre Persönlichkeit verändert – meistens in Richtung Introvertiertheit, nicht nur in Bezug auf soziale Kompetenz, sondern z.B. auch auf frühere Interessen und liebgewonnene Hobbys.

Beim größeren Teil der Betroffenen stellt man dagegen fest, dass sie eigentlich schon immer die o.g. Persönlichkeitszüge aufwiesen. So hat man bei eineiigen Zwillingen, von denen nur einer an Parkinson erkrankte, rückblickend auf die Kindheit festgestellt, dass derjenige Zwilling, der später an Parkinson litt, bereits in frühester Jugend im Vergleich immer der eher passive, ruhigere gewesen war.

Darüber hinaus ist der "typische" Parkinson-Mensch signifikant häufiger *Nichtraucher* als es von der gesunden Bevölkerung bekannt ist. Dieses Phänomen ist auch das Thema zahlreicher Studien, doch die Erklärung steht weiterhin aus.

[Hier den Schluss zu ziehen "Rauchen schützt vor Parkinson" wäre arg übereilt: Genau so gut könnte ja die o.g. Persönlichkeit allein aus rationalen Gründen diktieren: "Rauchen ist ungesund". Oder, was noch interessanter wäre: Der Betroffene meidet die Zigaretten instinktiv, weil er auf irgendeine Weise unbewusst spürt, dass sein Körper einen defekten Entgiftungsmechanismus aufweist – u.u. derselbe, der für den zur Parkinson-Krankheit führenden Zelltod verursacht (siehe übernächstes Kapitel). Andererseits setzt Nikotin im ZNS Dopamin frei, jenen Neurotransmitter, der bei Parkinson ja Mangelware ist. Demnach müsste es zumindest einem Teil der Patienten nach dem Rauchen einer Zigarette *kurzfristig* etwas besser gehen (?) – aber Achtung: siehe die später folgenden Anmerkungen zum Thema "Amphetamine und ähnliche Substanzen", Kapitel "Parkinson und das Führen von Kraftfahrzeugen".]

Nicht ganz so auffällig, aber immerhin statistisch signifikant, ist die Tatsache, dass Parkinson-Patienten im Durchschnitt weniger Alkohol (und wahrscheinlich auch andere Drogen) konsumieren. [Anmerkungen siehe oben "Raucher".]

Manche Experten vertreten die (im Tierversuch weiter bestätigte) Ansicht, dass just diese Persönlichkeitszüge eine direkte Folge des gestörten Hirnstoffwechsels bei Parkinson-Symptomen darstellen, insbesondere mit einem Defizit im dopaminergen System assoziiert sind (Hubble und Koller 1995, Menza et al. 1993, Poewe et al. 1983).
[Ich spreche daher auch gerne von einer "Dopaminmangelpersönlichkeit", um mich nicht ausschließlich auf den Morbus *Parkinson* festzulegen.
Dem Patienten zu sagen: "Hättest du beizeiten geraucht, dann hättest du jetzt keinen Parkinson!" wäre genau so voreilig-unüberlegt wie z.B. "Weil du immer so eine rigide Persönlichkeit gezeigt hast, hast du jetzt auch noch Rigor in den Muskeln (= Parkinson) bekommen!"
Die Frage: "Was war zuerst da, das Ei oder das Huhn?" kann hier beantwortet werden mit der Erklärung, dass bereits im präklinischen Stadium, welches 5 – 40 Jahre vor Debut eindeutiger motorischer Ausfälle bestehen kann, ein gewisser Dopaminmangel im ZNS herrscht, welcher dann u.U. bereits vom Kindesalter an zu dieser speziellen Persönlichkeitsentwicklung führt.]

Dito die nicht nur im Krankheitsverlauf und/oder in Reaktion auf äußere Faktoren, sondern z.T. ebenfalls früh im Vorfeld der klinischen Symptome auftretende *Depression*:
Manchmal lässt sich rückblickend keine andere mögliche Erklärung finden als dass der präklinische Krankheitsprozess selbst die Ursache gewesen sein muss – gestützt wird dies, wenn herkömmliche Antidepressiva und Psychotherapien keinen merklichen Erfolg oder gar eine Verschlechterung bewirkt hatten, die Stimmungslage sich aber später durch die Behandlung der gestörten Motorik mit Parkinsonmitteln – als wunderbare "Nebenwirkung" – ebenfalls bessert.

[Schon Mouret (1975) sprach in diesem Zusammenhang von einer "Dopamine-Dependent-Depression". Er war einer der wenigen und ersten, die allein auf der Grundlage der genauen Beobachtung solcher Depressions-ähnlichen Zustandsbilder, die so schlecht zu therapieren waren, und z.t. mit Hilfe von schlafmedizinischen Untersuchungen (welche manchmal zeigen konnten, dass die Resultate von Polysomnografien bei Parkinsonpatienten und Depressiven charakteristische Veränderungen aufweisen, die denen ähneln, die man bei Narkoleptikern findet, v.a. eine verminderte REM-Schlaf-Latenz) *vorherzusagen* wagte, dass der betreffende Patient wahrscheinlich ein Parkinson-Syndrom entwickeln würde (Lemoine, 1989).
Leider sind solche Ansätze anscheinend zugunsten wesentlich teurerer (aber weniger Zeit und Zuwendung seitens des Arztes erfordernder) Apparatemedizin nicht aufgegriffen oder vergessen worden.]

Man darf allerdings nicht vergessen, dass auch alle möglichen anderen Formen von Depressionen bei Parkinson-Syndromen vorkommen können, die ggf. unabhängig von der Parkinsonmedikation zu behandeln sind.

Ein weiteres bei der Identifikation von Parkinson-Symptomen als solchen besteht in der schleichenden *Langsamkeit*, mit der sie sich manchmal entwickeln, so dass sie dem Betroffenen selbst gar nicht auffallen, zumal der Mensch üblicherweise subtile Veränderungen in der Motorik an sich selbst schlechter wahrnimmt als sein Umfeld.
Oft sind es die Familienmitglieder oder Arbeitskollegen, die erstmals auf ein leichtes Zittern, einen nicht mitschwingenden Arm oder ein etwas nachgezogenes Bein hinweisen. Gerade junge Menschen neigen oft dazu, kleine "Zipperlein" zu ignorieren, zu verdrängen oder auf Stress im Beruf und/oder Familie oder vielleicht Überlastung zu schieben.
Es gibt zwar auch bei unter 40-jährigen Patienten s.g. maligne, schneller voranschreitende Verlaufsformen, doch überwiegt die Zahl eher benigner Varianten deutlich – und unter der Gesamtzahl aller Parkinson-Syndrome finden wir, prozentual gesehen, hier die meisten mit einem besonders langsamen Verlauf.

Die Veränderung wird dann dem Beobachter am deutlichsten, der den Betroffenen im Abstand von Monaten oder Jahren wiedersieht - oder wenn man sich, am besten zusammen mit Angehörigen oder Personen des vertrauten Umfeldes, vielleicht mit Hilfe von Fotos und Erinnerungen an konkrete Erlebnisse, an denen man die vergangenen Zeiträume festmachen kann, ins Gedächtnis zu rufen versucht: Wie war es damals, vor einem Jahr, vor 2 oder vor 5 Jahren? Was hat sich verändert?

Ein Arzt, der bereits einen Verdacht auf Parkinson hat, kann, wenn er sich die nötige Zeit nimmt, vielleicht sogar einzelne Episoden von vorzeitig demaskierten Parkinsonzeichen, die der Betroffene in Extremsituationen lange vor Beginn des eigentlichen Debuts derselben erlebte, eruieren. Solche Situationen können jede Art von emotionaler Belastung oder Aufregung, aber auch gravierende körperliche Überlastung, evtl. bei extremen Temperaturen (auch die Thermoregulation kann bei Parkinson früh gestört sein), oder auch ein Unfall, eine Operation mit Vollnarkose oder eine schwere Erkrankung darstellen.

Die Patienten meinen dann später oft, dass der Unfall, ein schlimmer Trauerfall o.ä. der direkte *Verursacher* der Erkrankung war. In den meisten Fällen wird es aber so sein, dass die Krankheit bereits latent vorhanden war und, bedingt durch den bei jedem Menschen mit solchen Extremsituationen einhergehenden "Aufruhr der Neurotransmitter" das Gehirn einen viele Jahre langen zunehmend mühsamer *kompensierten* Mangel und das daraus resultierende sehr *labile* Gleichgewicht nicht mehr aufrecht erhalten kann: Auf diese Weise konnten Symptome sichtbar werden, die bis dato maskiert geblieben waren – und sie konnten sogar wieder verschwinden, sobald das äußere Chaos wieder geordnet wurde und das Gehirn wieder Kapazitäten zur Verfügung hatte, seine wunderbare Fähigkeit zur Kompensation wieder voll einzusetzen ... – so lange, bis die kritische Schwelle durch den fortschreitenden Krankheitsprozess dann doch überschritten wird.

Eine Ausnahme unter den mit dem "Auslöser" assoziierten Ereignissen könnten Unfälle mit sehr spezifischen Hirnschädigungen (sehr selten), akute Vergiftungen mit bestimmten Substanzen oder gewisse Infektionskrankheiten darstellen: Hierbei könnte tatsächlich die die Parkinsonsymptomatik auslösende Schädigung erst neu entstanden sein (siehe Kapitel "Die Frage nach der Ätiologie").
Ob Zufall oder kausaler Zusammenhang – diese Frage muss meistens offen bleiben, da sie, wenn überhaupt, erst post mortem bei einer pathologischen Untersuchung des Gehirns des Patienten geklärt werden könnte – was den Betroffenen dann aber weniger interessieren dürfte ...

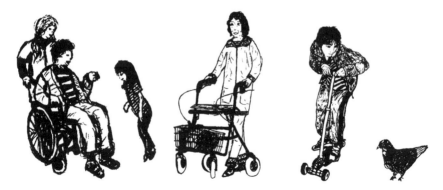

Zum Zeitpunkt des Auftretens erster Symptome und der Diagnose kann noch niemand voraussagen, wie sich das jeweilige Parkinson-Syndrom über die Jahre und Jahrzehnte entwickeln wird; die meisten der jungen Patienten aber behalten ihre Gehfähigkeit noch sehr lange.

3. Diagnosekriterien, Ausschlussdiagnosen und Patientenodyssen

Es hängt also davon ab, in <u>wessen</u> Arztes Hände man <u>zuerst</u> gerät, welche <u>Diagnose</u> man dann erhält?!!
(Annemarie Giray,
Narkolepsie-Patientin,
die trotz jahrzehntelanger Odyssee
ihren Humor nicht verloren hat)

Bevor du einen Menschen beurteilst, gehe drei Monde in seinen Mokassins
(Indianische Weisheit)

Ein Parkinson-Syndrom kann mit derart vielerlei und – jedes für sich alleine betrachtet – unspezifischen Symptomen beginnen, dass es etwas weniger verwunderlich erscheint, wenn gerade die jüngeren Betroffenen, auf die sich manche der üblichen Maßstäbe nicht ohne weiteres übertragen lassen und bei denen man aufgrund ihres Alters erst einmal alle möglichen anderen Krankheiten vermutet, manchmal Jahre oder fast Jahrzehnte (bekannt sind Extremfälle von über 20 Jahren) auf eine korrekte Diagnose warten müssen! Bevor sie bei einem qualifizierten (evtl. auf Parkinson-Syndrome spezialisierten) Neurologen Aufklärung und Hilfe erfahren, landen sie eher beim Orthopäden, Internisten, Kardiologen, Rheumatologen, Augenarzt oder "Allgemeinneurologen", im Schlaflabor oder in der Psychiatrie.

Der *sekundäre* Schaden, der hierbei im Kielwasser von Odysseen durch Arztpraxen und Kliniken, Missverständnissen und erlittenem Unrecht, von ausbleibender oder gar falscher Behandlung entsteht, ist kaum ermesslich und kann die Belastung, die durch eine "normale", *erkannte* Parkinson-Erkrankung auftritt, um ein Vielfaches übertreffen!

Es gibt Krankheiten des jüngeren Lebensalters, die mit ähnlicher oder geringerer Prävalenz als young-onset- und juvenile Parkinson-Syndrome vorkommen, bei denen aber augenscheinlich nicht ein solches Informationsdefizit in Bevölkerung und Ärztekreisen besteht.

Für die Diagnose eines Parkinson-Syndromes gelten folgende Kriterien, unabhängig vom Alter des Betroffenen und deshalb hier nur in Kurzform erwähnt:

Kardinalsymptome

1. Bradykinese [im deutschen Sprachgebrauch, v.a. in Patientenkreisen nicht ganz korrekt auch als "Akinese" bezeichnet, welche eigentlich einen völlig unbeweglichen Zustand (auch: Akines*ie*) beschreibt]
2. Tremor (typischerweise, aber nicht immer oder ausschließlich ein Ruhetremor)
3. Rigor
4. gestörte posturale Reflexe

Hiervon ist die Bradykinese obligat; zusätzlich muss mindestens eines der 3 übrigen Symptome (möglichst Tremor oder Rigor) nachweisbar sein.

Kein Symptom, aber (in Ermangelung hinreichend spezifischer Laboruntersuchungen und bildgebender Verfahren) sehr wichtiges diagnostisches Zeichen ist
die Ansprechbarkeit der Beschwerden auf L-Dopa (Apomorphin- oder L-Dopa-Test).

Eine ausbleibende Symptomverbesserung auf eine einmalige Dosis von 250mg L-Dopa (plus Decarboxylasehemmer plus möglichst im Vorfeld verabreichtes Antiemetikum (z.B. Domperidon) gegen die beim nicht vorbehandelten Patienten zu erwartende Übelkeit) muss nicht bedeuten, dass der Patient generell **nicht auf** das Medikament anspricht, da das Therapie-Responder-Spektrum **mindestens** ebenso bunt ist wie die Vielfalt der Parkinson-Syndrome.

Um die Wirksamkeit einer L-Dopa-Behandlung hinreichend **beurteilen zu** können, muss man *mindestens 2 – 3 Monate* und evtl. auch den **Versuch mit** einer höher als der üblichen Dosierung einkalkulieren!

Geduld seitens des Patienten, aber auch des Arztes, ist gefragt. Es gibt Patienten, gerade im Bereich der im Kindesalter auftretenden Sonderformen von Parkinsonismus, die auf eine geringe *Einzel*dosis bereits mit annähernder Symptomfreiheit reagieren, während es bei anderen ein halbes Jahr(!) dauerte.

Spricht ein Patient nicht auf L-Dopa an, zeigt ansonsten aber eine **typische** Symptomatik, sollte man keine Möglichkeit außer acht lassen, **nachzuprüfen,** ob irgendeine Resorptionsstörung in Magen oder Darm vorliegt, gewisse Stoffwechselstörungen (Enzymmangel oder –Überaktivität) o.ä., und evtl. Versuche mit anderen Parkinsonmitteln unternehmen.

Auch wenn es derzeit – vielleicht mit bedingter Ausnahme der Positronen-Emissions-Tomografie, welche aber der Grundlagenforschung und differentialdiagnostischen Sonderfällen vorbehalten ist und ohne zwingenden

Grund nicht von den gesetzlichen Krankenkassen bezahlt wird – keine 100%ig objektiven Messmethoden gibt, die ein idiopathisches Parkinson-Syndrom positiv nachweisen können, stehen in Fachkliniken technische Hilfsmittel zur Verfügung, um z.b. im Bedarfsfall verschiedene Tremorformen voneinander abgrenzen oder deren Frequenz genau bestimmen (Tremorometrie), das genaue Ausmaß von Bradykinese und Rigor festhalten zu können, etc.

Es handelt sich dennoch letztendlich um *klinische* Untersuchungen, und ein erfahrener Experte kommt i.d.R. mit Anamnese (wenn möglich auch Fremdanamnese), seiner Beobachtungsgabe, evtl. mit Stift und Papier, dem unvermeidlichen Reflex-Hämmerchen und seinen bloßen Händen aus, um relativ sicher die Kardinal- und weitere, die Diagnose stützende, wenn auch nicht obligate Symptome festzustellen.

Im Laufe der folgenden Jahre können nachstehende Beobachtungen die Diagnose bestätigen:

- einseitiger Beginn der Symptomatik bzw. persistierende Asymmetrie in der Ausprägung beider Seiten
- positiver L-Dopa-Effekt länger als 5 Jahre
- Auftreten von L-Dopa-induzierten Dyskinesien im Langzeitverlauf der Behandlung
- Progressivität der Erkrankung
- Verlauf der Erkrankung länger als 10 Jahre

Zur Veranschaulichung seien hier noch einmal die bekanntesten Auswirkungen der Kardinal-, sowie begleitender vegetativer, psychischer und weiterer Symptome aufgelistet:

- generelle Verlangsamung der Bewegungen
- verkürzte Schrittweise
- gebeugte, gebundene Körperhaltung
- reduzierte Mitbewegung der Arme beim Gehen
- **Schlurfen**
- **Fall**neigung bei kleinen Hindernissen oder Unebenheiten des Bodens
- kein flüssiges Wenden, sondern mit mehreren kleinen Zwischenschritten
- plötzliche Bewegungsblockaden (Freezing), v.a. durch Stress ausgelöst
- gestörte Fein- und Grobmotorik
- Schwierigkeiten beim Aufrichten aus dem Liegen oder Sitzen
- Schwierigkeiten beim Umdrehen im Bett
- Mikrografie
- Hypomimie
- reduzierte Augenbewegungen, seltener Lidschlag, evtl. geöffneter Mund

- Sprache leise oder monoton, heiser, schwer verständlich – zu langsam oder zu schnell
- Nacken-/Schulter- oder Rückenschmerzen, Muskelschmerzen
- nachweisbarer Rigor v.a. in den (Hand-) Gelenken, bei stärkerer Ausprägung häufig vom s.g. "Zahnradphänomen" begleitet
- Tremor v.a. in Ruhe, am häufigsten in einer Hand/Arm zuerst, aber auch Fuß/Bein, seltener Kopf, Rumpf oder Lippen, Kiefer, Zunge

(Bei 20% der Patienten tritt während des gesamten Krankheitsverlaufes nie ein Tremor auf, bei 10% ist ausschließlich ein *Halte*tremor nachweisbar.)

vegetativ:

- Hypersalivation (vermehrter Speichelfluss oder aber verminderte Schluckfrequenz)
- Seborrhoe (vermehrte Talgproduktion im Gesicht, fettige Haut, evtl. leichte Akne und vermehrte Schuppenbildung am behaarten Kopf)
- Neigung zu Hypotonie und (u.U. durch die Medikamente verstärkte) orthostatischer Hypotonie
- Blasenentleerungsstörungen
- Sexualfunktionsstörungen
- Gastrointestinalstörungen (Völlegefühl durch verzögerte Magenentleerung, Obstipation)
- Störungen des respiratorischen Systems (erhöhte Atemfrequenz und reduziertes Atemvolumen, bei körperlicher Belastung evtl. Dyspnoe) aufgrund der Akinese und Rigor der Atem- und Schluckmuskulatur
- Schlafstörungen verschiedener Art und Ursache, sehr häufig mit REM-Schlaf-Verhaltensstörung [manchmal als Initialsymptom – (Schenck et al. 1996)] und gesteigerter Traumaktivität
- Tagesschläfrigkeit, evtl. mit diurnalen Schlafattacken und Vigilanzstörungen
- Thermoregulationsstörungen (sowohl verminderte Kälte- als auch Hitzetoleranz; letztere v.a. früher manchmal Ursache lebensbedrohlicher Krisen)

psychisch/kognitiv:

- Primär- ("Dopaminmangel") – Persönlichkeit
- Bradyphrenie (analog zu den Bewegungsabläufen sind auch die Denkabläufe verlangsamt, inkl. Konzentrations- und Aufmersamkeitsstörungen, verzögertem Reaktionsvermögen und

verminderter Entschlusskraft – wird fälschlicherweise mit intellektuellem Abbau assoziiert, zumal die motorischen und sprachlichen Symptome ähnlichen Eindruck aufkommen lassen)

- Demenz (immer wieder erwähnt, von einzelnen Autoren bestritten, aber Tatsache ist: verglichen mit der Gesamtbevölkerung größeres Risiko, eine Demenz im engeren Sinne – nicht zu verwechseln mit Bradyphrenie – zu entwickeln; in welchem Maße das die in jungen Jahren erkrankten Patienten betrifft, wird im Kapitel "Langzeitverlauf und Lebenserwartung" diskutiert.)
- depressive Verstimmungszustände (Angaben zur Häufigkeit schwanken stark zwischen den einzelnen Autoren von 30 – 50% oder noch mehr), z.T. medikamentös-behandlungsbedürftig bis hin zur Major Depression (letztere eher selten) vor und im Verlaufe der Erkrankung
- Psychosen (oft mit Halluzinationen und Demenz einhergehend, manchmal als Folge der Einnahme der Parkinsonmittel, aber auch bereits *vor* der L-Dopa-Ära beschrieben)
- kognitive Funktionseinbußen, auch im Frühstadium und bei jüngeren Patienten (verminderte Fähigkeit, Gesichter wiederzuerkennen, des räumlichen Vorstellungsvermögens, des Zeitgefühles und des Arbeitsgedächtnisses)

weitere:

- Schmerzen (große Variabilität und Ursachen)
- Sensibilitätsstörungen (auch: Restless-Leggs-Syndrom)
- ophtalmologische Störungen (Achtung: Differential-/Ausschlussdiagnostik!)
- Gleichgewichtsstörungen
- Fußdystonien, andere Dystonien
- Akathisie (Bewegungsunruhe, nicht zu verwechseln mit Dyskinesien!)

Letztere beiden gelten als "atypische" oder im *Verlauf der Behandlung* auftretende Symptome – bei young-onset und juvenilen Parkinson-Syndromen können sie jedoch *Initial*symptome darstellen!

Die Parkinson-Krankheit wird unabhängig vom Alter nach dem jeweils am stärksten ausgeprägten Symptom in 3 Untergruppen grob unterteilt:

- Tremor-Dominanztyp
- Akinese-Rigor-Typ
- Äquivalenztyp (= gleichmäßige Ausprägung von Bradykinese, Rigor und Tremor)

Es gibt eine ganze Reihe von typischen Fehl- oder Verdachts-Diagnosen, die Parkinson-Patienten immer wieder gestellt bekommen, z. B. diverse orthopädische, internistische und neurologische "Diagnosen" wie:

- Schulter-Arm-Syndrom
- Cox-Arthrose
- HWS-Syndrom
- Bandscheibenleiden
- Intercostalneuralgie
- Polyneuropathie
- Multiple Sklerose
- Myasthenia gravis u.a. Muskel-Erkrankungen
- Morbus Bechterew
- Carpaltunnel-Syndrom
- Arteriosklerotische Durchblutungsstörungen
- Depression u.a. psychiatrische Erkrankungen
- Angina pectoris
- Essentieller Tremor
- u.v.a.

Um diese und folgende, noch wichtiger auszuschließende bzw. vom Idiopathischen Parkinson-Syndrom abzugrenzende Erkrankungen, feststellen zu können, werden auch bildgebende Verfahren (wie CT, MRT und SPECT) sowie EKG, EEG, EMG etc. und die Bestimmung von Laborwerten angewendet:

- Normaldruckhydrozephalus
- Subkortikale arteriosklerotische Enzephalopathie
- Shy-Drager-Syndrom
- Olivo-ponto-zerebelläre Atrophie
- Striatonigrale Degeneration
- Progressive supranukleäre Blickparalyse
- Kortiko-basale Degeneration
- Steele-Richardson-Olszewski-Syndrom
- **Diffuse** Lewy-Körperchenerkrankung
- **Multi**-System-Atrophie
- Essentieller Tremor
- Morbus Wilson (speziell bei jüngeren Patienten)
- Progressives autonomes Versagen
- Morbus Alzheimer
- Morbus Creutzfeld-Jakob
- Chorea Huntington

4. Über den Sinn und Unsinn der PET-Untersuchung

Keine Reise ist zu weit,
wenn man das findet,
was man sucht.
(Spruch)

Wer misst, misst Mist
– aber wir messen trotzdem!
(alte Physiklehrer-Weisheit)

Es gibt, wie im vorigen Kapitel angedeutet, seit einigen Jahren ein bildgebendes Verfahren, welches es im Prinzip ermöglicht, eine *positive* Diagnose des *Idiopathischen* Parkinson-Syndromes (IPS) zu erstellen, während alle anderen bildgebenden Verfahren ausschließlich der *Ausschluss*diagnostik dienen, also bei Vorliegen des IPS durchweg *negative* Befunde liefern müssten.

Die Positronen-Emissions-Tomografie (PET), die mit Hilfe von radioaktiv markierten Substanzen (Tracern), die man dem Patienten meist per Bolus-Injektion verabreicht, die unterschiedlichsten Stoffwechselvorgänge im Körper, auch im Gehirn, auf *zellulärer* Ebene sichtbar machen kann, bietet nun die Möglichkeit, die Folgen des beim IPS stattfindenden Zellunterganges in der Substantia nigra bildlich darzustellen, indem sie im Striatum einen im Vergleich zum Gesunden verminderten Dopaminumsatz bzw. eine verminderte Decarboxylaseaktivität nachweist.
Gemessen werden i.d.R. die s.g. Influx-Raten in caudate und putamen, dies mehrmals im Abstand von mehreren Minuten. Die gewonnenen Daten werden umgerechnet und in einer Art "Bildergeschichte" mit 15 oder mehr Aufnahmen mehrfarbig dargestellt.
[Ein ähnliches, preisgünstigeres Verfahren stellt die Single-Photon-Emission-Computer-Tomografie (SPECT) dar, doch diese ist für den positiv-Nachweis beim noch nicht stark fortgeschrittenen IPS meist zu grob in der Auflösung und dient eher der Abgrenzung von Parkinson-Syndromen im Rahmen einer noch umfassendere Hirnregionen betreffenden Erkrankung wie Multisystematrophien u.ä. Z.Zt. wird allerdings ein neuer Tracer für das SPECT-Verfahren eingeführt (123 J beta-CIT), welcher relativ preisgünstig sein und mit dessen Hilfe man ein genau so aussagekräftiges Ergebnis wie mit der Fluor-18-Dopa-PET erzielen können soll.]

Es gibt Hunderte von denkbaren Tracer-Substanzen, von denen aber in Praxis z.Zt. nur wenige Anwendung finden; in der Parkinson-positiv-Diagnostik ist das Fluor-18-Dopa relevant. Die für den Laien recht "unscharf" wirkenden PET-Bildchen haben den Nachteil, dass sie sehr *teuer* und schwieriger als z.B. ein Röntgenbild zu interpretieren sind – letzteres insofern, dass man, um einen Befund als "pathologisch" definieren zu können, zuerst einmal einen gesunden

"Standard-Vergleichskopf" haben, d.h. eine gewisse Anzahl gesunder Probanden, repräsentativ für den Bevölkerungs-Durchschnitt, möglichst jeweils für verschiedene Altersklassen, untersuchen muss, um überhaupt sagen zu können: Was ist eigentlich ein "Normalbefund" und wie weit geht der natürliche Toleranzbereich?

Auch wenn es grobe Anhaltswerte in der Literatur gibt, scheint jedes Zentrum seine eigenen Eich-Normwerte haben zu müssen; dies ist eine Erklärung dafür, dass inzwischen zwar an den vielen nuklearmedizinischen Zentren mit PET gearbeitet wird, die meisten aber die Spezialuntersuchung mit Fluor-18-Dopa nicht anbieten.
Zum anderen ist diese Substanz schwierig herzustellen, erfordert ein eigenes Zyklotron oder zumindest eines in relativer räumlicher Nähe zum PET-Zentrum, da Fluor-18-Dopa eine sehr kurze Halbwertzeit hat und für jeden zu untersuchenden Patienten extra angefordert und erzeugt werden muss.

Selbst Zentren, die diese Möglichkeit besitzen, lehnen manchmal die Anwendung zur Patientendiagnostik ab, da sie keine Routine darin haben und dem Austausch mit Kollegen von PET-Zentren, die bereits Erfahrung mit Fluor-18-Dopa bei Parkinson-Patienten haben, anscheinend Barrieren vom Typ "Konkurrenzdenken" o.ä. entgegenstehen.

Fazit: Diese "neue Technik" ist vorwiegend immer noch der Grundlagenforschung vorbehalten.
Der normale Kassenpatient hat grundsätzlich *kein* Recht auf diese Untersuchung – es sei denn, ein guter Facharzt (hier: Neurologe) stellt die Indikation und begründet dies hinreichend einleuchtend für den Medizinischen Dienst der Krankenkassen, so dass diese zumindest bezuschusst, wenn schon nicht vollständig finanziert werden kann.

Einfacher wird es, wenn der Patient sich stationär von einer (Fach-)Klinik aufnehmen lässt und von dort aus zur PET-Untersuchung geschickt wird, wenn die klinischen Tests Unsicherheiten betr. der Diagnose offen lassen oder der Patient zusätzliche atypische Symptome zeigt. Eine typische Indikation wäre z.B. auch ein Patient, der alle Anzeichen für ein Parkinson-Syndrom aufweist, aber in keinster Weise auf L-Dopa anspricht, wenn sämtliche anderen denkbaren Störungen/Erkrankungen ausgeschlossen werden konnten.

Der *junge* Patient mit Verdacht auf Parkinson – und deshalb wird das Thema PET hier ausführlicher als üblich behandelt! – hat lt. Kuwert et al. (1998) schon aufgrund seines jungen Alters die Indikation 1A für eine PET-Untersuchung, doch in der Praxis sieht das ganz anders aus.

[Nur ein von einem sehr geringen Prozentsatz der mir persönlich bekannten "U 40"-Selbsthilfegruppenmitglieder und der jüngeren Teilnehmer einer aktuellen

Patientenbefragungsaktion (Bringmann und Schäfer, 2000) liegen PET-Messungen vor. Wenn man davon ausgeht, dass die übrigen in Deutschland lebenden young-onset und juvenilen Patienten, die sich *nicht* in Selbsthilfegruppen aufnehmen lassen (ca. über 90%), sich weniger als die "aktiven" für ihre Krankheit interessieren und daher evtl. auf eine PET-Untersuchung drängen würden, sind es sogar noch weniger!]
Einzelne Patienten lehnen die Untersuchung von sich aus ab, weil sie "des Diagnostizierens müde" sind oder "die Radioaktivität" fürchten; die Strahlenbelastung entspricht allerdings nur ca. einer bis zwei normalen Röntgenuntersuchungen des Thorax'.
Viele Kliniker halten PET auch schlichtweg für überflüssig bzw. nicht aussagekräftig, weil wichtiger sei, was Anamnese, sichtbare und in klinischen Tests nachweisbare Symptomatik ergeben und auf welche Medikation der Patient dann anspricht oder nicht (bzw. gar mit einer Verschlechterung reagiert).

[Ich habe insgesamt über 20 Universitätskliniken oder Forschungszentren mit nuklearmedizinischen Abteilungen zum Thema "Fluor-18-Dopa-PET für Parkinson-Patienten" kontaktiert und dabei z.T. sehr widersprüchliche Aussagen erhalten.
Schon die aktuellen Kosten, die man, wenn überhaupt, nannte, schwankten zwischen DM 1.800 und DM 3.500 oder "noch mehr als DM 3.500".

Manche Zentren waren bereit, Selbstzahler-Patienten mit oder ohne Überweisungsschein vom Hausarzt (manchmal sollte es ausdrücklich ein Neurologe sein) zu untersuchen, manche lehnten dies ab und empfahlen die (für Patient und Krankenkasse wesentlich kostengünstigere) Abrechnung über eine stationäre Aufnahme in einer angeschlossenen Klinik (mit oder ohne Überweisung) – wobei dann wieder der zuständige Arzt der Klinik über die Indikation entscheiden würde.
Die Aussagen bezüglich der Zuverlässigkeit der PET in der Parkinson-Diagnostik wichen stark voneinander ab (wobei man einräumen muss, dass diese Aussagen z.T. von Experten stammten, die nicht direkt mit dem Tracer Fluor-18-Dopa arbeiten).

Auch die Frage nach PET bei bereits mit Parkinsonmitteln *vorbehandelten* Patienten betr. Verfälschung der Messergebnisse und erforderlichem *Absetzen* der Medikation erhielt fast genau so viele verschiedene Antworten wie Personen befragt wurden.
Allein über die nötige Absetz-Zeitspanne von L-Dopa (was ja für bereits gut eingestellte Patienten ein großes Problem bzw. Risiko bedeutet!) werden Intervalle von 0 (= *gar nicht* absetzen nötig) über "nur morgens vor der Untersuchung", "ein Tag", "eine Woche", "14 Tage" bis hin zu "ca. 4 Wochen" genannt.

In einem weiteren Zentrum erhielt ich die Auskunft, diese Tracersubstanzen (inkl. Fluor-18-Dopa), die ja dem *Arzneimittelgesetz* unterliegen, seien z.Zt. in Deutschland nicht zugelassen (außer evtl. mit Sondergenehmigung), und wer sie erzeuge (oder gar verkaufe) und an Patienten einsetze, "stünde mit einem Bein im Knast" (?!?)!]

Unter Hinzuziehen weiterführender Literatur und dank der freundlichen, kompetenten Auskünfte mehrerer Experten ließ sich zumindest eines klar herausarbeiten:

- Das "klassische" IPS ist mit ziemlich großer Wahrscheinlichkeit mittels Fluor-18-Dopa PET nachzuweisen, u.U. bereits einige Jahre vor Manifestation klinischer Symptome.
- Meistens lässt sich, beim einseitigen oder seitenbetonten IPS, ein Seitenunterschied nachweisen (geringerer Dopaminumsatz/Anreicherung im linken Putamen bei rechtsseitiger Parkinsonsympton-Dominanz und umgekehrt).
- Beim IPS korreliert die Schwere der Symptomatik annähernd mit im PET-Befund indirekt nachgewiesenem Abbau (wobei diese Aussage in Bezug auf mit Parkinsonmitteln vorbehandelte Patienten nur mit Vorsicht zu genießen ist).
- Absetzen der Parkinson-Medikation für mindestens einen Tag ist meistens unumgänglich, je nach Wirkstoff auch länger.
- Aber: Es lässt sich *keine* Aussage darüber machen, welche *Prognose* der IPS-Patient hat, da die Aufnahmen nur eine *Momentaufnahme* darstellen. Selbst Messungen, die im Abstand von mehreren Monaten oder Jahren am selben Patienten vorgenommen werden, können hier nicht weiterhelfen, da nicht bekannt ist, ob die Parkinson-Krankheit mit *konstanter* Geschwindigkeit voranschreitet. (Zur letztgenannten Frage wird sich wahrscheinlich sowieso niemals eine für *alle* Betroffenen gleichermaßen gültige Antwort finden lassen.)
- Ebenso wenig lässt sich vorhersagen, ob und wann der IPS-Patient auf L-Dopa (oder ein anderes Parkinsonmittel) nicht mehr gut ansprechen oder Fluktuationen oder Dyskinesien entwickeln wird. PET erleichtert also nicht die "Qual der Wahl", für welches Medikament man sich entscheiden soll.
  (Die PET-Befunde von behandelten Parkinson-Patienten zeigen keine Unterschiede in Bezug auf ob und in welchem Ausmaß der Betreffende bereits an Dyskinesien leidet!)

Angesichts dieser Punkte lässt sich nachvollziehen, wenn Kliniken und Krankenkassen einem jungen Patienten, der "auf Nummer sicher" gehen möchte, sagen: "Seien Sie doch froh, wenn Ihnen die Medikamente so gut helfen! Für was wollen Sie denn noch eine PET machen?!"

Andererseits hapert es mir dann arg an Verständnis, wenn mir ein Patient auf einem U 40-Seminar völlig frustriert oder verzweifelt erzählt, wie er, nachdem er bereits diagnostiziert und erfolgreich auf L-Dopa und Dopamin-Agonisten eingestellt worden war, zur PET-Untersuchung ging – übrigens *ohne* die Medikation abzusetzen. Der PET-Befund, so ließ sich den Aussagen des Betroffenen, der angesichts jenes Erlebnisses immer noch fast wie "traumatisiert" wirkte, entnehmen, war dem damals zuständigen Arzt nicht "pathologisch" genug erschienen – und mit der Begründung, der Patient sei wohl einem "Placebo-Effekt" aufgesessen, wurde diesem die Medikation abgesetzt –
eine Medikation, die ihm nach langer Zeit der stetigen körperlichen Verschlechterung von seinen quälenden Beschwerden befreit gehabt und wieder *arbeitsfähig* gemacht hatte!

Dem armen Kerl ging es daraufhin täglich schlechter – bis ihm irgendwann ein Neurologe in seinem Heimatort wieder einen Dopamin-Agonisten und einen Abbau-Hemmer verschrieb, mit deren Hilfe er sich langsam wieder aufrappeln konnte.

Abgesehen davon, dass es merkwürdig ist, dass die Untersuchung bei voller Medikation vorgenommen wurde:
Wie ist es *ethisch* zu verantworten, einem mit einer Medikation zufriedenen und in der klinischen Symptomatik nachweislich deutlich verbesserten Patienten langfristig sämtliche Medikamente abzusetzen – nur aufgrund einer einzigen dubiosen Messung! – und ihn damit der Arbeitsunfähigkeit (beinahe der Notwendigkeit der Beantragung einer Frühberentung) und sekundärer Depression auszusetzen?!

Überall bekommt man erzählt, bei Parkinson-Syndromen gehen Klinik und Medikations-Respons *vor* solchen bildgebenden Verfahren; eine 100%ig sichere Differentialdiagnostik ist allenfalls durch histologische ZNS-Gewebe-Untersuchungen nach dem Tode des Patienten möglich.

Darüber hinaus – und auch das ist ein Grund dafür, dass das Thema PET & Co. hier so **detailliert** behandelt wird, gibt es eine ganze Reihe von Erkrankungen, alle durchschnittlich in *jüngeren* Jahren als ein IPS auftretend, die moderat bis dramatisch gut auf L-Dopa ansprechen, bei denen die Fluor-18-Dopa-PET-Befunde ebenfalls negativ sind (soweit erforscht),
z.B. das Restless-Leggs-Syndrom (Clarenbach et al. 1998 u.a.), manche Fälle mit toxischem Parkinson-Syndrom (Uitti et al. 1994), Fälle von Narkolepsie (Meier-Ewert 1989, Kendel et al. 1972, Schäfer 1998, Mayer 2000), die Dopamin-Dependent-Depression (Mouret 1975, Lemoine 1989) und vor allem eine Fülle von juvenilen Dystonie-Parkinson-Syndromen (siehe Kapitel >>Segawa-Syndrom, L-Dopa-sensitive Dystonie und andere Sonderformen von Parkinsonismus des Kindes- und Jugendalters<<), die in manchen Fällen auch erst im Erwachsenenalter (selten sogar über 40 Jahre) manifestieren können.
Der o.g. junge Mann (und weitere, ähnlich geartete Fälle, auf die ich inzwischen während meiner Recherchen-in-Günter-Wallraff-Manier gestoßen bin) hätte in *jedem* Falle eine Indikation für seine Medikamente gehabt:
Nirgendwo steht geschrieben, dass ein PET-Befund ein *Diagnosekriterium* bzw. für die Indikation in Bezug auf bestimmte Medikamente ausschlaggebend sei, - vielmehr gibt es obligate Symptome, die klinisch nachzuweisen sind (siehe voriges Kapitel) sowie unterstützende weitere Kriterien und Ausschlussdiagnosen.
Salopp ausgedrückt: Was "wie Parkinson aussieht" und auch noch auf L-Dopa anspricht, das *ist* ein Parkinson-Syndrom. *Eines* von *vielen* möglichen Syndromen – nicht unbedingt ein IPS im klassischen Sinne. Für die *Behandlung* spielt das aber keine Rolle (wie zahlreiche Kliniker immer wieder betonen, wenn sie mich von der Überflüssigkeit einer PET zu überzeugen versuchten).

Im Gegenteil: Von Patienten mit Restless-Leggs-Syndrom und manchen der juvenilen Dystonie-Parkinson-Syndrome ist bekannt, dass sie i.d.R. nicht die gefürchteten Spätfolgen des L-Dopa entwickeln und nicht (Restless-Leggs-Syndrom) bzw. meistens langsamer progredient (siehe Kapitel "Segawa-Syndrom, L-Dopa-sensitive Dystonie und andere Sonderformen von Parkinsonismus des Kindes- und Jugendalters") als ein IPS sind.

Wenn die PET schon nicht als prognostisches Instrument für das IPS zu gebrauchen ist, so mag sich speziell bei *jüngeren* Patienten, die "wie Parkinson aussehen und auf L-Dopa ansprechen", trotz *Abwesenheit* diagnostischer

Zweifel seitens des Klinikers die Indikation für die Untersuchung mit dem teuren Fluor-18-Dopa aus ganz anderen Gründen als den üblicherweise diskutierten stellen:

Eine Abgrenzung eines IPS von einem im Vergleich meist sehr benignen Dystonie-Parkinsonismus kann gerade für einen noch sehr jungen Patienten und dessen Familie im Hinblick auf solche Aspekte wie höhere Lebenserwartung und Chancen auf eine stabilere therapeutische Respons sehr wichtig sein. Für den behandelnden Arzt könnte ein normaler oder annähernd normaler PET-Befund die Entscheidung erleichtern, guten Gewissens L-Dopa (und keine Dopamin-Agonisten, welche nämlich nicht immer bei solchen Patienten wirksam sind) zu verschreiben.

[Die "Alternative" wäre, 8 – 10 Jahre abzuwarten: Wenn sich bis dahin die Parkinson-Symptomatik weder deutlich verschlechtert noch die L-Dopa-Medikation in ihrer Wirkung nachgelassen hat und auch noch keine Dyskinesien aufgetaucht sind, handelt es sich wahrscheinlich um eine der o.g. benignen Erkrankungen. Dieser "Vorschlag" entbehrt natürlich nicht eines gewissen Zynismus!

Falls es nicht möglich ist, über den Neurologen vor Ort oder eine stationäre Aufnahme in eine Fachklinik eine PET-Untersuchung zu machen und man sie auch nicht selbst bezahlen kann oder möchte, bleibt evtl. noch die Möglichkeit, sich im Rahmen einer Studie der Grundlagen- oder Pharmaforschung als Proband-Patient für PET-Tests "anheuern" zu lassen.]

Literatur:

Acton et al. 1999, Bhatt et al. 1991, Caparros-Lefebvre et al. 1998, Furukawa et al. 1996, Hoshi et al. 1993, Innis et al. 1993, Jeon et al. 1998, Künig et al. 1998, Kuwert et al. 1998, Laplane et al. 1989, Leenders et al. 1986a, 1986b, Marek et al. 1996, Metter et al. 1990, Morrish et al. 1995, 1996, Nagasawa et al. 1996, Naumann et al. 1997, Nygaard 1993, Playford et al. 1993, Sawle et al. 1991, 1992, Schwarz et al. 1992, Shaya et al. 1992, Snow et al. 1993, Tanji et al. 1997, Threm und Donsch 1998, Turjanski et al. 1997, Uhl 1992, Uitti et al. 1994, Vingerhoets et al. 1994a, 1994b, Vollenweider et al. 1998, Zea-Ponce et al. 1995.

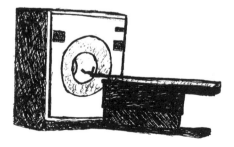

5. Na, wo fehlt's uns denn? –
Über einen gestörten Neurotransmitter-Stoffwechsel

Es hat keinen Sinn, über etwas zu sprechen,
was nicht in Beziehung zu etwas anderem existiert.
(Dalai Lama)

Abb. Biosynthese und Stoffwechsel von Dopamin.
MAO = Monoaminoxidase, NMT = N-Methyltransferase,
COMT = Catecholamin-O-methyltransferase.

Wo im Gehirn die Parkinson-Krankheit lokalisiert ist und welche pathologischen Prozesse in deren Verlauf dort stattfinden, darüber soll an dieser Stelle hier nur das Nötigste geschrieben werden, da sich diese Vorgänge beim Idiopathischen Parkinson-Syndrom nicht wesentlich voneinander unterscheiden, egal ob es im fortgeschrittenen oder jüngeren Lebensalter manifestiert.

[Achtung: Diese Aussage betrifft nur die grundlegenden hirnorganischen Prozesse, soweit sie heute bekannt sind. Die nach außen hin sichtbaren *Folgen* dagegen können schon unter den im höheren Alter erkrankten Individuen erheblich variieren; die young-onset und juvenilen Syndrome unterscheiden sich ihrerseits von den "älteren" Formen und z.T. auch noch erheblich untereinander.]

Die Parkinson-Krankheit ist (vorwiegend) eine Erkrankung der Basalganglien des ZNS. Den vielfältigen Symptomen liegt ein Mangel des Neurotransmitters *Dopamin* zugrunde, der wiederum in einem Absterben von Zellen in der *Substantia nigra*, wo das Dopamin gebildet und von dort in andere Teile des Gehirns geschickt wird, begründet ist.
Die Ursachen für diese progrediente Neurodegeneration sind immer noch weitgehend unbekannt (siehe auch Kapitel "Die Frage nach der Ätiologie"). Auch mit modernsten bildgebenden Verfahren (PET) kann man heute diesen Zelltod am lebenden Patienten nur indirekt sichtbar machen, indem man die Anreicherung des Dopamines dort misst, wohin es von der Substantia nigra aus "geschickt" wird (Striatum: Caudatus und v.a. Putamen).

Erst nach dem Tod des Patienten kann man bei der pathologischen Untersuchung des Gehirns die Substantia nigra direkt betrachten und eine typische Depigmentierung der ehemals dunklen Areale bewerten. Außerdem findet man in vielen Teilen des Gehirns s.g. Lewy-Körperchen, deren Rolle im Krankheitsprozess ebenfalls noch nicht geklärt ist und die andererseits auch bei einem gewissen Prozentsatz der gesunden Bevölkerung vorkommen (v.a. bei über 60jährigen) und auch mit verschiedenen Demenzerkrankungen in Verbindung gebracht werden.

[Die seltenen Parkinson-Syndrome *ohne* Lewy-Körperchen-Bildung haben eine sehr benigne Prognose, v.a. in Bezug auf das Risiko zur Demenzentwicklung (Matsumine 1998, Mizutani et al. 1991). Bei den bereits im vorigen Kapitel erwähnten Sonderfällen von nicht-IPS-, aber L-Dopa-sensitiven Erkrankungen liegen dem Dopamin-Defizit anders geartete Stoffwechselstörungen und Pathologien zugrunde als beim IPS.]

Bemerkenswert ist, dass die ersten eindeutigen sichtbaren, körperlichen Symptome erst dann auftreten, wenn bereits 60 – 80% der betreffenden Zellen in der Substantia nigra zugrunde gegangen sind. *So lange* vermag das Gehirn den Verlust zu kompensieren.
Die u.U. sehr lange präklinische Phase – von Beginn des beschleunigten (nicht der sowieso stattfindenden *alters*bedingten Degeneration von Zellen entsprechenden) Zelltodes bis zum Erreichen der o.g. Schwelle – kann erklären,

warum viele Parkinson-Patienten bereits im Vorfeld der eigentlichen Erkrankung spezielle Eigenschaften und unter extremen Belastungen (= das Gehirn ist "abgelenkt" und hat nicht mehr die erforderlichen Kapazitäten zur Kompensation des Dopaminmangels zur Verfügung) vorzeitige "Einbrüche" von erst viel später dauerhaft manifesten Symptomen haben.

Die Beschreibung "Dopaminmangel verursacht die Parkinson-Syndrome" ist natürlich denkbar vereinfacht, während die Stoffwechselvorgänge im Gehirn ungeheuer kompliziert und noch lange nicht ausreichend erforscht sind. Wenn *ein* Neurotransmitter außer Takt gerät, bleibt es nicht bei einem isolierten Mangel (oder Überschuss; bei Erkrankungen wie z.b. Schizophrenie findet man u.a. einen *erhöhten* Dopaminspiegel), sondern zieht einen ganzen "Rattenschwanz" an Reaktionen nach sich.
Beim Parkinson-Patienten findet man z.b. eine Überaktivität des *glutaminergen Systems* (GABA, Glutamat) und ein Zuviel an *Acetylcholin*; außer Dopamin steht dem Gehirn des Betroffenen an wichtigen Orten auch zu wenig *Noradrenalin* und *Serotonin* zur Verfügung.
All diese Neurotransmitter, und noch viele mehr, greifen auf vielfältige Weise in die Koordination motorischer Abläufe (willkürlicher und unwillkürlicher Art) und auch in kognitive und psychische Prozesse ein.
Das Wissen über diese Vorgänge, welches die Forschung uns v.a. während des letzten Jahrhundert gebracht hat, ermöglicht heute eine wirksame medikamentöse Behandlung der Parkinson-Krankheit. Dass diese Behandlung immer noch Lücken, Schwachpunkte und eine deutliche Instabilität besonders im Langzeitverlauf aufweist und den eigentlichen Krankheitsprozess nicht aufhalten oder gar heilen kann, liegt an der enormen Komplexität des menschlichen Gehirnes und dem noch fehlenden Wissen darüber. Wir können zwar inzwischen den Dopaminmangel medikamentös kompensieren, doch dass dies nicht etwa damit verglichen werden kann, wie man z.B. einen verlorenen Zahn durch ein maßangefertigtes Keramik-Implantat oder auch nur eine billige, von einer Klammer gehaltene Prothese ersetzt, leuchtet ein.

Die Chirurgen können heute schon ganze Herzen oder Lungen transplantieren, während solche Eingriffe im Gehirn sich auf einzelne Zelltypen in winzigen **Mengen** beschränken und sich immer noch weitgehend im experimentellen und **aus versch**iedenen Gründen auch umstrittenen Stadium befinden (nicht zu verwechseln mit der zunehmend erfolgreicher praktizierten stereotaktischen OP zur elektrischen Hochfrequenz-Stimulation).
Es ist nun einmal so, dass die hochgezüchtetsten "Maschinen" auch die störanfälligsten und umso komplizierter zu reparieren sind – das Gehirn, besonders das menschliche, ist das beste Beispiel dafür.

Wie man so treffend über die Neuropharmakologie manchmal sagt:
"Wir benötigen eigentlich Präzisionsgewehre – aber wir schießen immer noch mit Schrotflinten!"

6. Die Frage nach der Ätiologie:
Viele denkbare und selten nachgewiesene Ursachen

Vielfach machen sich die Menschen selber krank,
oder sie werden durch Umwelteinflüsse krank gemacht
(Thomas Mc Keown)

Wird der Name einer Krankheit mit dem Zusatz "idiopathisch" versehen, ist das recht unbefriedigend, sowohl für den Patienten als auch den Arzt, erst recht für den Wissenschaftler.
Leider muss man heute immer noch den Löwenanteil der Parkinson-Syndrome zu den idiopathischen rechnen (ca. 80%).
Ca. 7% der Parkinson-Syndrome treten im Rahmen anderer neurodegenerativer Erkrankungen auf. Die restlichen ca. 13% stellen s.g. Sekundäre Parkinson-Syndrome ganz unterschiedlicher Ätiologie dar, mit denen sich im folgenden etwas näher befasst wird.
Denn: die oben genannten, sehr groben Angaben in Prozent (nach Scholz und Oertel 1993) beziehen sich auf die *gesamte* Gruppe der Parkinson-Patienten, ungeachtet ihres Erkrankungsalters. Wahrscheinlich sähe eine solche Statistik, ausschließlich auf die juvenilen und young-onset-Syndrome, bezogen etwas anders aus, doch bisher hat sich noch niemand die Mühe gemacht, eine entsprechende Studie flächendeckend durchzuführen (was in der Tat sehr aufwendig und teuer würde).

Man fragt sich berechtigterweise, wie es kommt, dass so viele junge Menschen (und evtl. ständig mehr) an einem Syndrom leiden, das man eigentlich immer zu den "Alterskrankheiten" gerechnet hatte.
Es scheint, dass die sekundären Parkinson-Syndrome und solche mit *bekannter* genetischer Ursache hier einen größeren Prozentsatz ausmachen dürften.
Auch vom "Altersparkinson" ist bekannt, dass es familiäre Häufungen gibt, doch galt lange Zeit die Annahme, dass eine eventuelle genetische Prädisposition höchstens eine untergeordnete Rolle spielte und ca. über 90% aller Fälle sporadisch auftreten.

Je jünger die Patienten aber erkranken, desto häufiger findet man eine familiäre Belastung. Markant sind dabei solche Fälle, bei denen der Sohn oder die Tochter vielleicht im Alter von ca. 30 Jahren erkranken, und etliche Jahre später erst ein bis dahin noch gesunder Elternteil (Dialdetti et al. 1998).

Solche Familien könnten wertvolle Erkenntnisse für die Forschung bieten, wie überhaupt das Studium junger Patienten und der Umweltfaktoren, denen sie ausgesetzt waren/sind, die möglicherweise die Erkrankung direkt verursachten –

oder – was noch einleuchtender klingt – die die Krankheit nur "vor der Zeit" *auslösten.*
Viele Wissenschaftler vermuten hier eine *multifaktorielle* Genese der Parkinson-Syndrome. Denkbar wäre z.b. eine leichte genetische Prädisposition – oder auch eine sehr früh im Leben erworbene spezifische Schwächung bestimmter Entgiftungsmechanismen o.ä. – die alleine nicht ausreicht, ein Parkinson-Syndrom hervorzurufen.
Wird ein solcher Mensch im Verlaufe seines Lebens dann nicht oder kaum weiteren Belastungen (z.b. bestimmten Umweltgiften) ausgesetzt, entwickelt er auch keinen Parkinson – allenfalls mit 70 oder 80 Jahren, im Rahmen altersbedingten Abbaues, der seine im Vergleich zu unbelasteten Altersgenossen von der "Grundausstattung" her geringeren Reserven an Dopamin produzierenden Nervenzellen nun doch unter die kritische Marke drückt, so dass Symptome sichtbar werden.
Seinem Nachkommen, mit derselben Vulnerabilität geboren, mag es anders ergehen:
Durch z.b. eine Infektionskrankheit mit Hirnbeteiligung oder durch chronische Belastung mit giftigen Chemikalien am Arbeitsplatz oder im Wohngebiet gehen die betreffenden Zellen schneller zugrunde, und er erkrankt bereits vor dem 40. Lebensjahr an Parkinson.

Bei einigen Formen von Parkinsonismus im Kindesalter (siehe nächstes Kapitel) ist seit längerer Zeit bekannt, dass sich in bis zu 50% (im Falle des original-Segawa-Syndroms sogar fast 100%) mindestens ein näherer Verwandter mit derselben Erkrankung finden lässt – sofern die Familie hinreichend groß für genetische Studien ist (was in Deutschland allerdings oft nicht der Fall ist). Bei wenigen Großfamilien mit markanter Häufung von Parkinson-Erkrankungen ist es inzwischen gelungen, konkrete Gen-Orte bzw. -Mutationen mit der Krankheit zu assoziieren.

Die Suche der Genforscher läuft derzeit eifrig weiter, hier und da sind weitere interessante "Kandidaten-Gene" aufgetaucht, die nun näher untersucht werden. Es wird hierbei auch nach genetischen Prädispositionen außerhalb von solchen Familien mit sichtbarem Erbgang gefahndet, also auch bei s.g. "sporadischen" Fällen.
Inwieweit sich diese Erkenntnisse dann auch therapeutisch nutzen lassen werden, bleibt abzuwarten.

Interessant ist aber, dass anscheinend eine einzige Punktmutation ausreichen kann, um die für das Parkinson-Syndrom verantwortliche beschleunigte Zelldegeneration (bzw. den entsprechenden Enzymdefekt einzelner juveniler Parkinson-Varianten) auszulösen (Ichinose et al. 1995, Ludecke et al. 1995).

Eine extrem seltene Form von hereditärem Parkinsonismus (in Kombination mit ausgeprägter Depression) wurde in einer Familie beobachtet, bei der sich Taurin-Mangel als Ursache feststellen ließ (Perry et al. 1975).

Dass es sich beim Morbus Parkinson um eine *Autoimmun*erkrankung handeln könnte, wurde immer wieder vermutet, konnte aber bislang nicht ausreichend bewiesen werden (z.B. Barker und Cahn 1988, Emile 1980, Fiszer et al. 1994). Bisherige Versuche, bei Parkinson-Patienten im Vergleich zur Normalbevölkerung signifikante Häufungen von bestimmten HLA-Faktoren zu finden, wie man es von etlichen Autoimmunkrankheiten kennt, [z.B. MS – HLA – DR2, Morbus Bechterew – B27, Myasthenia gravis – B8 und DR3, Diabetes mellitus – DR3 und 4, Narkolepsie – DR15(2) und DQ0602; die allgemein größte Prädestination für Autoimmunkrankheiten weist HLA – DR3 auf], sind fehlgeschlagen (Leheny et al. 1983, Reed et al. 1983, Tagaki et al. 1982).

Nur beim postencephalitischen Parkinsonismus ist es Elizan et al. (1980) gelungen, eine signifikante HLA-Assoziation zu finden, was andere Autoren allerdings nicht mehr bestätigen konnten – bevor die ohnehin zu der Zeit, zu der die ersten HLA-Typisierungen möglich wurden, geringe Anzahl der zur Verfügung stehenden Patienten durch "Aussterben" gegen Null strebte.

Vielleicht würden wir deutlichere Ergebnisse durch HLA-Typisierungen von Parkinson-Patienten erhalten, wenn wir die Patienten zuvor sehr sorgfältig nach bestimmten Kriterien (*auch* dem Debutalter der individuellen Symptomatik und therapeutischer Respons und nach vermuteten Ursachen) sortieren würden ...?

Zu den sekundären Parkinson-Syndromen zählen:

- die sehr seltenen *tumorbedingten* [wobei der Tumor, um einen Symptomenkomplex wie beim IPS zu erzeugen, i.d.R. in sehr spezifischen Bereichen des ZNS lokalisiert sein müsste; ein solcher Tumor wurde bereits von Blocq und Marinesco 1893 (zitiert in Willige 1911) beschrieben]
- die *traumatischen* (bekanntestes Beispiel ist die Boxer-Encephalopathie, unter der wahrscheinlich – sofern er nicht zufällig sowieso ein IPS entwickelt hätte – der oft genannte Muhamed Ali leidet)
- die *metabolischen* (hierbei ist der Morbus Wilson an erster Stelle zu nennen, da man diese meist leicht durch eine Serum-Kupfer-Analyse und evtl. Veränderung der Iris nachweisbare, unbehandelt aber zu lebensbedrohlichen Vergiftungen führende Stoffwechselkrankheit gerade bei jungen Patienten mit Parkinsonzeichen ausschließen muss)
- die *Stammganglien-Infarkte* und –Blutungen (v.a. bei akut einsetzenden Parkinsonzeichen schnellstens abzuklären!)

- die *durch Medikamente induzierten* (v.a. durch Einnahme von
  Neuroleptika u.ä. Mittel; das medikamentös induzierte Parkinson-
  Syndrom bereits in der Anamnese des Patienten zu eruieren bzw.
  auszuschließen, sollte nicht vergessen werden; ein solches verschwindet
  i.d.R. nach Absetzen der betr. Medikamente mit einer Latenz von wenigen
  Tagen bis u.u. mehreren Monaten; bei den seltenen Fällen, in denen ein
  medikamentös-induziertes "Parkinsonoid" auch nach Absetzen persistiert,
  handelt es sich wahrscheinlich um latente IPSe, die zufällig gerade im
  Begriff waren zu debutieren oder die durch Neuroleptika o.ä. vorzeitig
  demaskiert wurden)
- die *postencephalitischen* und die
- *toxischen* Parkinson-Syndrome.

Zu letzteren beiden sei hier etwas ausführlicher Stellung genommen, da sie die
U 40-Patienten in besonderem Maße betreffen könnten.

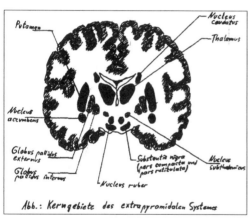

Abb.: Kerngebiete des extrapyramidalen Systemes

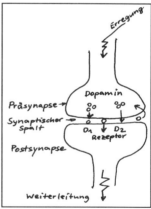

Man weiß heute recht genau, an welchem Ort im
Gehirn die Schädigung lokalisiert ist, die die
Parkinson-Syndrome hervorruft, welche
neurochemische Prozesse dabei ablaufen und wie
man bis zu einem Grade gezielt dort eingreifen kann.
Die eigentliche Ursache, wieso es überhaupt zu
jenem beschleunigten Zelltod in der Substantia nigra
kommt, bleibt allerdings in den meisten Fällen
unbekannt.

7. Postencephalitischer Parkinsonismus – ein Mythos aus der Vergangenheit - oder undiagnostizierte Krankheit in der jetzigen Zeit?

The encephalitis epidemic has come and gone,
many times in the past.
Each time we forget it, and have to rediscover it.
This time, surely, we will never forget it ...
(Constantin von Economo, 1929)

Die in Anlehnung an einen ähnlichen Aufsatztitel von Greenough und Davis (1988) gewählte Überschrift zu diesem Kapitel soll darauf hinweisen, dass die in den allermeisten Lehr- und Handbüchern über Parkinson abgedruckte These, "der postencephalitische (oder postinfektiöse) Parkinsonismus spiele heute keine Rolle mehr" bzw. "sei ausgestorben", in dieser Form nicht haltbar ist, wenn man etwas genauer in der internationalen Literatur nachschaut und in *jeder* Dekade des gerade vergangenen Jahrhunderts immer wieder Arbeiten zu o.g. Thema inkl. *aktueller* Fallgeschichten findet!

Zustände von Parkinsonismus während akuter Encephalitiden, die aber mit der Genesung von der Infektion verschwinden, sind keine Seltenheit.
Eine Kernfrage lautet aber: Kann eine virale (oder bakterielle?) Infektion des ZNS ein Parkinson-Syndrom hervorrufen, welches nicht nur persistiert, sondern auch *fortschreitet?*
Das am besten dokumentierte (von manchen Autoren auch das einzige anerkannte) Beispiel hierfür ist die Gruppe der Parkinson-Syndrome in Folge der Encephalitis lethargica 1916 – 1926, oft auch als "Pandemie von 1920" bezeichnet. Damals herrschte eine extrem heftige Pandemie der Virusgrippe (Echte Grippe, Influenza), wie sie durchschnittlich nur einmal im Jahrhundert vorkommt.
Fast gleichzeitig kam es zu einer Pandemie jener mysteriösen Encephalitis, die auch nach einem ihrer Erforscher und Beschreiber "von Economo's disease" genannt wurde.
Es gilt als sehr wahrscheinlich, dass es sich bei diesen beiden Erkrankungen tatsächlich um *zweierlei* Entitäten handelte; der Erreger der Encephalitis lethargica wurde jedoch nie gefunden; selbst umfangreiche Versuche an konservierten Proben/Autopsiematerial mit Hilfe in den darauffolgenden Jahren entwickelten Technologien konnten ihn nicht identifizieren.
Höchstwahrscheinlich war er aber *viraler* Natur.

Die Opfer zeigten in der Akutphase meistens hohes Fieber und erhebliche Somnolenz. Insgesamt 22 Millionen Menschen starben damals rund um den Erdball an der Influenza und/oder der Encephalitis.

Angesichts dieser Zahl und den vielen z.t. schwer geschädigten Überlebenden ist es *unverständlich*, dass diese Pandemie – und vieles, was wir daraus lernen könnten – so schnell wieder in Vergessenheit geriet.

Mit einer Latenz von Jahren oder Jahrzehnten entwickelten die Überlebenden, zum Zeitpunkt der Infektion oft noch Kinder, eine Vielzahl von Parkinson-ähnlichen Syndromen, die, als es Ende der 60er Jahre als Medikament eingeführt wurde, auch auf *L-Dopa* ansprachen. Obwohl die Ursache eine ganz andere als beim "klassischen" IPS sein musste, war der *Schaden* oft an derselben Stelle lokalisiert: Substantia nigra, neuronale Depigmentierung. (Darüber hinaus konnten weitere Hirnzentren zusätzlich geschädigt sein.)

Die postencephalitischen Parkinson-Patienten waren meistens viel jünger (Durchschnitts-Erkrankungsalter während einiger Jahrgänge bis auf 27 Jahre herabsinkend) und zeigten z.t. andere Symptomdominanzen, Verlaufsformen und Medikations-Respons als solche mit IPS.
Wenn man diese Unterschiede genauer betrachtet, erinnern sie z.t. an just dieselben, die die gewisse juvenile und young-onset-Parkinson-Syndrome vom IPS der höheren Lebensjahre unterscheiden; z.B. der frühe Beginn, die extrem langsame Progression, die Abwesenheit des typischen "Pillendreh-Tremors" zugunsten, sofern überhaupt vorhanden, anderer Ruhetremorformen, oft gemischt mit Haltetremor, Rigidität mit Dystonien üblich, Dominanz des Symptoms Brady-/Akinese, frühe und schwere Störung der Stellreflexe und der Koordination, häufigeres Vorkommen von Tagesschläfrigkeit und ähnlichen Zuständen, dito vegetative und okkulomotorische Symptome sowie (pseudo-??)-psychiatrische Symptome v.a. zu Beginn ausgeprägter als beim IPS des fortgeschrittenen Alters.

Oft werden geradezu dramatische Verbesserung der *gesamten* Symptomatik durch manchmal verhältnismäßig geringe L-Dopa-Dosen erreicht.
Auch wenn sowohl die postencephalitischen als auch die juvenilen und young-onset-Parkinson-Syndrome unserer Tage zu frühem Entwickeln der L-Dopa induzierten Dyskinesien und on-off-Effekte neigen, zeigen sie trotz dieser Unbalancen letztendlich einen über längere Zeiträume stabileren Verlauf als ältere Patienten.
Die Ähnlichkeiten sind verblüffend; vielleicht könnte man bereits mit Hilfe dieser Symptomcharakteristika diejenigen unter den jüngeren Patienten heraussuchen, die als potentielle Kandidaten für neuere Fälle von postencephalitischem Parkinsonismus in Frage kommen?

Der nie identifizierte, extrem virulente Erreger der Encephalitis lethargica von 1916 ff. "verschwand" so mysteriös wie er aufgetaucht war. Keineswegs wurde er durch die Medizin ausgerottet wie beispielsweise die Pest oder die Pocken (auch wenn seine Opfer so zahlreich waren wie die der Pestzüge des Mittelalters in Europa). Auch wird selten erwähnt, dass sein Auftreten Anfang des gerade

vergangenen Jahrhunderts bei weitem nicht das erste Mal darstellte, bei dem er die Menschheit heimsuchte:
Es gibt Aufzeichnungen bis 500 Jahre oder weiter zurück in die Vergangenheit, die vom Auftreten ganz ähnlicher Epi- oder Pandemien zeugen – immer im Rahmen besonders virulenter "Jahrhundert"-Grippewellen mit hoher Letalität und, bei vielen Überlebenden, "neuen" neurologischen Folgeerkrankungen.

[Hier eine kurze Auflistung der wichtigsten Influenza-/Encephalitis-Jahrgänge seit dem 14. Jahrhundert, bei denen auch Parkinsonismus unterschiedlichster Art und Ausprägung als Folgeerkrankung beschrieben wurde.
Bei den 3 letztgenannten handelt es sich um im Vergleich zur Ecephalitis lethargica trotz jeweils Zehntausenden von Todesfällen eher um recht "milde, normale" Influenza-Epidemien. Ob sie mit in Parkinson-Syndromen resultierenden Encephalitiden assoziiert sind, wird in der Literatur nicht direkt erwähnt; bei einigen Einzelfallberichten jüngeren Datums könnte aber tatsächlich ein Zusammenhang bestehen.

- 1387 – "deliria"
- 1521 – "mordorillo"
- 1558 (England) und 1561 (Frankreich) – "pestilence soporense"
- 1580 – "Morbus epidemicum per totam fere Europam *Schlafkrankheit* dictus"
- 1658
- 1672 – 1675 – "febris comatosa"
- 1695 – Einzelfallbericht Albrecht von Hildesheim
- 1712/1713 Tübingen – "catarrhal fever with somnolence"
- 1718 – "maladie du sommeil"
- 1729
- 1767
- 1780 – 1782
- 1830 – 1833
- 1837 – "grippe with mania"
- 1889/1890 – "Nona"
- 1916 – 1926 – "Encephalitis lethargica"
- 1957 – "Asiatische Grippe"
- 1968/1969 – "Hongkong-Grippe"
- 1998/99 – "Sydney-Grippe"]

Nun ist es so, dass diese Folgeerkrankungen, soweit man die alten Berichte interpretieren kann, frappierend an postencephalitschen Parkinsonismus erinnern ....
Das mysteriöse Virus, wenn es sich denn überhaupt um ein solches handelt, scheint uns in schöner Regelmäßigkeit Besuche abzustatten und sich zwischendurch irgendwo versteckt zu halten – oder es entsteht als immer wieder neue Variante, vielleicht durch Spontanmutationen oder Überspringen von ursprünglich bei Säugetieren oder Vögeln vorkommenden Viren.
[Der letztgenannte Mechanismus ist auch für die besonders heftigen Grippewellen unserer Zeit verantwortlich, deren Ausgangspunkt meistens in China zu finden ist, wo viele Menschen und Tiere auf engstem Raum zusammengedrängt leben. Das Fatale ist, dass selbst heute im Zeitalter der Grippeimpfung bei der jährlich neuen Zusammenstellung des Impfstoffes davon

ausgegangen wird, dass die Erreger der Vorjahre nicht derart sprunghaft mutieren – und wenn es dann passiert, fällt der Impfschutz gegen Null! (Bleibt nur zu hoffen, dass dann noch die neu entwickelten Virostatika, die man innerhalb der ersten 24 Stunden nach Auftreten von Krankheitszeichen inhalieren muss, das Gröbste abwenden können.)]

Rein statistisch gesehen ist eine neue "globale Welle" bereits überfällig – es wird sich zeigen, wer schneller ist: unsere in den letzten Jahrzehnten so rasant fortgeschrittene Medizin oder das Virus; letzteres unter Zuhilfenahme komfortabler und vor allem schneller Transportmittel wie Interkontinentalflugzeuge u.ä...

[Es dauerte mit heutigen Möglichkeiten gut und gerne bis zu 3 Monaten, bis man gegen ein neues Influenzavirus einen Impfstoff entwickeln, in ausreichenden Mengen herstellen und einen großen Teil der Bevölkerung impfen könnte – und weitere 2 Wochen, bis die Geimpften ausreichende Immunität entwickelt hätten. Allerdings hat sich zumindest im Laborversuch gezeigt: Der Impfstoff mag gegen die eigentliche Grippe noch helfen – nicht aber gegen die Encephalitis bei s.g. *neurovirulenten* Influenza-A-Viren (Reinacher et. al. 1983). Da man ca. alle 3 – 5 Jahre Jahre mit einer in Relation zu den dazwischenliegenden Jahren heftigeren Influenzawelle rechnet, die letzte ausgeprägte die "Sydney-Grippe" von 1998/99 war, könnte die nächste Pandemie bereits im Winter 2001/02, 2002/03 oder 2003/04 beginnen – aber so genau kann das niemand vorhersagen.]

Vielleicht brauchen wir aber gar nicht so weit zu suchen, auch wenn einige Rätsel im Zusammenhang mit der Pandemie von 1920 auf die Existenz eines "unbekannten Erregers im Schatten der Influenzawelle" schließen lassen: Es gibt z.T. sehr aktuelle Studien und Aufsätze, die zeigen, dass gerade *Influenza*viren, hier die vom Typ A, wenn sie denn das Gehirn angreifen, mit Vorliebe die *Substantia nigra* (!) attackieren und dort einen Schaden anrichten, der so gut wie identisch mit dem beim Parkinson-Syndrom beobachteten ist (Frielle et al. 1984, Hayase und Tobita 1997, Hinshaw und Olsen 1994, Kristensen 1992, Maurizi 1985, Reinacher und Bonin 1983, Takayashi et al. 1995, 1999, Yamada et al. 1996).

Ohne genaue Kenntnisse der Hintergründe würde man einen solchen Patienten, wenn man nicht sehr genau hinsieht, weder klinisch (im Rahmen der allgemeinen Streubreite der Symptome) noch pathologisch vom "idiopathischen" Patienten unterscheiden und würde ihn erfolgreich mit L-Dopa u.a. Parkinsonmitteln behandeln können.
Sollten sich o.g. Erkenntnisse weiter bestätigen, wäre zu überlegen, ob auch die von Economo-Krankheit auf das Konto der zur gleichen Zeit grassierenden Influenzaviren ging und die postulierte Existenz eines *zweiten* Erregers überflüssig sein könnte.

[Weiterhin stellt die o.g. Affinität der Influenzaviren zur Substantia nigra (bzw. die Vulnerabilität derselben durch die Viren) eine Erklärung dafür dar, dass Parkinson-Patienten [die sich oft erstaunlich robust gegenüber gewöhnlichen Infekten zeigen (Kawaguchi et al. 1998)], wenn sie an Echter Grippe erkranken, mit gravierender allgemeiner Verschlechterung reagieren und nur langsam und mühsam genesen, evtl. nicht mehr das alte Funktionsniveau erreichen oder Zusatzsymptome erwerben (z.B. Umkehr des Tag-Nacht-Rhythmus'). Es ist, als würden die Influenza-Viren einen Schlag in eine bereits offene Wunde versetzen. Ich möchte hier niemandem unnötig Angst einjagen, aber stattdessen einen eindringlichen Appell und die große Bitte an die behandelnden (Haus-)Ärzte aussprechen: Bitte achten Sie zu Zeiten der Grippewellen besonders gut auf Ihre Parkinson-Patienten. Hat die Influenza sie bereits erwischt, dann ist medizinische "Alarmstufe Rot" indiziert! Ein kleiner Tip: So "komisch" es anmutet und aussehen mag: Da bei der nächsten Pandemie der Influenza-mit-Enzephalitis-lethargica mit einem Versagen der üblichen Grippe-Impfung zu rechnen ist, sollte man sich während der kritischen Zeit mit dem guten alten Mundschutz ausrüsten (möglichst so häufig wie möglich zu wechselnde Einweg-Mundbinden, sowie die höfliche Bitte des „Handgebens" für eine Weile zu unterlassen).]

Egal ob Influenzaviren oder "schlafendes Virus X": Es gibt inzwischen zu viele Berichte über erst Jahrzehnte nach 1920 geborene Menschen, die an "typischer Encephalitis lethargica" erkrankten (und z.t. den entsprechenden Parkinsonismus in Folge entwickelten), als dass man sie unter den Tisch kehren sollte.

Nicht nur das, sondern es gibt, sei es in den 20er Jahren oder viel später, auch immer wieder Fälle von "wie Parkinsonismus in Folge von Encephalitis lethargica aussehenden" Syndromen, bei denen man auch bei noch so gründlicher Anamnese *keinerlei Vorerkrankung* finden konnte, die auch nur annähernd der Beschreibung der akuten Phase der Infektion mit Fieber, Grippe-ähnlichen Symptomen, evtl. jene auf hirnentzündliche Prozesse hindeutende charakteristische Kopfschmerzen, Augensymptome oder somnolente bis komatöse Zustände, entsprochen hätte.

Nun ist es spätestens seit Von Economo bekannt, dass viele Infektionen des ZNS *latent* verlaufen können, selbst vom Betroffenen kaum oder gar nicht bemerkt. Insbesondere das Leitsymptom *Fieber* kann relativ schwach ausgeprägt sein oder gänzlich fehlen, wie es sogar bei einem Teil der ansonsten sichtlich schwer erkrankten Menschen mit „Original"-Encephalitis lethargica der Fall war (Von Economo 1917, 1923, 1929). Fieberfreiheit bei ansonsten deutlichen Influenza-Symptomen oder gar bei solchen, die auf Hirnbeteiligung hindeuten, kann also eher ein Alarmsignal denn „Entwarnung" bedeuten; möglicherweise versagt das Immunsystem bereits bei der Identifizierung des Erregers als solchen. Theoretisch könnte sich hinter allen möglichen, völlig unspezifischen und meist von selbst wieder verschwindenden "idiopathischen Befindlichkeitsstörungen", hinter oder neben mehr oder weniger harmlos verlaufenden "Grippen" oder den zahlreichen Infektionen während der frühen Kindheit eine subklinische Encephalitis verbergen, deren Folgen erst Jahrzehnte später sichtbar werden könnten.

Die Schwere der *akuten* Erkrankung scheint nicht mit dem Grad der Ausprägung oder Debutzeitpunkt der *Spätfolgen* zu korrelieren.

Viele Menschen machen schwerste Viruserkrankungen durch, ohne dass zeitlebens irgendeine sichtbare Schädigung zurückbliebe; umgekehrt gibt es schwache oder latente Infektionen, die gravierende Spätkomplikationen nach sich ziehen können, und das mit einer so variablen Latenz, dass es sehr schwierig sein dürfte, ein Studienkonzept zu entwerfen, mit dessen Hilfe man feststellen könnte, ob bestimmte potentielle Folgeerkrankungen auf bestimmte Jahrgänge zurückzuführen sind.

[Zur Veranschaulichung seien hier 2 Beispiele genannt, bei denen man "schlafende Viren" oder die von Viren einmal "ins Rollen gebrachten" zerstörerischen Prozesse nach scheinbar überstandener Erkrankung unterschätzt hat:
Windpocken sind eine meist harmlose Kinderkrankheit, die man schnell vergisst. Wer dann aber (übrigens auch völlig unabhängig davon, wie stark oder schwach die Symptomatik während der Akutphase gewesen war) mit 50 oder 60 Jahren an einem ausgewachsenen Herpes Zoster (bei dem ohne zeitige Behandlung bleibende Schmerzsyndrome übelster Art zurückbleiben können) erkrankt, wird kaum glauben mögen, dass der Verursacher seit Jahrzehnten unbemerkt im Körper "schlafende Windpockenviren" sind.
Genau so unerwartet wie vielleicht damals die Spätfolgen der Encephalitis lethargica kam es vor ein paar Jahren zur für die Betroffenen sehr schmerzhaften Entdeckung des Post-Poli-Syndromes: Menschen, die vielleicht 40 Jahre zuvor eine "Kinderlähmung" überstanden und dank vieler Reha-Maßnahmen und Training deren direkte Folgen längst überwunden geglaubt hatten (dito die Ärzte), mussten erfahren, dass der durch die Grunderkrankung angerichtete Schaden eben doch nicht repariert worden war, sondern sich stattdessen "weiterentwickelt" hatte.
Könnte es sich bei manchen Parkinson-Syndromen ähnlich verhalten?]

Könnten einige der (vor der üblichen Zeit ausgelösten) Parkinson-Syndrome z.B. auf die "milderen Verwandten" der Pandemie von 1920 zurückgehen, beispielsweise die "Asiatische Grippe" 1957/58, die "Hongkong-Grippe" 1968/69 (welche bis dato die schwerste Pandemie nach 1920 darstellt) – oder kommen auch noch ganz andere Infektionen des ZNS in Frage?
Viele Kinderkrankheiten können Encephalitiden auslösen; bei bis zu jedem 10. Kind mit Mumpsinfektion kommt es zu einer meist unbemerkten und ohne Folgen (?) vorübergehenden Hirnbeteiligung.
Viele Versuche, *Parkinson*-Syndrome als Folge solcher Erkrankungen (Mumps, Masern, Röteln, Windpocken etc.) sicher nachzuweisen, schlugen allerdings fehl, von Einzelfallberichten abgesehen.

Deutlicher hat man Parkinson-induzierende Eigenschaften bei der Japanese-B-Encephalitis, St. Louis Encephalitis, Eastern equine Encephalitis, Western equine Encephalitis, Coxsackie B-Encephalitis und, selten, sogar im Zusammenhang mit Poliomyelitis, Neuroborreliose und Ornithose-Encephalitis gefunden. Ein Einzelfallbericht beschreibt einen Patienten mit Parkinsonismus in Folge einer Herpes Ophtalamicus-Infektion (Strong 1952).

Eine Kuriosität findet sich in einer etwas älteren Studie zur Ätiologie der Parkinson-Krankheit, die so viele Fallzahlen (Cohort: ca. 50.000 Personen) beinhaltet, dass hier von "Zufall" keine Rede mehr sein kann. Parkinson-Patienten waren in ihrer Kindheit statistisch signifikant *seltener* (etwa 50%) an *Masern* erkrankt als der altersentsprechende Bevölkerungsdurchschnitt (Sasco und Pfaffenberger 1985).

Die Schlussfolgerung "Masern schützen vor Parkinson" wäre übereilt – leider fehlen *aktuelle* Statistiken mit hinreichend großen Fallzahlen, sonst könnte man vielleicht genauso provozierend sagen: "Nicht die Umweltgifte oder die Gene sind schuld, dass wir so viele junge Parkies haben, sondern die ca. Anfang der 70er Jahre eingeführte *Masern-Impfung!*"

Doch dann wieder finden sich Einzelfallberichte, die von Parkinson-Syndromen zeugen, die gerade *durch* die Masern-Viren hervorgerufen wurden, manchmal vorübergehend (Meyer 1943), aber auch persistierend, in einem Fall nach einer Masern-Impfung eines 5-jährigen Jungen mit Lebend-Impfstoff (Alves et al. 1992) – glücklicherweise auf L-Dopa und Selegilin ansprechend.

[Was mich hierbei etwas stutzig werden lässt: In der o.g. Studie von Sasko und Pfaffenberger finden sich während der Encephalitis lethargica-Jahrgänge signifikant weniger Masernerkrankungen generell – könnte es sich beim Verursacher des postencephalitischen Parkinsonismus' etwa um ein verkapptes oder mutiertes *Masern*-Virus handeln??]

Diese kleinen Exkurse hier sollen zeigen, wie vorsichtig man mit älteren und neueren Studien und Berichten umgehen muss, und wie wenig wir eigentlich immer noch über die latenten (Virus-)Infektionen wissen.

Theoretisch wäre, solange nicht das *Gegenteil* bewiesen ist und keine *andere* Erklärung zur Ätiologie eines konkreten Parkinson-Falles vorgelegt werden kann, fast jede beliebige Infektion des ZNS, subklinisch oder im Rahmen anderer Erkrankungen, zumindest als *Auslöser* eines Parkinson-Syndromes (bei bereits vorhandener Prädisposition) wenn nicht als Verursacher selbst, denkbar.

[Dies soll in einer mir persönlich bekannten Fallgeschichte verdeutlicht werden:
Ein junger Patient hatte in unmittelbarem Anschluss an eine heftige *Malaria tropica*-Erkrankung, in deren Verlauf es auch zu hirnentzündlichen Prozessen gekommen war, ein *persitierendes* Parkinson-Syndrom entwickelt.
Als ich ihn etliche Jahre später traf, schien er die Parkinson-Symptome durch konsequente Lebens- und Ernährungsweise mit Hilfe von erstaunlich geringen Dosen von Parkinsonmitteln recht gut im Griff zu haben.
Die zeitliche Übereinstimmung der Malaria-Infektion mit dem Debut des Parkinson-Syndromes war offensichtlich, doch Malaria als Auslöser eines Parkinson-Syndromes ist in der Literatur zur Ätiologie weitgehend unbekannt.

Bei etwas gründlicheren Recherchen waren dann doch ein paar, zumeist etwas ältere Quellen zu finden (Chini 1935, Haruta et al. 1978, Lipton 1954, Lyon 1966, Schilf 1935, Wilson 1921), aus denen hervorgeht, dass es tatsächlich – neben unzähligen anderen möglichen Malaria-Folgeschäden – ein *Postmalaria-Parkinson-Syndrom* gibt, welches vom IPS manchmal nur durch die Malaria in der Vorgeschichte abzugrenzen ist (Lyon 1966). (Soweit bekannt, handelte es sich dabei stets um die *tropica*-Form.) Da bereits die wenigen

verfügbaren Einzelfallberichte untereinander kaum hervorstechende Gemeinsamkeiten zeigen, die sie evtl. von anderen Parkinson-*Syndromen* abheben, sondern eine bunte Mischung wie beim IPS darstellen (mit und ohne Tremor, verschiedene Verlaufsformen und Latenzzeiten in Bezug auf die Malariaerkankung etc.), ließ sich auch keine Prognose für unseren U 40-Patienten abschätzen. (Bemerkenswert ist bei allen Fällen nur das junge Debutalter und die persistierende deutliche Seitenasymmetrie.)
Dies war umso schwieriger, da fast alle diese Fälle aus der Prae-L-Dopa-Ära stammen. Der von Haruta et al. 1978 beschriebene Patient wurde mit L-Dopa und Amantadin behandelt und zeigte nach den ersten 10 Jahren mit Krankheitsprogression dann weitere 20 Jahre lang keine weitere Verschlechterung. Leider wurden die anderen Fälle nicht über ausreichend lange Zeiträume dokumentiert.
Es bleibt nur zu wünschen übrig, dass sich die Ärzte, und zwar sowohl die sich mit dem Patienten vor Ort oder in den Kliniken befassenden als auch die in der Forschung arbeitenden, in Zukunft wieder mehr dem *Individuum* widmen werden.
Vielleicht werden sie dann erkennen, wie paradox es ist, dass sie einerseits heute, statt wie früher von *dem* Morbus Parkinson o.ä., von "mindestens 20 – 30 verschiedenen Parkinson-Syndromen" (Plural!) sprechen – andererseits aber nach *der* Ursache oder *dem* Gen suchen!

Man stelle sich vor: Da wird z.b. eine neue Studie begonnen, bei der für viel Budget Blutproben analysiert werden – ohne die Patienten-Probanden etwas "vorzusortieren". Aus einer Gruppe von 20 an einem U 40-Seminar teilnehmenden Betroffenen erhofft man sich Hinweise auf irgendwelche Gen-Mutationen.
Doch bei genauerem Hinsehen könnte man erkennen: 4 der Patienten sind erkrankt, als sie erheblich älter als 40 Jahre alt waren und sind streng genommen keine young-onset-Patienten mehr.
3 der Patienten sind eindeutig vor dem 20. Lebensjahr erkrankt, 2 davon mit derart langjährigem, benignen und Akinese-Dystonie-dominantem Verlauf, dass man davon ausgehen kann, dass es sich – solange PET-Untersuchungen nicht das Gegenteil beweisen – um juvenile Dystonie-Parkinson-Fälle handelt.
Einer der Patienten hat laut Anamnese ein Postmalaria-Parkinson-Syndrom, welches kein *idiopathisches* Parkinson-Syndrom im engeren Sinne darstellt,
ebenso ein anderer, der alle Kriterien für postencephalitischen Parkinsonismus erfüllt inkl. okulogyre Krisen in der Anamnese (=Ausschlusskriterium für IPS!).
Eine Patientin zeigt trotz aller Therapieversuche einen derart rapiden, malignen Verlauf, dass eigentlich mit Hilfe von PET oder SPECT untersucht werden müsste, ob sie nicht an einem Parkinson-Syndrom im Rahmen einer umfassenderen neurodegenerativen Erkrankung leidet – also auch kein IPS im engeren Sinne.

Von den verbliebenen 10 hat einer einen negativen PET-Befund, bei mindestens 2 weiteren besteht der starke Verdacht, dass es sich bei ihnen um während ihrer Berufstätigkeit erworbene toxische Parkinson-Syndrome handeln könnte –
und noch einer zeigt eine ziemlich heftige Drogen-Anamnese inkl. weiterer Risikofaktoren durch Exposition mit Gewerbegiften während der Kindheit, so dass auch hier eine andere Ätiologie als beim IPS vermutet werden kann.

Übrig bleiben 6 Patienten; selbst wenn sich hier nicht auch noch andere Auslöser finden lassen und ein paar von ihnen die gesuchte genetische Eigenschaft oder was auch immer besitzen:
Die Ergebnisse werden durch die den anderen 14 Betroffenen entnommenen Proben sozusagen "kontaminiert", so dass eine eventuelle statistisch relevante Häufung, die man bei den 6 idiopathischen Patienten im Vergleich zur gesunden Bevölkerung noch hätte erkennen können, im Schmelztiegel der sehr heterogenen U 40-Gruppe untergeht.]

Die Ergebnisse werden durch die den anderen 14 Betroffenen entnommenen Proben sozusagen "kontaminiert", so dass eine eventuelle statistisch relevante Häufung, die man bei den 6 idiopathischen Patienten im Vergleich zur gesunden Bevölkerung noch hätte erkennen können, im Schmelztiegel der sehr heterogenen U 40-Gruppe untergeht.]
Ich behaupte: Man wird *die* Ursache für *den* Parkinson niemals finden – aber wenn man sich die nötige Zeit und Ruhe nimmt, wird man *viele* Ursachen in allen erdenklichen *Kombinationen* finden. Dann wird man vielleicht einmal *allen* mit maßgeschneiderten Behandlungsmöglichkeiten besser *helfen* können!

Literatur, sofern nicht im Text dieses Kapitels direkt angegeben:

Auden 1922, Bickerstaff und Cloake 1951, Burr 1925, Calne und Lees 1988, Calne 1992, Caparrors-Lefebvre et al. 1998, Duvoisin 1963, Duvoisin und Yahr 1965, Duvoisin et al. 1972, Ebmeier et al. 1989, Von Economo 1917, 1923, 1929, Elizan et al. 1978, 1979, 1991, Espir und Spalding 1956, Flexner 1928, Frielle et al. 1984, Geddes et al. 1993, Greenough und Davis 1983, Grossmann 1922, Gulmann und Pedersen 1980, Hall 1923, Hayase und Tobita 1997, Herishanu und Noah 1973, Hinshaw und Olsen 1994, Holden 1921, Howard und Lees 1987, Hudson und Rice 1990, Hunter und Jones 1968, Isgreen et al. 1976, Johnson und Ter Meulen 1978, Kim 1968, Kohbata und Shimokawa 1993, Kristenssen 1992, Krusz et al. 1987, Lehembre et al. 1970, Litvan et al. 1998, Mattock et al. 1988, Maurizi 1985, Maurri 1988, Mc Kenzie 1927, Meyer 1943, Meyer et al. 1960, Miyasaki und Fujita 1977, Mizukami et al. 1996, Poskanzler 1963, Rail et al. 1981, Ravenholt und Foege 1982, Reinacher und Bonin 1983, Riley 1930, Roos und Lycke 1974, Russel und Donald 1958, Sacks 1990a, 1990b, Sasco und Pfaffenberger 1985, Schergna und Armani 1983, Schwartz et al. 1988, Scott und Brody 1971, Singer und Weiner 1989, Smith 1921, Spiller 1926, Steinmann und Ullmann 1981, Strecker und Marsh 1921, Strong 1952, Takahashi et al. 1995, 1999, Yamada et al. 1996.

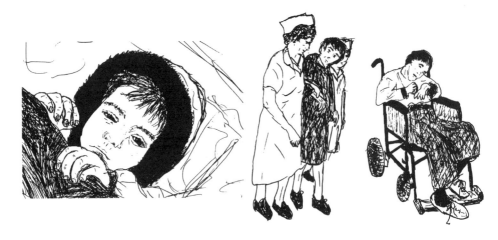

Bei der klassischen Encephalitis lethargica gelten bestimmte Augensymptome als typische Zeichen der Akuterkrankung [s.g. Blickkrämpfe (auch als zwanghafter Augenlidschluss), Ptosis (v.a. mit Seitenbetonung), Nystagmus, Augenmuskellähmungen, vernichtende Augapfelschmerzen]. Ein spät fortgeschrittener postencephalitischer Parkinsonismus kann manchmal kaum von einem IPS unterschieden werden.

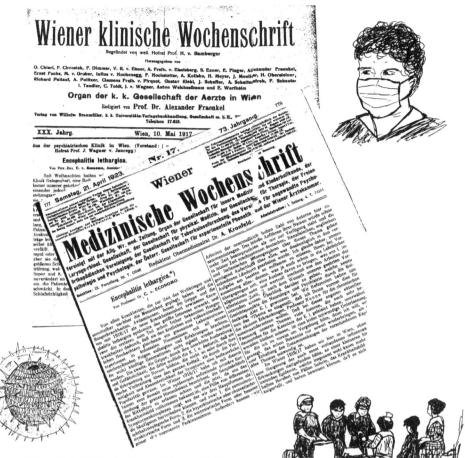

Nicht Ebola, BSE oder Lassa-Fieber heißt die
für die Menschheit gefährlichste Seuche,
sondern Influenza A. Allein die Pandemie von
1918 hat mindestens 20 Millionen Todesopfer
gefordert; das öffentliche Leben brach dabei
völlig zusammen. Angesichts der Tatsache,
dass die Rückkehr des „großen Mysteriums der
Vergangenheit" lt. Statistik bereits überfällig ist und wir dem Erreger, der auch junge,
gesunde Menschen binnen 2 Stunden dahinraffen kann, nach wie vor wenig entgegenzusetzen
haben, erscheint die immer wieder auch durch die Medien geschürte Panik betr. exotischer
Tropenkrankheiten, „Rinderwahnsinn" oder der wissenschaftlich gesehen sehr gering
virulenten AIDS geradezu absurd.
Noch weniger bekannt ist, dass es im Schatten der Influenza auch zu Hirnentzündungen
kommt, die im 20. Jahrhundert eine Unzahl von Parkinson-Syndromen der jüngeren
Lebensjahre nach sich gezogen haben – und vielleicht in nicht allzu ferner Zukunft der
heutigen Minderheit der U 40-Patienten reichlich „traurigen Nachwuchs" bescheren könnte!

8. Toxische Parkinson-Syndrome

*"Und welche Absaug- oder andere Arbeitsschutzmaßnahmen
gab es, wenn ihr den ganzen Tag mit dem TRI die Werkstücke
gereinigt habt?"*
"Ei, wir haben's Fenster aufgemacht!"
(aus einem Patienteninterview)

*Auf den Baustellen und im Betrieb schätzten wir seine Weisheit in Sachen
Arbeitssicherheit und Tarifrecht.*
(aus einem *Arbeitszeugnis*, zitiert in >>metall<< (2000) Nr. 7/8, S. 38)

[Auf den Selbsthilfe-Treffen junger Parkinson-Patienten, die teilweise noch voll im
Arbeitsleben stehen oder gerade aus dem einem oder anderem Grunde aus diesem
ausscheiden mussten, kommt immer wieder die Frage auf: "Könnte es sich nicht in meinem
Falle um einen "toxischen" Parkinson handeln? Ich habe doch auf der Arbeit mit so viel
"Chemie" geschafft! War diese Belastung am Arbeitsplatz mit schuld, dass ich jetzt oder in
näherer Zukunft vielleicht meine Arbeit verloren habe/verlieren werde?!"

Schnell kommt dann der Gedanke an eine eventuelle Anerkennung als "Berufskrankheit" auf,
doch in den meisten Fällen wäre dies der Realität um mehrere Schritte vorausgeeilt: Zur Zeit
gibt es kaum Nachweismöglichkeiten dafür, dass ein Parkinson-Syndrom durch eine akute
oder chronische Vergiftung entstanden ist, und es dürfte auch generell schwierig sein, einen
Parkinson, auch wenn er in jungen Jahren auftritt, als "Berufskrankheit" durchzusetzen – auch
wenn es hundertmal begründet und berechtigt erscheinen mag; die Gesetze stellen hier oft
Hürden dar, an dem sich selbst nervenstarke Naturen die Zähne ausbeißen mögen.]

Es sind inzwischen etliche Substanzen bekannt, bei denen man direkte
Zusammenhänge mit dem Auftreten von Parkinson-Syndromen gefunden hat,
wenn Menschen diesen Substanzen längere Zeit ausgesetzt waren oder es
unfallbedingt zu kurzzeitigen aber hohen Belastungen (oft mit Zeichen akuter
Vergiftung) kam.

Dies wären v.a.:

- MPTP (1-Methyl-4-Phenyl-1,2,3,6-Tetrahydropyridin)
- Mangan
- Quecksilber
- Kohlenmonoxyd
- Zyanid
- Schwefelwasserstoff
- Schwefelkohlenstoff
- Schwefelsäure
- Benzol

- Methanol
- verschiedene Insektizide/Herbizide/Pestizide (v.a. Paraquat, Diquat und Cyperquat, die ebenfalls dem MPTP verwandt sind, s.u.)
- Lacke und Farben
- verschiedene Lösungsmittel
- Wismut
- Eisen
- Aluminium
- Teer
- Asbest
- Blei
- Uran
- Nitrosegase
- Chlor
- evtl. auch durch langjährigen Konsum "Ecstasy"-ähnlicher Drogen

Hierzu ist anzumerken, dass man bei toxischen Parkinson-Syndromen manchmal zusätzliche Störungen, die normalerweise nicht mit einem IPS assoziiert werden, finden kann.
Bei Mangan-induziertem Parkinson ist bekannt, dass eine Krankheits*progression* auch noch lange Zeit *nach Beendigung der Exposition* stattfinden kann.

[Dies ist ein wichtiger Hinweis:
Wie bei einigen der postencephalitischen Parkinson-Syndrome (v.a. nach Encephalitis lethargica, aber auch selteneren Ursachen wie Malaria tropica-Erkrankungen, siehe voriges Kapitel), schreitet die beschleunigte Neurodegenration fort, obwohl der ursprüngliche Auslöser scheinbar abgestellt ist!
Ganz unterschiedliche Ursachen können also sehr ähnliche Prozesse bewirken – gerade das macht sie aber klinisch und therapeutisch so schwierig voneinander zu unterscheiden.
Inwieweit eine genetische Prädisposition dabei erforderlich ist, kann man noch gar nicht abschätzen. Wir haben (siehe vorvoriges Kapitel) gesehen, dass wahrscheinlich in einigen Fällen ein einziger genetischer Faktor ausreicht, um ein Parkinson-Syndrom entstehen zu lassen.]

Bei den toxischen Syndromen scheint zumindest bei den Extremfällen (MPTP, s.o.) die chemische Substanz als alleiniger Verursacher auszureichen. Denkbar wäre auch, dass bei gewisser Veranlagung eine eher geringe, aber chronische Belastung mit neurotoxischen Substanzen ein Parkinson-Syndrom auslösen kann, während ein anderer Mensch bei gleicher Exposition gesund bleibt.

Tragisch für die Betroffenen, aber der Wissenschaft viele neue Erkenntnisse liefernd, waren Ende der 70er/Anfang der 80er Jahre einige "Drogenunfälle" mit einem gepanschten Heroin-Ersatz:

Sozusagen "über Nacht" kam es zum Auftreten z.t. extrem akinetischer parkinsonähnlicher Zustände bei einigen jungen Menschen, was zunächst große Rätsel aufgab, bis man feststellte, dass alle eine bestimmte verunreinigte Droge konsumiert hatten.

Das so identifizierte Neurotoxin MPTP und die Untersuchung der Betroffenen haben einiges an neuem Wissen über neurodegenerative Vorgänge und die Parkinson-Syndrome ergeben. Erstmals konnte der Beweis erbracht werden, dass ein sehr ähnlicher Schaden wie der beim IPS gefundene durch eine einzelne chemische Substanz erzeugt werden kann; eine Läsion der Substantia nigra (und evtl. noch anderer Bereiche), durch eine *einmalige* Dosis (oral, inhaliert oder sogar durch Hautkontakt) hervorgerufen und *irreparabel* – zum Leidwesen der Betroffenen (z.B. Ballard et al. 1985, Langston et al. 1983).

Mittels MPTP kann ("besser" als durch jede andere neurotoxische Substanz) auch bei Affen und einigen Nagetieren ein "experimentelles" Parkinson-**Syndrom** erzeugt werden, während ein IPS im Tierreich unbekannt ist. **Dass damit** nun fast ideale Versuchstiere zur Erforschung der Parkinson-Krankheit, zur Erprobung von Medikamenten und neuro-chirurgischen Eingriffen zur Verfügung stehen, mag man mit gemischten Gefühlen betrachten.

Seit dem MPTP-"Unfall" ist das Interesse an und die Suche nach potentiell neurotoxisch wirkenden Substanzen intensiver geworden. Man fahndet nun u.a. nach den MPTP "verwandten" Stoffen.

[Ein besonders interessanter Kandidat hierbei ist das bis Ende der 80er Jahre in Industrie- oder Kleiderreinigungsbetrieben verwendete Lösungsmittel Trichlorethylen, kurz TRI genannt.
Weil TRI zur Entfettung und Reinigung von Metall oder Glas so effektiv wie kein anderes Lösungsmittel ist, fiel es manchen Betrieben schwer, einen gleichwertigen Ersatz zu finden, als es dann weitgehend aus dem Verkehr gezogen wurde.

Gerade diese extrem lipophile Eigenschaft aber macht es dem Lösungsmittel so leicht, die Blut-Hirn-Schranke zu durchdringen. Die strukturelle Ähnlichkeit von TRI bzw. seinem Metaboliten TaClo (1-trichloromethyl-1,2,3,4-tetrahydro-ß-carbolin), zu dem es im menschlichen Körper umgewandelt wird, zu MPTP ist markant.
Daher wird z.Zt. geforscht, ob eine chronische und/oder intensive Exposition zu TRI langfristig ebenfalls ein Parkinson-Syndrom verursachen oder doch zumindest vorzeitig auslösen kann, u.U. auch mit jahrelanger Latenz nach Beendigung der Exposition.

Der prozentual hohe Anteil junger Parkinson-Patienten in einer aktuellen Studie (Bringmann und Schäfer 2000, in Arbeit) zum Thema deutet an, dass die Zahl der toxischen Parkinson-Syndrome größer als bisher angenommen sein könnte
(Bringmann et al. 1995, 1998, 1999; Henschler 1976, 1996; Guehl et al. 1999).]

In etlichen Studien wurden alle möglichen Umweltfaktoren daraufhin überprüft, ob sie mit einer höheren Rate von Parkinsonerkrankungen in Verbindung

gebracht werden können (Spencer und Butterfield 1995, Seidler et al. 1996;
Zayed et al. 1990).
Einige dieser Studien beziehen sich speziell auf die in jüngerem Lebensalter
manifestierten Parkinson-Syndrome bzw. unterscheiden zwischen älteren und
jüngeren Patienten (Butterfield et al. 1993; Golbe et al. 1988, 1990, 1993;
Hertzmann et al. 1990; Martinelli et al. 1989; Rajputt 1986; Stern et al. 1991;
Teräväinen und Forgach 1986).

Wie es aber bei Studien üblich ist, finden die einen etwas, das von anderen dann
nicht bestätigt oder sogar widerlegt wird, oder man findet gewisse
Auffälligkeiten, die sich bei genauerem Hinsehen als "statistisch nicht
signifikant" erweisen. Zusammenfassend lässt sich sagen, dass diese Studien
keine gravierenden Erkenntnisse in Bezug auf Umwelt- und Risiko- oder
Schutz-Faktoren in der Ätiologie der Parkinson-Syndrome gebracht haben.
Ein etwas größeres "Risiko" haben lt. einiger Studien die Bewohner ländlicher
Regionen (Pestizide in der Landwirtschaft?).
Etwaige früher vermutete "Vergiftungen" durch langjähriges Trinken von
Brunnenwasser konnten nicht gefunden werden.

Erhöhte Risiken weisen lt. einigen Studien Menschen auf, die in der
Landwirtschaft/Gärtnereien mit Holz (Schutzmittel?) oder Schwermetallen
arbeiten. Patientenbefragungen zu Ess- und Trinkgewohnheiten vor und nach
der Diagnose ergaben keine gravierenden Auffälligkeiten außer der schon
bekannten Tatsache, dass Parkinson-Patienten weniger rauchen, weniger
Alkohol und anscheinend eher Tee als Kaffee konsumieren (Hellenbrand et al.
1996).

[Ausgehend von der auch heute sehr aktuellen Hypothese, dass "oxidativer Stress" für die
Apoptose ("Selbstmord" von Zellen) bei der Parkinson-Krankheit mit verantwortlich sei,
welche durch Schwermetalle (v.a. Eisen) gefördert und durch gewisse Antioxydantien (z.B.
die Vitamine A,C und E) gemindert werden soll, hat man sogar alle möglichen Lebensmittel
einzeln unter die Lupe genommen:
So wurde z.B. untersucht, ob Parkinson-Patienten in der Kindheit mehr (Wild)Pilze, Fisch
oder Innereien verzehrt hatten (Schwermetallbelastung!), ohne relevante Ergebnisse.
Vieregge et. al. (1992) fanden erhöhte Vorlieben von Patienten für Mandeln und Pflaumen,
was allerdings keine weiterführenden Erkenntnisse erbrachte.
Golbe et al. (1990) fanden, dass Parkinson-Patienten weniger Erdnüsse, Erdnussbutter und
Salat mit Dressing konsumiert hatten und assoziierten daher Vitamin-E-Mangel mit Risiko für
die Entwicklung eines Parkinson-Syndromes.

Diese Beispiele seien hier nur einmal erwähnt, weniger um der praktischen Umsetzbarkeit
denn um der Anekdoten willen.]

9. Segawa-Syndrom, L-Dopa-sensitive Dystonie und andere Sonderformen von Parkinsonismus des Kindes- und Jugendalters

>>*Das charakteristischste Merkmal dieser Krankheit war die Fluktuation dieser Symptome, in der Weise, dass die Symptome sich zum Abend hin nach und nach verschlechterten und durch Schlaf bemerkenswert gemindert wurden. Diese Tendenz wurde sogar in dem ältesten, fortgeschrittensten Fall beobachtet, dessen klinischer Verlauf seit mehr als 40 Jahren andauerte. In Folge der Verabreichung von L-Dopa verbesserten sich diese Symptome geradezu dramatisch.*<<
(Masaya Segawa, 1971)

Vor allem in Japan werden vielerlei Parkinson-ähnliche Syndrome, die z.T. schon im Kindesalter beginnen, beschrieben – seltener, aber klinisch nicht anders als die japanischen Fälle, auch in Europa und Amerika.
Ein großer Teil davon zeigt eine deutliche genetische Komponente, was sich sogar in der Bezeichnung einer dieser Erkrankungen widerspiegelt, die der führende Forscher auf diesem Gebiet – Masaya Segawa – für das später nach ihm benannte Syndrom gebrauchte: "Hereditary progressive dystonia with marked diurnal fluctuations".

Segawas Originalbeschreibung seiner jungen Patienten – meistens handelt es sich um Mädchen, was eine weitere Besonderheit dieser Erkrankung und einiger anderer, verwandter Syndrome darstellt – zeigen Fälle von im präpubertären, z.T. schon im Kleinkindesalter beginnenden Parkinsonismus mit dystoner Symptomatik im Vordergrund (v.a. zu Beginn der Erkrankung).
Meistens beginnt die Bewegungseinschränkung in einem Bein und greift dann in Form eines "N" auf die anderen Extremitäten über (z.B. rechtes Bein → rechter Arm → linkes Bein → linker Arm).
Tremor kommt vor, aber nicht als dominantes Sympton und selten als typischer Parkinson-Ruhetremor. Grob beschrieben könnte man sagen, es sieht aus wie ein bradykinetisch-rigides Parkinson-Syndrom mit deutlich gestörten Stellreflexen, extrem frühen Debutalter und sehr langsam-progredientem Verlauf.

Es sind Patient(inn)en mit über 40-jähriger Krankheitsgeschichte bekannt, die nach etlichen Jahren dann zwar schon deutlich behindert und, *unbehandelt*, vom Rollstuhl abhängig waren – doch diese Erkrankung verläuft *wesentlich benigner* als die meisten IPS-Syndrome.

Das Segawa –Syndrom (und viele seiner Variationen) weist eine ebenfalls in der Original-Bezeichnung angedeutete Besonderheit auf, die man in ganz leichter

Form auch bei einigen young-onset-Parkinson-Patienten beobachten kann: die markanten diurnalen Fluktuationen. Hierbei handelt es sich um Medikations-*unabhängige* Schwankungen der Ausprägung der Symptomatik und der damit einhergehenden Bewegungs-Einschränkungen (nicht zu verwechseln mit dem on-off-Effekt beim fortgeschrittenen IPS unter L-Dopa-Therapie). Diese Betroffenen zeigen einen ausgeprägten "Sleep benefit": Morgens nach dem Nachtschlaf können sie fast symptomfrei sein, während sie gegen Abend kaum noch laufen können; auch die Sprechfähigkeit, die gesamte Verfassung verschlechtert sich, je länger der Schlaf zurückliegt.

Doch nicht nur der Nachtschlaf bringt eine so markante Verbesserung, sondern auch ein Tagesnickerchen, wenn dabei tatsächlich *geschlafen* wird; körperliches Ruhen allein reicht nicht aus (wie es z.b. bei Myasthenia gravis bekannt ist).

Diese diurnalen Fluktuationen bleiben während der Krankheitsprogression bestehen; so hatte man inzwischen "alt" gewordene Patienten, die nie eine richtige Diagnose erhalten hatten, ausfindig machen können, die direkt nach dem Schlaf mit Unterstützung noch etwas gehen konnten, wenige Stunden später aber steif im Rollstuhl sitzen mussten und nicht in der Lage waren, sich verständlich zu artikulieren.

Bereits in den 70er Jahren hat Segawa an diesen Patienten schlafmedizinische Untersuchungen durchgeführt.
Dabei fiel auf, dass sich die Kinder abnorm wenig im Schlaf bewegten. Eine besondere Rolle schien den verschiedenen Schlafstadien zuzukommen: Entzog man den jungen Patienten systematisch den REM-Schlaf, verschlechterte sich auch die motorische Aktivität.
Zu einem Zeitpunkt (Anfang/Mitte der 70er Jahre), da Untersuchungsmöglichkeiten wie SPECT und Fluor-Dopa-PET noch Zukunftsmusik darstellten, zog Segawa bereits die richtigen Schlüsse auf der Basis seiner polysomnografischen Studien, nämlich dass dieser Erkrankung von der idiopathischen Parkinson-Krankheit verschiedene metabolische Anomalien zugrunde liegen müssten, die in kleinen, begrenzten Läsionen der dopaminergen Trakte der Basalganglien bestünden und eher funktioneller denn organischer Natur seien (Segawa 1976).

Es zeigte sich, dass diese Kinder geradezu dramatisch gut auf oft geringe Dosen L-Dopa reagierten, einige fast oder völlig symptomfrei wurden, und dies unabhängig von Alter und der seit Symptomdebut vergangenen Zeit.

Da L-Dopa erst seit Anfang der 70er Jahre in größerem Stil verfügbar war (damals noch in der "puren" Form ohne Decarboxylasehemmer), kam es vor, dass man z.B. ein zehnjähriges Kind diagnostizierte, "rückwirkend" dann auch dessen inzwischen über 60jährige Großmutter, die an derselben Krankheit litt, und die dann nach so langer Zeit zum erstenmal L-Dopa erhielt – mit demselben durchschlagenden Erfolg wie beim Enkelkind!

Die bisherige Erfahrung zeigt, dass beim Segawa-Syndrom ein scheinbarer Wirkungsverlust oder Gewöhnungseffekt (wie beim IPS beobachtet) auch nach vielen Jahren ausbleibt, allenfalls die Dosis während des Wachstums an das höhere Körpergewicht angepasst werden muss.
Ansonsten kommen die meisten dieser Patienten über bis zu 20 – 30 Jahre (soweit man bis heute Erfahrung sammeln konnte) fast stabil mit derselben niedrigen Dosis aus, die sich im Bereich von wenigen 100 mg L-Dopa/Tag (*mit* Decarboxylasehemmer), selten mehr als 300 mg, hält.

Auch wenn sie bei Überdosierungen sehr schnell dieselben Hyperkinesien wie IPS-Patienten nach mehreren Jahren entwickeln können, im Extremfall bereits auf die *Initial*gabe von L-Dopa hin, kann man diese durch Dosisreduzierung gut in den Griff bekommen, ohne wesentlich auf den therapeutisch erwünschten Effekt verzichten zu müssen.
Es sei noch erwähnt, dass diese Kinder keine intellektuellen Beeinträchtigungen zeigen.

Eine Verwandtschaft zum "Original"-Segawa-Syndrom zeigen die vielfältigen s.g. "L-Dopa-sensitiven Dystonien".
Es ist selbst für die Experten auf diesem Gebiet oft schwierig, diese fast immer im Kindes- oder Jugendalter, z.T. auch noch im jungen Erwachsenenalter, selten auch noch später, debutierenden Dystonie-Parkinson-Syndrome voneinander abzugrenzen oder die von verschiedenen Autoren aufgestellten unterschiedlichen Einteilungen in jeweilige Untergruppen auseinander zu halten.

Überspitzt könnte man sagen, es existieren so viele Sorten von juvenilen (oder sollte man besser sagen: infantilen?) Parkinson-Syndromen, wie es *Patienten* gibt!

Unter Berücksichtigung der weiter unten aufgelisteten Literatur zum Thema kann man sagen, es sind fast alle Kombinationen von Symptomen, Genesen, Debutalter, Verlaufsformen und therapeutischer Respons denkbar, und bei allen Ähnlichkeiten untereinander, so ist jeder Fall ein Individuum. Hier Gruppierungen vorzunehmen und "Grenzen" zu ziehen ist fast unmöglich und hat auch wenig Sinn, weil es unweigerlich zu Überlappungen kommt; nicht umsonst findet man in der Literatur so viele spezielle Einzelfallbeschreibungen von juvenilen Parkinson-Syndromen.

Nicht alle der juvenilen L-Dopa-sensitiven Syndrome haben so eine benigne Prognose wie das Segawa-Syndrom, auch mit den heutigen Behandlungsmöglichkeiten nicht; leider ist es zum Zeitpunkt der ersten

Symptome oder Diagnosestellung oft nicht möglich festzustellen, zu welcher Kategorie der junge Patient gehört.
Manche ursprünglich als L-Dopa-sensitive Dystonie-Parkinson-Syndrome eingestuften Fälle zeigen im Laufe der folgenden Jahre eine Progredienz und therapeutische Komplikationen, wie man sie beim "typischen Altersparkinson" findet, so dass die Diagnose revidiert werden muss: Hier scheint es sich tatsächlich um die seltenen "echten" IPS-Erkrankungen des Kindes- und Jugendalters zu handeln.

Die wenigen verfügbaren Autopsieberichte und PET-Untersuchungen solcher Fälle scheinen zu bestätigen, dass es sich hier um zwei *verschiedene* Entitäten handelt und nicht um 2 Variationen derselben Grunderkrankung.
Möglicherweise wäre hier die wichtigste Trennung innerhalb der juvenilen Parkinson-Syndrome zu ziehen:
Die PET kann auch zu Beginn der Erkrankung relativ sicher ein "klassisches" IPS bestätigen oder ausschließen. Diejenigen Formen von juvenilem L-Dopa-sensitiven Dystonie-Parkinsonismus, die negative Fluor-18-Dopa-Befunde zeigen, besitzen i.d.R. auch die besseren Prognosen in Bezug auf die medikamentöse Langzeitbehandlung und auf den Verlauf selbst.

Solange diese teure Untersuchungsmethode aber nicht zur Standarddiagnostik gehört, muss man nach anderen Kriterien suchen. Das Debutalter an sich lässt hier keine Rückschlüsse zu, auch nicht unbedingt das Ansprechen auf L-Dopa oder die dystonen Initialsymptome.
Falls sich eine genetische Komponente andeutet, hilft dies allenfalls weiter, wenn sich konkrete Gen-Orte, von denen die Assoziation zur Erkrankung bekannt ist, finden lassen.
Ansonsten lässt sich zur Heredität sagen, dass sowohl sporadische als auch autosomal-dominante (z.T. mit reduzierter Penetranz) und autosomal-rezessive Formen bekannt sind.

Außer dem negativen PET-Befund bei den benignen Verlaufsformen finden pathologische Studien zwar wohl eine Degeneration der Substantia nigra, oft aber eine Abwesenheit von Lewy-Körperchen.

[Dies ist, vorsichtig ausgedrückt, (aufgrund noch lückenhaften Wissens betr. der Rolle der Lewy-Körperchen) als ein günstiges Zeichen anzusehen, zumal mit Lewy-Körperchen auch die Entwicklung von Demenzen in Verbindung gebracht wird. In der Diagnosepraxis lässt sich dies allerdings nicht umsetzen, da man dort i.d.R. mit *lebenden* Patienten arbeitet.]

Laut Yamamura et al. (1993) könnte auch außerhalb des typischen Segawa-Syndromes das Symptom "*diurnale Fluktuationen der Symptome und deren Verbesserung nach dem Schlafe*" zur Differenzierung des juvenilen IPS von anderen early-onset-Parkinsonismus-Formen dienen.

Während das Segawa-Syndrom i.d.R. autosomal-dominant vererbt wird und vor der Pubertät beginnt, die dystone Symptomatik meist im Vordergrund steht und die Parkinson-Zeichen eher später im Verlauf hinzukommen, könnte man das *early-onset-Parkinson-Syndrom mit diurnalen Fluktuationen* wie folgt beschreiben:

- Auftreten sporadisch oder autosomal-*rezessiv*
- deutlich häufigeres Auftreten beim weiblichen Geschlecht
- Durchschnittsalter zu Beginn: frühere 20er Jahre
- Manifestation als Parkinsonismus mit dystonen Anteilen (letztere evtl. weniger deutlich als beim Segawa-Syndrom)
- deutliche diurnale Fluktuationen der Symptome und deren auffällige Verbesserung durch Schlaf
- evtl. Verminderung der Ausprägung dieser Fluktuationen im Verlauf der Erkrankung und/oder Therapie mit L-Dopa
- bemerkenswerte Verbesserung auf L-Dopa [in relativ geringen (300 – 500mg mit Decarboxylasehemmer) Tagesdosen, aber im Durchschnitt etwas höher als beim Segawa-Syndrom] – stets begleitet von Dyskinesien **und** anderen ungünstigen Wirkungen
- autonome Funktionen nur minimal gestört
- *kein* Auftreten von Demenzen
- langsame, lebenslang andauernde Progredienz der Erkrankung

Zum Abschluss sei noch eine auffällige, von vielen Autoren berichtete, aber leider immer noch nicht ausreichend abgeklärte Beobachtung erwähnt:
Fast alle betroffenen Mädchen und jungen Frauen in gebärfähigem Alter zeigen während ihres Monatszyklus' deutliche Verschlechterungen – nicht nur im Sinne des "prämenstruellen Syndromes", welches bei vielen ansonsten völlig gesunden Frauen bekannt ist, sondern in der Art, dass sich ihre gesamte *Parkinson*-Symptomatik in der Woche vor und/oder während der ersten Tage der Regelblutung deutlich verschlechtert. Zusammenhänge mit dem Östrogenspiegel u.a. hormonelle Einflüsse werden vermutet, eine vollständige Erklärung aber steht noch aus.

Dieses Thema wird noch einmal gesondert im Kapitel "Schwangerschaft u.a. geschlechtsspezifische Fragestellungen bei Parkinson-Patientinnen" aufgegriffen.

49

Literatur:

Angelini et al. 1981, Catz et al. 1989, Colemann 1970, Deonna 1986, Dobyns et al. 1993, Furukawa et al. 1996, Gershanik und Leist 1986, Hagberg et al. 1979, Ichinose et al. 1995, Ishikawa und Takahashi 1998, Jankovic et al. 1988, Jeon et al. 1998, Kaneko et al. 1978, Kilroy et al. 1972, Kon et al. 1994, Kondo et al. 1987, Künig et al. 1998, Lamberti et al. 1992, Lang 1985, Müller et al. 1988, Naumann et al. 1997, Nygaard et al. 1986, 1988, 1989, 1991, 1993, Ouvrier 1978, Playford et al. 1993, Quinn 1993, Rajput et al. 1997, Rondot und Ziegler 1983, Sawle et al. 1991, Segawa et al. 1971, 1973, 1975, 1976, 1981, 1986a, 1986b, 1986c, 1988, 1996, 1997, Snow et al. 1993, Sunohara et al. 1985, Takubo 1997, Vogel 1986, Willemse et al. 1984, Yamada et al. 1989, Yamamura 1973, 1993.

Abb.: Darstellung des rigiden Ganges einer von Masaya Segawas Original-Fällen, ein 8 ½ Jahre altes Mädchen (Nachzeichnung)

morgens

Die linke Seite ist stärker betroffen.
Lumbar Lordose, Extension des Kniegelenkes, Inversion des Fußes, kleinschrittiger (v.a. links), schlecht koordinierter Gang.

abends

Diese Störungen sind nachmittags ausgeprägter als morgens. Nach L-Dopa normalisiert sich der Bewegungsablauf bis auf einen kleinen Unterschied in der Schrittlänge weitgehend.

nach L-Dopa

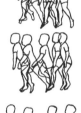

Abb.: Haltungsanomalien bei einem knapp 9 Jahre alten Mädchen mit hereditärer progressiver Dystonie mit bemerkenswerten diurnalen Fluktuationen (vor der Behandlung mit L-Dopa).

(Fotos aus Segawas Original-Aufsatz von 1976 nachgezeichnet)
Ausgeprägte Lumbar Lordose, Plantar Flexion-Inversion der Füße, Hyperextendierte Kniegelenke, Flexion-Pronation der Ellenbogen.
Auch hier ist die linke Seite stärker betroffen.

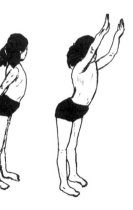

(Im Vergleich zur "typischen" Parkinson-Körperhaltung fallen v.a. die überstreckten Kniegelenke auf.)

10. Die Medikation des jungen Parkinson-Patienten: Verschiedene Optionen und viele verschiedene Meinungen dazu

Ein jedes Ding ist Gift,
und allein die Dosis macht,
dass ein Ding kein Gift,
sondern Heilmittel sei.
(Paracelsus)

Most of the initial reports were favourable. [...]
Soon a number of reports [...] concluded that the changes observed were barely
more than a placebo respons.
The present approach to the treatment of Parkinson's disease may be the result
of the most logical and direct chain of experiments in many years,
but it is becoming increasingly evident that logic is not always right.
(André Barbeau 1969, über die ersten 9 Jahre Erfahrung mit L-Dopa)

Wenn auch die Parkinson-Krankheit bis heute nicht geheilt und deren Progression kaum aufgehalten werden kann, so stehen vielerlei Behandlungsmöglichkeiten zur Verfügung, um die Symptome wirksam zu lindern, während der ersten Jahre sogar fast zum Verschwinden zu bringen.

An erster Stelle steht fast immer die *medikamentöse* Therapie. Auf diesem Gebiet hat die Medizin während der letzten Jahrzehnte enorme Fortschritte gemacht – und für die nähere Zukunft stehen weitere Neuentwicklungen in Aussicht.

[Natürlich ersetzt kein noch so wirksames Medikament den völlig gesunden Zustand, doch mag man sich trösten mit dem Gedanken daran, wie z.B. die Parkinson-Krankheit noch vor 100 Jahren mancherorts "behandelt" wurde:

Da beschreibt Paul Siehr 1899 in seiner Dissertation, wie man einem 24jährigen Parkinson-Patienten zur Nacht eine Tasse mit "Nerven-Thee" reichte und des übrigen mit "reichlich rohem Rindfleisch" verköstigte, auf dass er wieder zu Kräften komme.
(BSE und "Rinderwahnsinn" zählten damals noch nicht zum alltäglichen Vokabular).
Dazu wurde ihm auch noch ausgerechnet *Chloralhydrat* (auch heute noch in einem gewissen Schlafmittel enthalten) gegeben, welches im Körper wahrscheinlich zu dem Neurotoxin "TaClo" metabolisiert wird, wie auch das Lösungsmittel Trichlorethylen – und diese Substanz steht heute unter begründetem Verdacht, ein Parkinson-Syndrom hervorrufen oder beschleunigen zu können!
(Der junge Mann wurde dann ins "Provinzial-Siechenhause zu Pr. Eylau" entlassen, und wir wissen leider nicht, wie es ihm dann weiter ergangen ist.)]

Einen entscheidenden Durchbruch in der medikamentösen Behandlung von Parkinson-Syndromen gab es während der 60er Jahre durch die Entdeckung, dass bei dieser Erkrankung ein Mangel an dem Neurotransmitter Dopamin im Vordergrund steht und man diesen Mangel durch die Gabe von dessen Vorstufe L-Dopa z.T. kompensieren kann.

Dass es vor dieser Zeit gar keine Medikamente (allenfalls Anticholinergika) gegeben hätte, wie oft geschrieben wird, stimmt nicht ganz; es gab nur nichts, was in seiner Wirksamkeit mit L-Dopa vergleichbar gewesen wäre.

Erste Erfolge, die sich allerdings vorwiegend auf die Behandlung des Tremors beschränkten, erzielte man im späten 19. Jahrhundert durch Scopolamin-Injektionen u.a. Belladonna-Alkaloid-Zubereitungen (Extrakte aus der Tollkirsche). In der ersten Hälfte des 20. Jahrhunderts konnte man verschiedene, z.T. heute noch gebräuchliche Anticholinergika auch synthetisch herstellen.

Eine verhältnismäßig geringe Bedeutung kam den Antihistaminika, von denen v.a. Diphenhydramin (Benadryl®) in der Parkinson-Behandlung eingesetzt wurde.
Manchmal konnte paradoxerweise mit Hilfe von den eigentlich die Parkinson-Symptomatik verschlechternden Phenothiazinen und Dibenzazepinen kleine therapeutische Erfolge erzielt werden.
Weder die letztgenannten noch die Antihistaminika gehören heute noch zur Standardtherapie bei der Indikation Parkinson-Syndrom.

Ab den 30er Jahren standen Amphetamine und amphetaminähnliche Substanzen zur Verfügung, die v.a. beim postencephalitischen Parkinson-Syndrom und postencephalitischen oder idiopathischen Narkolepsien (oder bei einer Mischung aus Parkinsonismus und "Schlafkrankheit") Anwendung fanden.
Vor der L-Dopa-Ära waren diese Stimulantien die einzigen Mittel, die zumindest kurzzeitig gegen die *Akinese* wirkten, welche bei den meisten Patienten das gravierendste Symptom darstellt.

Monoaminooxydase (MAO) – Hemmstoffe waren auch bereits vor L-Dopa bekannt, allerdings nur in der berüchtigten ("unsauberen") nicht-selektiven Form, wie sie heute nur in psychiatrischen Ausnahmefällen (nicht in der Parkinson-Therapie!) verschrieben werden (Tranylcypromin/Parnate®, Jatrosom® – Cave! Diese MAO-A – *und* – B-Hemmer dürfte man auch niemals mit L-Dopa oder den meisten anderen Medikamenten oder sogar etlichen Lebensmitteln (v.a. tyraminhaltigen) kombinieren; Wechselwirkungen!).

Schließlich kam es zu dem dramatischen Durchbruch durch L-Dopa Ende der 60er Jahre v.a. durch die Arbeiten von Birkmayer u.a.
[Die ersten Erfolgsmeldungen haben damals Schlagzeilen in der Tagespresse bewirkt; umso amüsanter ist es zu lesen, wie Yahr und Duvoisin in einem 1968 gedrucktem Handbuch noch sehr zögerlich über L-Dopa schreiben:

"Analyses of the [L-Dopa] studies reported to date do not allow for a definitive statement regarding its place in therapy, and it remains at this time an experimental agent".]

Das anfangs noch sehr teure L-Dopa hatte noch keinen Decarboxylasehemmer als Beigabe wie alle heute in der Standardtherapie eingesetzten L-Dopa-Präparate.
Bei ungehemmter Decarboxylase-Aktivität im Körper aber wird ein großer Teil des L-Dopas bereits zu Dopamin umgewandelt, *bevor* es das Gehirn erreicht, wo es schließlich wirken soll – d.h., der Patient benötigt nicht nur etwa 6 – 10 mal so viel wie die heute übliche Menge L-Dopa, sondern er erfährt auch sämtliche "Nebenwirkungen" stärker!

Daher gab es Patienten, die man einfach deshalb nicht behandeln konnte, weil sie zu stark an Übelkeit, Erbrechen, Kreislaufstörungen u.a. unerwünschten Nebenwirkungen litten. Noch schlimmer erging es den Patienten, die aus Kostengründen statt der L-Form das ausschließlich synthetisch herstellbare DL-Dopa erhielten.
Ein weiterer Effekt des "rohen" L-Dopas war, dass die heute als "Langzeit-Komplikationen" bezeichneten Spätfolgen der L-Dopa-Therapie (Dys-/Hyperkinesien, Wirkungsschwankungen, aber auch psychotische oder Verwirrungszustände) bei manchen Patienten bereits nach wenigen Wochen oder gar Tagen auftraten (besonders bei den empfindlichen Postencephalitikern).

Die heute verwendeten Decarboxylasehemmer heißen Carbidopa und Benserazid. L-Dopa-Präparate ohne Decarboxylasehemmer werden in Praxis nur noch in sehr seltenen Fällen, wenn aus irgendeinem Grunde die Hemmstoffe nicht vertragen werden, eingesetzt. (Es gibt einzelne Patienten, die speziell auf diese Dopa-Decarboxylasehemmer mit heftigen Dyskinesien reagieren.)
Die meisten Präparate enthalten L-Dopa und Carbidopa bzw. Benserazid im Verhältnis 4:1, manchmal 10:1 (Nacom® 200).

Da die Decarboxylase-Aktivität je nach Individuum und Körpergewicht erst ab ca. 75mg/Tag des Hemmstoffes zuverlässig gehemmt wird, kann es v.a. während der Einschleichphase und generell bei Tagesdosen unter 300mg L-Dopa
(= 75 mg des Hemmstoffes) dazu kommen, dass unerwünschte Wirkungen (Übelkeit etc.) stärker auftreten als bei späteren Dosissteigerungen im Bereich oberhalb dieser Grenze; leider wird dieser Effekt oft nicht bedacht.

Benserazid und Carbidopa können, im Gegensatz zu L-Dopa, die Blut-Hirn-Schranke in therapeutischen Dosen nur zu einem ganz geringen Prozentsatz passieren – glücklicherweise, denn sonst würden sie ja auch dort, wo dies erwünscht ist, nämlich im Gehirn, die Umwandlung von L-Dopa in Dopamin verhindern.

Im Wirkungsprofil bestehen zwar gewisse Unterschiede zwischen Carbidopa und Benserazid, doch dürfte dies in Praxis wenig ausmachen. Dennoch: keine Präparate mit "ähnlichen" Inhaltsstoffen sind identisch – es kann sich lohnen, verschiedene Präparate und Darreichungsformen auszuprobieren.

Insgesamt, nach nunmehr über 30jähriger Erfahrung mit L-Dopa, gilt es als sehr *sicheres* Medikament hinsichtlich möglicher Organschäden. Akute Vergiftungen (bei Überdosierungen) mit letalem Ausgang sind beim Menschen nicht bekannt.

Kontrolluntersuchungen wie bei einigen anderen Parkinsonmitteln sind nicht erforderlich, allenfalls prophylaktisch eine jährliche Kontrolle von EKG und Blutbild.
Trotz dieser guten Verträglichkeit und der Tatsache, dass es nach wie vor das potenteste Parkinsonmittel (daher auch "Goldstandard" genannt) darstellt und sich ein ähnlich gewaltiger Durchbruch wie vor 35 Jahren bis dato nicht wiederholt hat, ist L-Dopa nicht mehr Mittel der ersten Wahl in der Parkinson-Therapie – erst recht nicht bei *jüngeren* Patienten im *Früh*stadium der Erkrankung.

Dies liegt daran, dass sich gezeigt hat, dass die meisten Patienten nach einigen Jahren der L-Dopa-Behandlung die berüchtigten Dyskinesien und Wirkungsschwankungen, s.g. "on-off-Effekte" entwickeln.
Da jede Quelle und jede neue Studie dazu andere Prozentzahlen angibt, sei hier nur ganz grob als Anhaltswert genannt, dass die meisten der young-onset-Patienten nach ca. 5 Jahren täglich stundenweise mehr oder weniger deutlich ausgeprägte "Zappel"-Erscheinungen zeigen – manche auch schon nach 3 oder weniger als einem Jahr, manche aber auch erst nach 7 oder 10 Jahren.

Der on-off-Effekt stellt wahrscheinlich keinen echten Wirkungsverlust dar, sondern eher eine Folge der Krankheitsprogression:
Anfangs kann der Patient noch eine annähernd konstante Wirkung über 24 Stunden genießen, ohne die jeweiligen L-Dopa-Einzeldosen oder deren Nachlassen besonders zu spüren. Später kann das Dopamin nicht mehr so gut in den Neuronen gespeichert werden, so dass es in Abhängigkeit von den Medikamenteinnahme-Zeitpunkten zu abwechselnd überschießenden Reaktionen und durch zu niedrige Dopaminspiegel verursachte Zustände eingeschränkter Beweglichkeit kommt.

Auch wenn diese Phasen nur vorübergehend sind, kann der ständige Wechsel während später Krankheitsstadien, wenn es u.U. überhaupt keine Momente einer ausgeglichenen Wirkung mehr gibt, sehr belastend sein - vor allem die on-off-Phasen, zumal diese dann sehr abrupt und unvorhersehbar, also nicht direkt abhängig von der Medikamenteneinnahme sind.

Man kann die Einzeldosen nicht beliebig verringern, um sie dafür öfter zu verabreichen, da bei L-Dopa in gewisser Weise das Prinzip "alles oder nichts" gilt, d.h. ein gewisser "Zündpunkt" muss erst überschritten werden, sonst wirkt das Medikament u.U. überhaupt nicht oder nur extrem kurz.

Es gibt einige Patienten, denen dann mittels häufiger Injektionen, und, wenn das nicht ausreicht, mit Hilfe einer Pumpe, wie sie aus der Diabetesbehandlung bekannt ist, der Dopamin-Agonist Apomorphin kontinuierlich direkt in die Blutbahn gegeben wird – doch auch dies ist nicht unproblematisch und wird eher selten angewendet, zumal Apomorphin z.Zt. zumindest im deutschsprachigen Raum nicht zur Behandlung von Parkinson-Syndromen zugelassen ist (sondern nur als Brechmittel!).

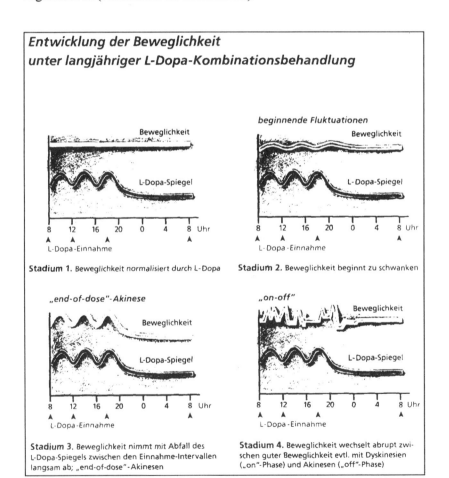

Entwicklung der Beweglichkeit
unter langjähriger L-Dopa-Kombinationsbehandlung

Stadium 1. Beweglichkeit normalisiert durch L-Dopa

beginnende Fluktuationen

Stadium 2. Beweglichkeit beginnt zu schwanken

„end-of-dose"-Akinese

Stadium 3. Beweglichkeit nimmt mit Abfall des L-Dopa-Spiegels zwischen den Einnahme-Intervallen langsam ab; „end-of-dose"-Akinesen

„on-off"

Stadium 4. Beweglichkeit wechselt abrupt zwischen guter Beweglichkeit evtl. mit Dyskinesien („on"-Phase) und Akinesen („off"-Phase)

[Gerade bei frisch diagnostizierten Betroffenen, allein gelassen mit irgendeinem Heftchen oder Buch, welches ihre Zukunft mittels detaillierter, nüchtern-knallharter Formulierungen ("Progredienz, Spätstadium, Mortalitätsrate, Hirnzellendegeneration" etc.) und Bildern von daher schlurfenden oder gar im Bett "dahinsiechenden" Patienten oder solchen Grafiken wie auf der vorigen Seite darstellt, neigt dann die menschliche Vorstellungskraft dazu, die eigenen Aussichten als "arg trübe" bis "Horrorvisionen" vorzugaukeln.

An dieser Stelle sollte man ihnen, ohne die Krankheit zu bagatellisieren oder "erst einmal weit weg zu schieben", klar machen:

1. *Nicht* alles, was auf dich zukommen *könnte*, das wird auch kommen.
2. Es gibt immer noch *Optionen*!
3. Informationen dienen *nicht* der Angst- und Panikmache, sondern der Vorsorge: Eine *erkannte* Gefahr ist eine bereits halb bewältigte Gefahr – und jedes Stück Wissen, das wir über die Erkrankung lernen, gibt uns die *Macht*, die Krankheit, das therapeutische Geschehen und unser Leben unter Kontrolle zu behalten – und letztendlich aktiv daran zu arbeiten, dass möglichst wenig von dem Unerwünschten eintritt, und wenn, dann so spät und gemildert wie möglich.]

Wie unzählige Studien und Fachbücher herausgearbeitet haben, sind v.a. jung erkrankte Parkinson-Patienten einem erhöhten Risiko ausgesetzt, das s.g. L-Dopa-Langzeitsyndrom zu entwickeln. Weitere Faktoren, die das Auftreten von Dyskinesien u.ä. begünstigen, seien die Dosis und die Dauer der L-Dopa-Exposition, eine nigrostriatale Denervierung und weibliches Geschlecht (Poewe 1996 in: Fischer 1997).
Daher wird man, auch wenn L-Dopa bis heute immer noch das verträglichste, am schnellsten anschlagende und potenteste Parkinsonmittel darstellt, einen frisch diagnostizierten Patienten unter 60 Jahren, erst recht einen unter 40, zunächst versuchen auf eine L-Dopa-freie Medikation einzustellen.

Viele Alternativen stehen zur Verfügung; hier sollten Arzt und Patient in enger Zusammenarbeit das jeweils beste heraussuchen, ggf. verschiedene Medikamente in verschiedenen Kombinationen ausprobieren.
Dabei ist individuell zu berücksichtigen, welchen Anforderungen die Therapie gerecht werden soll (z.B. Berufstätigkeit, persönliche Erwartungen und Zugeständnisse: Welche Nebenwirkungen oder Restsymptomatik ist der Patient zu tolerieren bereit ?).

Da man kaum vorherberechnen kann, wie gut ein bestimmtes Medikament anschlägt oder welche unerwünschten Wirkungen auftreten werden, gilt der Grundsatz: "Probieren geht über Studieren!"
Nochmals sei hier betont: *Langsames* Aufdosieren und *Geduld* zahlt sich letztendlich aus, dito das Führen von s.g. Beweglichkeitsprotokollen. Da viele Medikamente noch wochen- oder sogar monatelang nach Erreichen einer bestimmten Dosis und Beibehalten derselben (ohne weitere Erhöhung) einen immer noch ansteigenden therapeutischen Effekt zeigen können, muss man aufpassen, die *individuell optimale* Dosis nicht zu "verpassen".

Es kommt nicht selten vor, dass es dem Patienten sonst wieder schlechter geht und er daraufhin noch mehr Medikamente erhält – dabei hätte er *weniger* gebraucht!

Bei der Parkinson-Krankheit hat man vielfältige Möglichkeiten, in den Neurotransmitter-Stoffwechsel einzugreifen:

A.) den fehlenden Botenstoff Dopamin (bzw. dessen Vorstufe) direkt zu substitutionieren

B.) den *Abbau* von Dopamin im ZNS zu *hemmen*, damit es länger zur Verfügung steht

C.) die mit dem dopaminergen System *konkurrierenden* Systeme zu *hemmen*

D.) *Dopamin-Agonisten* einzusetzen, um eine Stimulation der (postsynaptischen) Rezeptoren "wie durch Dopamin" zu erzielen, ohne dass tatsächlich Dopamin substitutioniert wird.

Insgesamt werden 7 Gruppen von Parkinsonmitteln unterschieden:

1. L-Dopa (mit Decarboxylasehemmer)
2. MAO-B-Hemmer (z.Zt. nur Selegilin)
3. COMT-Hemmer (Tolcapon und Entacapon)
4. Anticholinergika
5. NMDA-Antagonisten (Amantadin, auch Memantin und evtl. Budipin)
6. Dopamin-Rezeptor-Agonisten, Ergolinderivate (Bromocriptin, Lisurid, Pergolid, Alpha-Dihydroergocryptin und Cabergolin)
7. Dopamin-Rezeptor-Agonisten, Non-Ergolinderivate (Ropinirol und Pramipexol, sowie der "älteste" Dopamin-Agonist Apomorphin))

Aus Frankreich kommt das im deutschsprachigen Raume noch nicht zugelassene Piribedil; weitere Dopamin-Agonisten werden in Kürze auf dem pharmazeutischen Markt erwartet.

Im Frühstadium der Erkrankung kommen manche Patienten mit einer Monotherapie aus, die z.B. aus Selegilin, Amantadin oder einem Dopamin-Agonisten bestehen kann.
Ob eine *hochdosierte Monotherapie* mit einzelnen Dopamin-Agonisten sinnvoll bzw. einer Kombinationsbehandlung aus 2, 3 oder auch 4 verschiedenen Medikamenten (bei vergleichbaren Nebenwirkungen und Langzeitrisiken) überlegen ist, wird z.Zt. noch erprobt.

Generell haben sich *Mehrfach-Kombinationen* aus verschiedenen der o.a. Medikamente-Gruppen gut bewährt.

Gerade bei jüngeren Patienten hat die mittlerweile zum Schlagwort gewordene "Neuroprotektion" im Rahmen der medikamentösen Therapie große Bedeutung: Bis heute kann man die Neurodegeneration nicht aufhalten, aber es wird daran gearbeitet, sie zumindest zu *verlangsamen* (und v.a. zu unterlassen, sie noch zusätzlich "anzuheizen").

Im pharmakologischen Bereich zeigen sich bereits erste Ansätze dazu, von denen bis dato allerdings noch kein einziger als ausreichend wissenschaftlich belegt gilt. Die erste Substanz, bei der man eine neuroprotektive Wirkung vermutete, war Selegilin.

Wie es in der Wissenschaft, insbesondere in der Medizin, so üblich ist, wechseln sich einander bestätigende und gegenseitig widerlegende Studien ab. Selegilin hat dabei, wie L-Dopa, schon Höhen und Tiefen erfahren: Seit Anfang der 70er Jahre (zuerst unter der Bezeichnung "Deprenyl") bekannt, wurde Selegilin dann später in der Parkinson-Therapie eingesetzt, hauptsächlich, weil es durch die selektive MAO-B-Hemmung hilft, L-Dopa einzusparen und dessen Wirkungsprofil zu glätten.

Dann stiftete eine s.g. "Todes-Studie aus UK" (Parkinson's Disease Research Group, 1995, Brit. Med. J. 311: 1602 – 1607) viel Verwirrung und Unsicherheit unter Ärzten und Patienten, weil angeblich eine erhöhte Mortalitätsrate unter mit Selegilin behandelten Patienten festgestellt worden war.

Auch wenn sich herausstellte, dass dieses Ergebnis in der schlechten Konzeption und Auswertung der Studie begründet lag und Selegilin eigentlich eine sehr geringe Toxizität besitzt, in therapeutischen Dosen normalerweise auch in Langzeitanwendung unbedenklich ist, dauerte es einige Zeit, bis sich das einmal geschürte Unbehagen wieder legte.

Andererseits wurde und wird immer noch diskutiert, ob Selegilin neuroprotektive Eigenschaften besitzt, weil viele Studien und Experimente dafür sprechen, aber ein sicherer Beweis noch aussteht. Bei allem Hin-und-Her lässt sich zumindest feststellen, dass Selegilin in Kombination mit anderen Medikamenten seinen festen Platz in der Parkinson-Therapie hat, besonders wenn auf L-Dopa nicht verzichtet werden kann.
Zu berücksichtigen gilt nur, dass Selegilin ein *irreversibler* MAO-Hemmer ist, der noch lange nach Absetzen (bis zu 40 Tagen) eine (teil-)gehemmte MAO-B zurücklässt und der in Dosen höher als 10mg/Tag allmählich seine Selektivität verliert, so dass bei höheren Überdosierungen (40-60 mg/Tag) mit gefährlichen Wechselwirkungen (andere Medikamente, tyraminhaltige Nahrung, v.a. Käse und Alkohol!) zu rechnen ist.

Neuerdings werden auch bei einzelnen Dopamin-Agonisten neuroprotektive Eigenschaften vermutet, allerdings aufgrund relativ kurzzeitiger Studien mit unausgereiften Messmethoden und meist sehr geringen Probandenzahlen, so dass abgewartet werden muss, was sich im Laufe der nächsten Jahre Neues ergibt.

Ein relativ "altes" Medikament, das bereits kurz nach L-Dopa für die Parkinson-Therapie entdeckt wurde, erlebt z.Zt. im Rahmen der Diskussion um die Dyskinesien und die "Neuroprotektion" eine Art kleine Renaissance: Amantadin.
Ursprünglich ein Virustatikum, dann zufällig als die Parkinsonsymptomatik, vor allem die Akinese und Rigor verbessernd entdeckt, wird es seitdem bei leichter Symptomatik in Mono-, meistens aber in Kombinationstherapie mit L-Dopa und/oder Dopaminagonisten und/oder Selegilin eingesetzt.

Manche Patienten berichten auch eine Verbesserung gewisser vegetativer **Symptome** unter Amantadin, z.B. der Thermoregulationsstörung, der Hypersalivation und Tagesschläfrigkeit. Die Nebenwirkungen sind meistens gering und werden ggf. gut toleriert.

[Demgegenüber spielt das ursprüngliche Anwendungsgebiet, die Grippeprophylaxe, bei Amantadin heute eine eher untergeordnete Rolle. Ein merkwürdiger Zufall will es so, dass Amantadin ursprünglich nur zur Vorbeugung und zur Behandlung der *Influenza-A-Virusgrippe* hergestellt wurde – also gegen just jene Viren wirkt, die spätestens seit den 20er Jahren und gerade die letzte Zeit wieder (siehe Kapitel über postenzephalitischen Parkinsonismus) als eine mögliche Ursache bei der Entstehung von Parkinson-Syndromen diskutiert werden.
Wenn wir uns erinnern, dass es bei Parkinsonismus infolge viraler Enzephalitis stets zu akinetisch-rigiden (gerne von Somnolenz und Vigilanzstörungen begleitet) und nicht zu tremordominanten Syndromen kam, und dass Amantadin bei tremordominantem Parkinson eher schlecht, gegen Akinese und Rigor aber oft sehr gut wirkt (und "nebenbei" auch gegen Vigilanz- und Antriebsstörungen eingesetzt wird und wegen seiner "weckenden" Eigenschaften nicht später als 16 Uhr eingenommen werden sollte!) – wäre es dann zu abenteuerlich-weit hergeholt, sich zu fragen, ob nicht doch etwas daran ist, an der Hypothese von der chronischen, latenten Enzephalitis oder den irgendwo eingekapselten (und daher mit den zur Verfügung stehenden Messmitteln nicht aufspürbaren) "schlafenden" Viren?
In diesem Falle böte eine sehr gute Respons auf Amantadin die Möglichkeit, gezielt Parkinson-Patienten potentiell-viraler Genese ausfindig zu machen.]

Der Wirkungsmechanismus war lange Zeit über nicht genau bekannt. Heute geht man davon aus, dass Amantadin ein NMDA-Antagonist ist, also eines der mit dem dopaminergen System konkurrierenden Systeme hemmt.

Infolge des Dopaminmangels entsteht beim Parkinson-Syndrom ein *Überschuss* an Glutamat (und auch Acetylcholin). Amantadin (und auch Memantin, das seltener eingesetzt wird) wirkt wie eine Bremse auf das glutaminerge System und hilft somit, das *Gleichgewicht* wieder herzustellen und L-Dopa einzusparen bzw. das Wirkungsprofil zu glätten.

Zwischenzeitlich war das Amantadin angesichts vieler neu entwickelter Medikamente auf den Rang eines "Mittels zweiter Wahl" gerutscht, doch in den letzten Jahren wird ihm wieder viel Bedeutung beigemessen, da es sich gezeigt hat, dass es ebenfalls zur Vermeidung, Herauszögerung und Behandlung von Dyskinesien geeignet und in allen Krankheitsstadien einsetzbar ist, die Lebenserwartung von Parkinson-Patienten zu verlängern, und dass es evtl. neuroprotektive Eigenschaften zu besitzen scheint.

Vor allem für junge Patienten, die aus irgendeinem Grund keine Dopamin-Agonisten nehmen können oder möchten, stellt das Amantadin eine wertvolle therapeutische Komponente dar. Als Mittel der Wahl bei *akinetischen Krisen* u.ä. Zuständen hat sich *Amantadin als Infusion* seit langem bewährt.
Ein neueres, teilweise zu den NMDA-Antagonisten gezähltes, gleichzeitig wie ein schwächeres Anticholinergikum und noch auf weitere Systeme wirkendes Mittel, stellt Budipin dar.
Die Vielfalt seiner Wirkungsweise macht es eigentlich zu einem interessanten, nach bisherigen Erfahrungen vielversprechenden Zusatzmedikament, welches im Gegensatz zu Amantadin auch den Tremor gut beeinflussen kann. Allerdings ist es, wie oft bei neuen, nicht in langjähriger Praxis bewährten, aber zunächst von voreiligen Fachpersonen hochangepriesenen Medikamenten der Fall ist, während der letzten Monate wieder etwas ins Kreuzfeuer verschiedener Kritiken geraten, weil es mit diversen unerwünschten Wirkungen in Zusammenhang gebracht wird, die evtl. seine weitere Zulassung gefährden.
Hierbei handelt es sich insbesondere um kardiovaskuläre Störungen, welche sich zum lebensbedrohlichen Kammerflimmern auswachsen können.

Ob die COMT-Hemmer zur Neuroprotektion beitragen können, ist nicht bekannt. Der erste COMT-Hemmer Tolcapon, der eine Einsparung von ca. 1/3 der üblicherweise benötigten L-Dopa-Menge und eine gute Glättung des Wirkungsprofiles bewirken kann, wurde 1998 als "ein neuer Durchbruch in der Parkinson-Therapie" gefeiert und in diesem Zusammenhang sogar in den öffentlichen Medien erwähnt – und verlor dann im selben Jahr noch (zumindest in der EU) seine Zulassung, weil es wegen angeblich hepathotoxischer Eigenschaften zu 3 Todesfällen gekommen war – ob hierbei tatsächlich ein kausaler Zusammenhang besteht, ist bis dato immer noch nicht abgeklärt; dass demgegenüber weltweit ca. 100.000 Parkinson-Patienten bereits erfolgreich und ohne gravierende Komplikationen auf Tolcapon eingestellt waren und heute um eine wertvolle therapeutische Komponente ärmer dastehen, wird von den zuständigen Behörden anscheinend nicht beachtet.

In den USA, der Schweiz und Norwegen wird Tolcapon noch unter besonderen Kontrollauflagen angewendet, eine Wiederzulassung in Deutschland ist aber lt.

aktueller Auskunft der betreffenden Pharmafirma noch nicht in Sicht (persönliche Mitteilung von Fa. Hoffmann – La Roche AG, Juni 2000). Der kurz darauf zugelassene neue COMT-Hemmer Entacapon ist daher z.Zt. der einzig verfügbare. Entacapon wirkt im Gegensatz zu Tolcapone nur peripher und nicht im ZNS und soll als relativ sicher in Bezug auf Leberschäden gelten; dafür ist es weniger potent und muss daher höher dosiert werden. (Für etliche Patienten stellt Entacapon leider keine vollwertige Alternative zu Tolcapon dar.)

COMT-Hemmer wirken nur in Verbindung mit L-Dopa und kommen daher nicht, wie Selegilin, als Monotherapie in Frage.

Die allerältesten Parkinsonmittel, die als natürliche Extrakte schon 1892 und nach dem zweiten Weltkrieg auch synthetisch hergestellt eingesetzt wurden, die Anticholinergika, haben auch heute noch durchaus ihren Platz in der Parkinson-Therapie, stellen die Gruppe mit der größten Anzahl verschiedener Wirkstoffe dar, doch ihre Anwendung ist eher auf tremordominante Syndrome begrenzt. Manchmal dienen sie auch zur Unterdrückung ausgeprägter cholinerger Symptome, doch werden sie heute eher zurückhaltend dosiert, um Nebenwirkungen wie Halluzinationen, Psychosen und eine eventuelle Verschlechterung von Demenzen v.a. bei älteren Patienten zu vermeiden. (Da Demenzen von Morbus Alzheimer-Typ u.a. durch einen *Mangel* an Acetylcholin gekennzeichnet sind, erscheint es nicht gerade günstig, durch Anticholinergika diesen Mangel auch noch zu fördern!) **Jüngere** Patienten vertragen Anticholinergika i.d.R. besser als ältere; so dass sie **bei starkem** Tremor eine gute Hilfe darstellen können; neuroprotektive Eigenschaften sind aber nicht bekannt.

Ein z.Zt. in Deutschland noch in der Zulassungs-Testphase befindliches, in Japan aber bereits seit 1989 eingesetztes Medikament für Parkinson- und Multisystematrophie-Patienten mit beeinträchtigender Hypotonie (insbes. orthostatischer Blutruckabfall) ist L-Threo-Dops. Da es ein direkter Präcursor von Noradrenalin ist, kann es solchen Patienten auch gegen die Bradykinese und gegen Tagesschläfrigkeit helfen. Ebenso soll es gegen das ansonsten therapeutisch schlecht zu beeinflussende "Freezing" wirken. Da etliche Parkinson-Patienten, die ohnehin schon von Natur aus zu Hypotonie neigen, manche Antiparkinsonmittel wegen des zusätzlich den Blutdruck senkenden Potenziales gar nicht nehmen können, bietet sich hier evtl. eine wertvolle Möglichkeit. Allerdings darf L-Threo-Dops nicht gemeinsam mit COMT-Hemmern verwendet werden.

Obwohl die Medikation ein wichtiges Thema gerade bei juvenilen und young-onset-Parkinson-Syndromen darstellt, soll hier auf weitere Details oder konkrete Dosierungsschemata verzichtet werden, welche man an anderer Stelle ausführlicher nachlesen kann und ohnehin individuell mit dem Arzt besprechen sollte.

[Persönlicher Tip: Nicht "irre" oder "bange" machen lassen, wenn man in der Fachklinik oder Selbsthilfegruppe im Gespräch mit anderen Patienten entdeckt, dass man scheinbar trotz "gleicher" Natur der Erkrankung auf ganz andere Präparate oder Dosierungen eingestellt ist. Erst recht sollte man achtgeben, wenn von ihren eigenen "Fachkenntnissen" gar zu überzeugte Leidensbrüder und –Schwestern in geradezu fanatischer Manier versuchen, einem bestimmte Medikamente oder Dosierungen anzupreisen oder auszureden. Es existiert einfach keine Einstellung, die für *alle* "gut" ist, ebenso wie es kein generell "schlechtes" oder gar "schädliches" Medikament und auch keine "zu hohen Dosierungen" gibt. Was den einen "fast umgebracht" hat, kann dem anderen ein "medikamentöser Segen" sein; was den einen Kapriolen schlagen lässt vor lauter Dyskinesien, das reicht dem anderen nicht einmal aus, um sich mühsam aus dem Bett zu erheben. Zweifel an der eigenen Einstellung kann und sollte man ggf. gegenüber dem *zuständigen Facharzt* äußern, evtl. auch den Arzt wechseln oder sich einem stationärem Klinikaufenthalt unterziehen.]

Daher im folgenden nur eine tabellarische Auflistung aller derzeit gebräuchlichen Parkinsonmittel im engeren Sinne (also ohne Medikamente zur Behandlung von eventuellen Begleiterkrankungen oder sekundären Folgen des IPS oder dessen Therapiekomplikationen, z.B. Antidepressiva, Schlafmittel, Magen- oder Abführmittel etc.), in alphabetischer Reihenfolge.

[aus: Riederer, Laux und Pöldinger (Hrsg.) 1999: "Neuro-Psychopharmaka – Ein Therapie-Handbuch." Band 5: Parkinsonmittel und Antidementiva. Springer-Verlag, Wien – New York.]

(Mit freundlicher Genehmigung des Springer-Verlages Wien)

Internat. Freiname (INN, generic name) Chemische Formel	Stoffgruppe	Handelsname (A, CH, D)	Substanz- charakteristik, besondere Hinweise	Eliminations- halbwertszeit (in Stunden)	Dosierungs- bereich (mg/Tag)
Amantadin	Parkinsonmittel, Adamantan- derivat	PK-Merz® (A, CH, D) Adekin® (D) Amanta® (D) Amixx® (D) tregor® (D) Viregyt® (D) Hofcomant® (A) Virucid® (A) Symmetrel® (CH) Aman® (D)	Glutamat (NMDA)- Antagonist, neuropro- tektive Wirkung, nur geringe anticholinerge Wirkung. Bei leichter bis mittelschwerer Symptomatik als Monotherapie, sonst als Zusatzmedikation zu L-Dopa. Für akinetische Krisen in Infusionsform verfügbar. Weitere Einsatzgebiete: Herpes zoster, Grippeprophylaxe, Vigilanzsteigerung bei dementiellen Syndromen	10–30	100–600 Die letzte Tagesdosis sollte am Nachmittag eingenom- men werden. Erhaltungs- dosis bei niereninsuf- fizienten Patienten reduzieren
Apomorphin	Parkinsonmittel, Morphinderivat	Apomorphin- Amp. (D) Apomorphinium chloratum® (CH)	Dopaminagonist. Zur Akuttherapie von off-Phasen und bei schwerer akineti- scher Symptomatik. Vorsichtige Einstel- lung des Patienten unter stationären Bedingungen. Subcutane, sublin- guale und intranasale Applikation. Blocka- de der emetischen Wirkung durch Vorbehandlung mit peripherem Dopaminantagonisten z. B. Domperidon (Motilium®). Cave Blutdruckabfall!	0,5	2–12
Benserazid	Parkinsonmittel, Dopadecarboxy- lasehemmer	Madopar® (A, CH, D) PK-Levo® (D)	Peripherer Hemm- stoff der Dopadecarb- oxylase. In Kombina- tion mit Levodopa sind deutlich niedri- gere Levodopa- Dosierungen als bei Monotherapie erforderlich. Gleich- zeitig resultieren daraus höhere zentrale Dopamin- spiegel	ca. 1	300–600 (bezogen auf Levodopa)
Benzatropin	Parkinsonmittel, basisch substi- tuierter Benz- hydrylether	Cogentinol® (D) Cogentin® (A)	Anticholinergikum mit vorwiegend zentraler Wirkung. Beeinflußt primär Rigor, Tremor und vegetative Symptome (z. B. Hyperhidrosis, Hypersalivation), in geringerem Umfang auch Akinese. Einsatz auch bei medikamen- tös bedingten extrapyramidalmoto- rischen Störungen mit Ausnahme von Spätdyskinesien		2–6

Internat. Freiname (INN, generic name) Chemische Formel	Stoffgruppe	Handelsname (A, CH, D)	Substanz-charakteristik, besondere Hinweise	Eliminations-halbwertszeit (in Stunden)	Dosierungs-bereich (mg/Tag)
Biperiden	Parkinsonmittel, tertiärer Alkohol mit basisch substituiertem Alkylrest	Akineton® (A, CH, D) Desiperiden® (D) Norakin N® (D)	Anticholinergikum mit vorwiegend zentraler Wirkung. Beeinflußt primär Rigor, Tremor und vegetative Symptome (z. B. Hyperhidrosis, Hypersalivation), in geringerem Umfang auch Akinese. Mittel der Wahl bei medikamentös bedingten extrapyramidalmoto-rischen Störungen mit Ausnahme von Spätdyskinesien	18–24	2–12
Bornaprin	Parkinsonmittel, Diethylamin-derivat	Sormodren® (A, D)	Anticholinergikum mit vorwiegend zentraler Wirkung	30	4–12
Bromocriptin	Parkinsonmittel, Ergolinderivat (Mutterkorn-alkaloidderivat)	Pravidel® (D) kirim® (D) Broman® (A) Bromed® (A) Umprel® (A) Parlodel® (A, CH) Serocryptin® (CH) Bromocrel® (D)	Dopaminagonist, Prolactinhemmstoff. Bei M. Parkinson zur initialen Mono-therapie, zur frühen Kombination mit L-Dopa und als Adjuvans zur späten Kombination mit L-Dopa (Ziel: Einspa-rung von L-Dopa, Ausgleich von on/off-Oszillation und Wirk-verlust von L-Dopa)	48	5–40 einschlei-chende Dosierung; durch-schnittliche Erhaltungs-dosis bei Kombina-tionsthera-pie 20–30 mg/d
Budipin	Parkinsonmittel, Diphenyl-piperidinderivat	Parkinsan® (D)	Im Vergleich zu Biperiden relativ schwache anticho-linerge und stärkere NMDA-antagonistische Eigenschaften. Zur Kombinationstherapie bei Patienten ohne Fluktuationen. Präferentielle Wirkung auf Tremor postuliert	31 (Met: 59)	20–60
Cabergolin	Parkinsonmittel, Ergolinderivat (Mutterkorn-alkaloidderivat)	Cabaseril® (D) Dostinex® (A, CH, D)	Dopaminagonist mit langer Wirkdauer, Prolactinhemmstoff. Zur Kombinations-therapie mit L-Dopa	65–115	1–6 einschlei-chende Dosierung, einmal tägliche Gabe

Internat. Freiname (INN, generic name) Chemische Formel	Stoffgruppe	Handelsname (A, CH, D)	Substanzcharakteristik, besondere Hinweise	Eliminationshalbwertszeit (in Stunden)	Dosierungsbereich (mg/Tag)
Carbidopa	Parkinsonmittel, Dopadecarboxylasehemmer	Nacom® (D) isicom® (D) Striaton® (D) Sinemet® (A, CH) Levocarb® (D)	Peripherer Hemmstoff der Dopadecarboxylase. In Kombination mit Levodopa sind deutlich niedrigere Levodopa-Dosierungen als bei Monotherapie erforderlich. Gleichzeitig resultieren daraus höhere zentrale Dopaminspiegel	1–2	300–600 (bezogen auf Levodopa)
Dihydro-α-ergocryptin	Parkinsonmittel, Ergolinderivat (Mutterkornalkaloidderivat)	Almirid® (D) Cripar® (D)	Dopaminagonist, Prolactinhemmstoff. Zur Kombinationstherapie mit L-Dopa	16	10–120 einschleichende Dosierung; durchschnittliche Erhaltungsdosis ca. 60
Entacapon	Parkinsonmittel, Nitrocatecholderivat	Comtess® (D) Comtan® (CH)	Selektiver Hemmstoff der peripheren Catechol-O-Methyl-Transferase. Als Zusatztherapie zu einer bestehenden Levodopa-Behandlung	ca. 3	200–800
Levodopa (L-Dopa)	Parkinsonmittel, Dopaminderivat	Dopaflex® (D) Brocadopa® (A) Ceredopa® (A)	Aminosäure; direkte Vorstufe des Dopamins. Hohe Dosierung erforderlich, da wegen peripherer Decarboxylierung nur geringe Mengen unveränderter Substanz die Blut-Hirn-Schranke überwinden. Üblicherweise Verabreichung in Kombination mit einem Decarboxylasehemmstoff (Carbidopa, Benserazid)	< 1	250–4000
Lisurid	Parkinsonmittel, Ergolinderivat (Mutterkornalkaloidderivat)	Dopergin® (A, CH, D)	Dopaminagonist, Prolactinhemmstoff. Zur Kombinationstherapie mit Levodopa. In niedrigerer Dosierung auch als Abstillmittel und zur Migräneprophylaxe	2–3 (Metabolite: 10–24)	0,1–2 einschleichende Dosierung

Internat. Freiname (INN, generic name) Chemische Formel	Stoffgruppe	Handelsname (A, CH, D)	Substanz-charakteristik, besondere Hinweise	Eliminations-halbwertszeit (in Stunden)	Dosierungs-bereich (mg/Tag)
Memantin	Antidementivum, Nootropikum, Adamantanderivat	Akatinol Memantine® (D)	NMDA-Rezeptor-antagonist. Anti-spastische und zerebral aktivierende Wirkung	65	10–30 Nicht nach 14.00 Uhr verabrei-chen
Metixen	Parkinsonmittel, Thioxanthen-derivat	Tremarit® (D) Tremaril® (CH)	Anticholinergikum mit vorwiegend zentraler Wirkung. Einsatz auch bei medikamentös bedingten extrapyra-midalmotorischen Störungen mit Ausnahme von Spätdyskinesien	ca. 12	20–30 einschlei-chende Dosierung
Orphenadrin	Parkinsonmittel, basisch substitu-ierter Benzhydril-ether	Norflex® (CH, D)	Anticholinergikum, Antihistaminikum. In erster Linie als Muskelrelaxans im Einsatz	10	150–300
Pergolid	Parkinsonmittel, Ergolinderivat (Mutterkorn-alkaloidderivat)	Parkotil® (A, D) Permax® (A, CH)	Dopaminagonist, Prolactinhemmstoff. Zur Kombinations-therapie mit Levo-dopa	7–16	0,05–5 einschlei-chende Dosierung, durch-schnittli-che Erhal-tungsdosis ca. 3
Pramipexol	Parkinsonmittel, Benzothiazol-derivat	Sifrol® (A, D)	Dopaminagonist. Im Unterschied zu den klassischen Dopaminagonisten kein Ergolinderivat, daher günstigeres Nebenwirkungsprofil. Zur Kombinationsbe-handlung mit Levodo-pa bei M. Parkinson im fortgeschrittenen Stadium, wenn die Wirkung von Levo-dopa nachläßt oder unregelmäßig wird und Fluktuationen auftreten	8–12	0,264–3,3 bezogen auf Base. Einschlei-chende Dosierung

Internat. Freiname (INN, generic name) Chemische Formel	Stoffgruppe	Handelsname (A, CH, D)	Substanz-charakteristik, besondere Hinweise	Eliminations-halbwertszeit (in Stunden)	Dosierungs-bereich (mg/Tag)
Pridinol	Parkinsonmittel, tertiärer Alkohol mit basisch substituiertem Alkylrest	Lyseen-Hommel® (D) Parks 12® (D)	Anticholinergikum, auch als Muskel-relaxans in Verwendung	4	5–15
Procyclidin	Parkinsonmittel, tertiärer Alkohol mit basisch substituiertem Alkylrest	Osnervan® (D) Kemadrin® (A, CH)	Anticholinergikum mit vorwiegend zentraler Wirkung	12	7,5–30
Ropinirol	Parkinsonmittel, Indolderivat	Requip® (A, CH, D)	Dopaminagonist. Im Unterschied zu den klassischen Dopaminagonisten kein Ergolinderivat, daher günstigeres Nebenwirkungsprofil. Als Monotherapie zur frühzeitigen Behandlung des M. Parkinson und als Kombinationstherapie mit Levodopa während des gesamten Verlaufs der Krankheit	6	3–24 langsame Aufdosierung
Selegilin	Parkinsonmittel, Phenylethyl-aminderivat	Movergan® (D) Amindan® (D) Antiparkin® (D) Deprenyl® (D) Selegam® (D) Selepark® (D) Seletop® (D) Amboneural® (A) Cognitiv® (A) Regepar® (CH) Jumex® (A) Jumexal® (CH) MAOtil® (D) Selgimed® (D)	Selektiver MAO-B-Hemmer zur Kombinationstherapie mit Levodopa bei Patienten, die auf Levodopatherapie mit oder ohne Decarboxylase-hemmer nicht mehr ausreichend ansprechen. Keine spezielle Diät erforderlich. Kombination mit Antidepressiva vom Typ der selektiven Serotonin-Wiederaufnahmehemmer kontraindiziert	ca. 2	5–10

67

Internat. Freiname (INN, generic name) Chemische Formel	Stoffgruppe	Handelsname (A, CH, D)	Substanz-charakteristik, besondere Hinweise	Eliminations-halbwertszeit (in Stunden)	Dosierungs-bereich (mg/Tag)
Tolcapon	Parkinsonmittel, Nitrobenzophe-nonderivat	Tasmar® (CH)	Selektiver Hemmstoff der peripheren Catechol-O-Methyl-Transferase (COMT). Als Zusatztherapie zu einer bestehenden Levodopa-Behand-lung. Wegen des uner-warteten Auftretens von Hepatitiden Ver-triebsstop in den Län-dern der EU. In CH unter den Bedingun-gen eines besonderen Pharmakovigilanzver-fahrens (kontrollierte Anwendung) erhält-lich	2	300–600
Trihexyphenidyl	Parkinsonmittel, tertiärer Alkohol mit basisch substituiertem Alkylrest	Artane® (A, CH, D) Parkopan® (D)	Anticholinergikum mit vorwiegend zen-traler Wirkung. Be-einflußt primär Rigor, Tremor und vegeta-tive Symptome (z.B. Hyperhidrosis, Hy-persalivation), in ge-ringerem Umfang auch Akinese. Ein-satz auch bei medi-kamentös bedingten extrapyramidalmoto-rischen Störungen mit Ausnahme von Spätdyskinesien	13	5–15

[Anmerkung zur folgenden Tabelle: Bei der Auswahl eines Dopamin-Agonisten sollte man beachten, dass diese große Unterschiede in ihrer Plasma-Eliminations-Halbwertzeit und auch in ihrem Wirkung-Nebenwirkung-Profil zeigen, da sie an den (bisher bekannten) 5 verschiedenen D-Rezeptortypen (bzw. 2 Hauptfamilien) jeweils verschieden stark stimulierend bzw. gar nicht wirken.
Bei Ausbleiben der erwünschten Wirkung oder bei Unverträglichkeit lohnt sich also immer ein Versuch mit einem anderen Dopamin-Agonisten.]

Tabelle 6.5.2. Pharmakologie der Dopaminagonisten (nach WATTS 1997)

Dopaminagonist	Rezeptorspezifität					
	D1	D2	5-HT	α1	α2	β
Bromocriptin	–	++	+	+	+	KI
Cabergolin	+	+++	+	+	+	KI
α-Dihydroergocriptin	±	+++	KI	KI	KI	KI
Lisurid	±	+++	±	±	±	KI
Pergolid	+	+++	+	+	++	+
Pramipexol	0	+++	0	0	+	0
Ropinirol	0	+++	0	0	0	0

+ Agonist (niedrige Affinität); +++ Agonist (hohe Affinität); – Antagonist; ± Partialagonist, 0 keine Affinität; KI keine Information verfügbar, α alpha adrenerg, β beta adrenerg, D Dopamin, 5-HT Serotonin

Zu den Medikamenten allgemein sei noch angemerkt, dass es sie in verschiedenen Darreichungsformen gibt (Filmtabletten, teilbare Tabletten, lösliche Tabletten zur Flüssigaufnahme, Kapseln, Retardkapseln), die z.T. unterschiedlich schnell resorbiert werden. Vor allem die L-Dopa-Präparate bieten hier große Variationsmöglichkeiten.

Wenn sich im Krankheitsverlauf auf andere Weise nicht in den Griff zu bekommende Fluktuationen ergeben, hilft manchen Patienten auch eine kontinuierliche Dauer-Infusion mit Apomorphin über Pumpensysteme, wie sie aus der Insulin-Therapie des Diabetes mellitus bekannt sind. Bei nicht zu zahlreichen , aber schweren off-Akinesien ist u.U. die Verabreichung von Apomorphin per Injektions-Pen, der ebenfalls der Diabetes-Behandlung entliehen ist, indiziert, da durch die Umgehung der Probleme Schluckstörung/-lähmung und Magen-Darm-Motilität die Bolusinjektion innerhalb von 10 – 20 Minuten wirken kann.

In allernächster Zukunft ist sogar die Einführung eines Parkinson-Pflasters vorgesehen, welches einen Dopamin-Agonisten, ähnlich wie beim Nikotin- oder Hormonpflaster, kontinuierlich-langsam durch die Haut abgeben soll.

Generell sollte man eine Medikationsumstellung immer in enger Rücksprache mit dem Arzt vornehmen und v.a. *niemals abrupt absetzen*, da hier, besonders nach langjähriger Dauertherapie, die Gefahr einer lebensgefährdenden akinetischen Krise droht, welche mit einer Latenz von bis zu 48 Stunden auftreten kann.

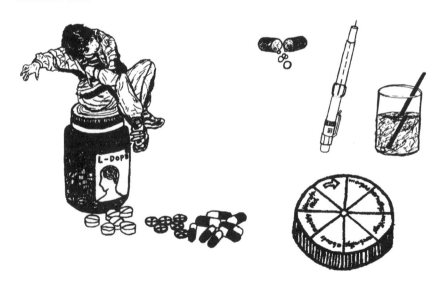

11. Zur Frage der Dyskinesien und Fluktuationen

Wahrheit und Erfahrung werden ersetzt
durch Doppelblindstudien.
(Dr. K. Mohr, 1999)

"Life is a roller coaster – just gotta ride it!"
[(Sommerhit 2000 von Ronan Keating) zitiert von der Verfasserin in einem Anflug von
Galgenhumor, als sie nach 2 Jahren L-Dopa ihre ersten Wochen mit heftigsten Hyperkinesien
erlebte (wobei ihr spätestens beim "Absturz ins off" das Scherzen und Singen im wahrsten
Sinne des Wortes im Halse stecken blieb).]

Eine Frage, auf die weder in der Literatur noch in den Aussagen von Fachleuten
eine Antwort zu finden ist:

Wenn das Entwickeln von Dyskinesien und on-off-Effekten [deren Entstehen
bis dato (Mitte 2000) übrigens immer noch nicht zufriedenstellend abgeklärt
werden konnte – nur immer wieder die stereotype Feststellung, dass sie eben
fast immer früher oder später im Verlaufe der L-Dopa-Behandlung auftreten]
derart an die "nigrostriatale Denervierung" gebunden ist – wie kommt es dann
dazu, dass auch Patienten *ohne* diesen Befund Dyskinesien entwickeln (z.B. die
Kinder mit Segawa-Syndrom und manchen juvenile Dystonie-Parkinson-
Formen, wenn sie ein bißchen L-Dopa zuviel bekommen?
Und wieso entwickeln ca. 50% der Patienten mit Multi-System-Atrophien, die ja
in der gleichen Weise wie Parkinson nigrostriatal und noch in anderen
Bereichen *zusätzlich* denerviert sind, nie Dyskinesien?

Apropos *nicht* nigrostriatal denerviert: Wenn für solche Patienten demnach kein
hohes Risiko besteht – wieso sollen neuerdings auch die Restless-Legs-Patienten
kein L-Dopa mehr nehmen, sondern die modernen Dopamin-Agonisten?
Und das in einer Zeit, da alles vom Sparen – auch betr. des "Gesundheits"-
Wesens – redet.
(Eine vergleichbar effektive Behandlung mit Dopamin-Agonisten (v.a. mit den
neuen nicht-Ergolin-Derivaten) kann gut 10 mal so teuer sein wie mit L-Dopa.)

Warum dies, wenn doch angeblich keine Gefahr bei intaktem Striatum besteht?
Die Literatur berichtet übereinstimmend, dass bei Gesunden oder irrtümlich als
Parkinson-Syndrom diagnostizierten und dementsprechend behandelten
Patienten noch niemals Dyskinesien beobachtet wurden, auch nicht nach vielen
Jahren Behandlungsdauer mit entsprechenden Tagesdosen L-Dopa.
Man mag nun argumentieren: L-Dopa könnte ja lt. Vermutung einiger
Wissenschaftler "neurotoxisch" wirken, den Parkinson-Krankheitsprozess also

auch noch "anheizen" – und die ansonsten gesunden Restless-Legs-Patienten durch die Medikation vielleicht gar noch (Parkinson-)krank machen?

Dem entgegen steht wieder die *Beobachtung* in Praxis: Es ist nach über 10 Jahren Erfahrung mit L-Dopa beim Restless-Legs-Syndrom noch kein einziger Fall bekannt, bei dem es deshalb zu Dyskinesien gekommen wäre.

Wenn L-Dopa derart zerstörerisch im ZNS wüten würde, wie es derzeit von manchen Gegnern des "Goldstandarts" propagiert wird (wobei ein wissenschaftlich gesicherter *Beweis* bis dato *aussteht*) – wieso haben die Parkinson-Patienten dann seit der Einführung von L-Dopa nicht nur eine wesentlich verbesserte *Lebensqualität*, sondern auch eine höhere *Lebenserwartung*?

Und warum hat man bei über 30 Jahren praktischer Erfahrung (wobei die Nachteile der L-Dopa-Behandlung bereits seit den 60er Jahren bekannt und stets sehenden Auges in Kauf genommen worden sind) am Patienten in vivo und post mortem nicht längst etwas von dieser "Neurotoxizität" bemerkt?

Natürlich bemerkt man Symptome und weiß um die Veränderungen in der Substantia nigra u.a., aber das ist der eigentliche *Krankheits*prozess, wie er, wenn man der Natur ohne einzugreifen ihren Lauf ließe, ebenfalls voranschreiten würde – so, wie wir ihn aus der prä-L-Dopa-Ära kennen (und vielleicht heute noch in vielen armen Ländern, in denen Parkinsonkranke keine Behandlung erhalten, beobachten könnten, würden wir uns die Mühe machen und hinschauen).

Zur Veranschaulichung sei hier ein bekannter, hochangesehener Forscher, Humanist und Parkinson-Patient zitiert – allein seine Lebensdaten zeigen, dass er bestimmt noch kein einiges Milligramm pharmazeutisches L-Dopa zu sich genommen haben konnte:

>>Das wirklich Schlimme an dieser Krankheit
ist nicht nur die tatsächliche Behinderung,
sondern die Reaktion der Umwelt;
diese erkennt im Verlust der Mimik, der Beweglichkeit,
den Sprachstörungen, dem raschen Wechsel von guten und schlechten Phasen
nicht die gestörte Motorik als Folge der Krankheit,
sondern hält diese Symptome für Zeichen eines geistigen Abbaus
und vernachlässigt deshalb den Patienten als Menschen.<<
W.v. Humboldt
(1767 – 1835)

Auch ohne blühende Fantasie erkennt man, dass Humboldt ein Phänomen beschreibt, das den heute beobachteten "L-Dopa-induzierten" on-off-Effekten sehr ähnlich gesehen haben muss, wenn nicht gar identisch damit war: Er erzählt von einem "*raschen Wechsel* von guten und schlechten Phasen" in direktem Bezug auf die durch die Parkinson-Krankheit gestörte Motorik.

[Möglich, dass Humboldt diese Fluktuationen nicht ganz so heftig wie mancher L-Dopa-gebeutelte Patient erfahren hat – aber meiner Ansicht nach fungiert das L-Dopa nur als ein *Verstärker* von etwas, was sowieso vorhanden ist. *Ohne* L-Dopa gäbe es dann irgendwann fast nur noch Akinese und kaum noch gute Phasen (wobei "gut" zu Humboldts Zeiten für einen Parkinson-Patienten im fortgeschrittenen Stadium gewiss nicht mit der Beweglichkeit zu vergleichen gewesen wäre, die ein heutiger Patient in der On-Phase immerhin noch besitzt – bei allen Zappelbewegungen, die er dafür in Kauf nehmen muss.)]

Auch das "Freezing", welches schon Jahrhunderte v. Chr. beschrieben wurde, (siehe weiter vorne) und manchmal auch heute noch *vor* Beginn der Behandlung beobachtet wird, geht nicht auf das Konto von L-Dopa.

Dass plötzliche Bewegungsstürme (Akathisie) manchmal ein Symptom der Parkinson-Krankheit darstellen und dann logischerweise nicht medikamentös-induziert sind, ist ebenfalls relativ anerkannt (Ludin 1995).

Choreatiforme Bewegungen im Sinne von Dys/Hyperkinesien sind wahrscheinlich in gleicher Weise in der Natur der Parkinson-Syndrome begründet (und werden erst durch L-Dopa so richtig hervorgekehrt), denn auch solche werden, wenn auch selten, bei *unbehandelten* Parkinson-Patienten beschrieben (Ludin 1995) und aus der prä-L-Dopa-Ära berichtet, speziell bei manchen Formen von postencephalitischem Parkinsonismus, der in drei Typen unterteilt wurde, deren Symptome sich aber auch überlappen bzw. gleichzeitig bei ein- und demselben Patienten vorkommen konnten:

- die somnolent-ophthalmoplegische Form
- die hyperkinetische oder choreatisch-myoklonische Form
- die amyostatische Form (entsprechend akinetischem Parkinsonismus)

(von Economo 1923)

Hier sehen wir, wie ein- und dieselbe Grunderkrankung, die zu Schädigungen von Individuum zu Individuum zwar nie 100%ig identischer, aber doch dicht beieinander lokalisierter Hirnregionen führte, auf den ersten Blick recht unterschiedliche Symptome in den verschiedensten Kombinationen hervorrief.

[Zur Erinnerung: Auch "normale" IPS-Patienten weisen solch eine große Streubreite auf, mit und ohne medikamentöse Behandlung. Auch die pathologischen und die PET-Befunde sind niemals 100%ig übereinstimmend – sondern scheinen ebenfalls, wenn man die vorliegenden Fakten richtig interpretiert hat, fein-säuberlich je nach Symptomdominanz und Art oder

Ausbleiben der therapeutischen Komplikationen auch in der Weise sortierbar zu sein, welche *Teil*bereiche der Substantia nigra (und ggf. weiteren betroffenen Hirnregionen) besonders von der neuronalen Degeneration betroffen sind.
So zeigen z.B. eindeutig-Tremor-dominante Syndrome bei der Autopsie etwas anders geartete bzw. lokalisierte Zellverluste als der pure Akinese-Rigor-Typ – und die "Mischtypen" wieder andere.

Der "somnolent-ophtalmoplegische Typ" von Economo's stellt eine Erkrankung in Richtung bradykinetischer Narkolepsie dar. Der "hyperkinetische Typ" zeigt in Richtung (Chorea)Huntington-Krankheit, welche manchmal als das "Gegenteil" des extrem-akinetischen Parkinson-Types bezeichnet wird – und es in neurochemischer Hinsicht auch tatsächlich darstellt: hier fehlt das, was beim IPS zuviel ist, und/oder umgekehrt. (Andererseits existieren auch von der Huntington-Krankheit s.g. *akinetisch-rigide* Varianten, die z.T. sogar mit L-Dopa (!) behandelte werden.)

Nur: Wenn ein *IPS*-Gehirn dann mit *zuviel Dopamin* überflutet wird (durch generelle Überdosierung oder krankheitsbedingte mangelnde Speicherkapazität), dann sieht der Parkinson-Patient (in seiner klassischen Akinese-Rigor-dominanten Form hier dem 3. Typ von Economos entsprechend) in der Tat einem Menschen ähnlich, der an der *Huntington*-Krankheit oder den mannigfaltigen Tics eines Tourette-Syndroms leidet; auch bei letztgenannter Erkrankung findet man einen Dopamin-*Überschuss*.

Diese 3 Typen können sich auch überlappen:
Bei den großen Influenza-Encephalitis-mit-Parkinsonismus-als-Folge-Epidemien der letzten 600 Jahre spiegelt sich sogar in deren "Eigennamen", mit denen die Menschen sie ihrerzeit bezeichnet hatten, wider, welcher Typ vorherrschte (siehe Kapitel zum Postencephalitischen Parkinsonismus).

Wem diese Diskussion über die historischen Fälle zu weit hergeholt ist, möge sich dann auf die Gegenwart beschränken, denn die hier aufgestellten Hypothesen kommen auch ohne das Encephalitis lethargica-Modell aus.]

- Faktum: Wir haben eine Vielzahl von Parkinson-Patienten.
- Ein Teil davon bekommt eher Dyskinesien als andere.
- Ein anderer Teil zählt zweifellos zum "schläfrigen" Viertel unserer Bevölkerung.
- Ein weiterer Teil ist, besonders im unbehandelten Zustand, fast hoffnungslos-akinetisch.
- Ein nicht unerheblicher Prozentsatz zeigt eine Tendenz zu Depressionen und/oder anderen psychischen Zusatz (?)-Erkrankungen. (Hierbei schließt das eine das andere nicht aus.)

Dann kommt L-Dopa ... – bei allem therapeutischen Benefit, den der Patient zunächst erfährt, kehrt es im Krankheitsverlauf (umso eher bei schindluderhafter Anwendung) die verschiedenen Krankheiten und Unbalancen hervor:
Es gibt Patienten, bei denen sich ein schwacher Tremor unter L-Dopa noch eher etwas verstärkt. Es gibt andere, die waren eigentlich ursprünglich zu steif und bradykinetisch, die nun auf einmal "zappeln", also stundenweise eher einem Patienten mit der Huntington-Krankheit ähneln (oder, wie Barbeau 1969

genauer feststellt, einen Encephalitis-lethargica-Patienten während der Akutphase; siehe hierzu auch Abbildungen auf Seiten 38, 39: Dyskinesien und Dystonien während oder nach Encephalitis).

Weitere waren schon immer etwas müder als andere Menschen – und diese werden auf die dopaminerg wirkenden Medikamente (keinesfalls nur L-Dopa) hin erst einmal müde, bevor sie sich richtig beweglich fühlen.

Letztendlich bleibt wenig übrig, was nicht generell durch eine Unbalance des dopaminergen Systems (in Wechselwirkung mit weiteren beteiligten Systemen) erklärt werden könnte, was also *krankheits*bedingt ist und durch die Medikamente noch etwas betonter wird – umso unausbalancierter, je geringer die verbliebene Speicherkapazität der Neuronen.
Welches Symptom hier übertrieben hervorgehoben wird, hängt vielleicht von der genauen Lokalisation der individuellen Grundschädigung(en) ab.
Dass fortschreitender Neuronenverlust an sich dann nur noch die *Intensität* der "unerwünschten Effekte" der Medikation bestimmt, deckt sich allerdings nicht immer mit den klinischen Beobachtungen.

Dass die Dyskinesien und on-off-Effekte nun bei jüngeren Patienten *früher* als bei älteren auftreten, obwohl viele jüngere eine eher langsamere Krankheitsprogression zeigen, also nicht von einem schon früh ausgeprägten schlechten nigrostriatalen Neuronenzustand ausgegangen werden kann, könnte auf verschiedene Weise erklärt werden:

Ein Unterschied in der Lokalisation und Art der Grundschädigung, weil die Erkrankung jeweils andere Auswirkungen hat, je nachdem ob sie ein weniger (young-onset) oder mehr (Altersparkinson) gealtertes Gehirn trifft – oder gar ein noch im Wachstum oder Reifeprozess befindliches (bei juvenilen Patienten).

Solche Effekte auf das ZNS in Bezug auf verschiedene Altersstufen bei derselben Grunderkrankung sind auch bei anderen (neurologischen) Krankheiten bekannt, wobei mit "Alter" das biologische und nicht das chronologische gemeint ist.

Eine andere Möglichkeit wäre, dass die Grundschädigung ungefähr der bei älteren Patienten entspricht, der junge Organismus aber anders darauf *reagiert*; sogar hormonelle Faktoren könnten hier mit hereinspielen.
Wie die Monatszyklus-bedingten Schwankungen auch der Parkinson-Symptomatik und der Reaktion auf die Parkinson-Medikamente bei Patientinnen im gebärfähigen Alter zeigen [auch während der Schwangerschaft und nach der Entbindung sind solche Veränderungen beobachtet worden (Quinn und Marsden 1986)], scheinen gewisse hormonelle Einflüsse die Sensibilität der (D-)Rezeptoren und/oder die neuronale Spcicherkapazität zu beeinflussen.

In diesem Zusammenhang wird immer wieder das Östrogen diskutiert, welches aber nicht die alleinige Ursache darzustellen scheint, sondern zusammen mit Progesteron u.a. Stoffen in einem komplexeren Zusammenhang gesehen werden muss (Frye 1983, Kostic und Marinkovic 1993, Saunders-Pullmann et al. 1999, Van Hartesveldt und Joyce 1986).

Für diese Hypothese spricht auch, dass einige nicht-Parkinson-kranke junge Frauen (mit vermuteter besonderer striataler Empfindlichkeit) auf orale Kontrazeptiva mit choreatiformen Bewegungen/Hyperkinsesien reagieren (Nausieda et al. 1979).

Auch bei Patientinnen mit Tourette-Syndrom wird eine zyklusassoziierte Schwankung von "Tics" und "Zappelbewegungen" berichtet (Schwabe und Konkol 1992).
Neurochemisch gesehen dürften hier sehr verwandte Mechanismen eine Rolle spielen.
Einen weiteren Hinweis gibt die Tatsache, dass bei im höheren Lebensalter erkrankten IPS-Patienten die Frauen im Zusammenhang mit Debut nach der Menopause und statistisch später erkranken als Männer.

Dann haben wir das bereits erwähnte für weibliche Patienten statistisch höhere Risiko für das zeitige Entwickeln von L-Dopa-induzierten Dyskinesien (Poewe 1996, in Fischer 1997). Da diese Statistik Patienten/innen *aller* Altersstufen umfasst, ist der Unterschied nicht so groß, wie er es vermutlich wäre, wenn sie sich ausschließlich auf Frauen im gebärfähigen Alter und das altersentsprechende männliche Patientengut beziehen würde.

Die Dominanz des weiblichen Geschlechtes bei einigen juvenilen Dystonie-Parkinson-Syndromen lässt nicht nur auf eine genetische und/oder immunologische Ätiologie schließen; auch hier werden besonders häufig Monatszyklus-assoziierte Schwankungen der motorischen Symptome beobachtet.

*Fazit: Die Sensibilität der Dopamin-Rezeptoren (oder deren Speicherkapazität) und damit auch die Respons auf dopaminerg wirkende Medikamente unterliegt teilweise auch **hormonellen** Einflüssen.*

Da auch *Männer* hormonellen Veränderungen unterworfen sind, im Monatsverlauf weniger ausgeprägt als Frauen, aber auf jeden Fall während des normalen Alterungsprozesses, wäre auch hier zu untersuchen, ob ein altersbedingt veränderter Hormonhaushalt (und damit unterschiedliche Dopamin-Rezeptor-Empfindlichkeit oder -Speicherkapazität) mit ein Grund dafür ist, dass jüngere Patienten bei vergleichbarer Krankheitsprogredienz eher Unbalancen und damit auch Dyskinesien entwickeln.

Ob und wie stark hormonelle Einflüsse eine Rolle spielen oder nicht, so geht die hier dargestellte Grundtheorie davon aus, dass es "von Natur aus" verschiedenartige Krankheitsverläufe und Prädestinationen für eventuelle therapeutische Komplikationen gibt.
Ein Blick auf ältere und neuere Statistiken zeigt, dass zwar die *durchschnittliche* Lebenserwartung für Parkinson-Patienten inzwischen deutlich gestiegen ist, dass es aber seit eh' und je innerhalb dieser Gruppe sehr unterschiedliche Verläufe gibt, auch *ohne* jegliche Behandlung (so wie auch bei MS u.v.a. Erkrankungen in benigne und maligne Formen unterteilt wird).

Z.B. beschreibt Westphal 1879 (in: Oppenheim 1905) einen damals 77 Jahre alten Mann, der seit 40 Jahren an einem Parkinson-Syndrom litt und, wenn auch mittlerweile sehr beschwerlich, immer noch gehfähig war. Oppenheim schreibt zwar an einer Stelle, dass die Prognose der "Paralysis agitans" seiner Ansicht nach "trostlos" sei (und es kaum Behandlungsmöglichkeiten gab), aber dann wiederum:
"die Lebenserwartung scheint nicht wesentlich beeinträchtigt zu sein" (bezogen auf die meist älteren Patienten und das damalige allgemeine Durchschnittsalter in der Bevölkerung).
1997 erwähnt Henneberg eine Patientin, "der man nach 22 Jahren ihren Parkinson noch kaum anmerkte" – und führt dies auf "konsequent niedrige Dosierung der Medikamente und tägliche krankengymnastische Übungen" zurück.
Zweifelsohne werden diese konsequent eingehaltenen therapeutischen Strategien einen wesentlichen Teil dazu beigetragen haben, dass die Dame schon so lange mit ihrer Erkrankung lebte und dabei ein so hohes Funktionsniveau und damit auch ihre Lebensqualität aufrecht erhielt.

Doch – und das ist ein gewisses Problem bei der Auswertung von Studienergebnissen und Statistiken (speziell wenn sie nur geringe Teilnehmerzahlen beinhalten) – wissen wir nie genau, *wie groß* ist der Anteil der Behandlung o.a. äußerer Lebensumstände, und was ist individuell krankheitsbedingt? (Salopp gesagt: Welches "Los" hat der *einzelne* Patient aus der Trommel der unzähligen Parkinson-Syndrom-Varianten gezogen?)

Die heutigen therapeutischen Möglichkeiten sind gewiss schon recht groß, doch sie vermögen immer nur das *Bestmögliche* aus verschieden günstigen bzw. ungünstigen Ausgangspositionen herauszuholen.
Wenn es früher sich sehr fulminant verschlechternde Parkinson-Syndrome gab, die nach 3 oder noch weniger Jahren zum Tode führten (was zum Glück nur sehr selten vorkommt und hierbei wahrscheinlich kein ausschließliches IPS zugrunde

liegt!), würde ein solcher Patient heute wahrscheinlich länger und "angenehmer" überleben, doch im Vergleich zum Gros der anderen IPS-Patienten immer noch ziemlich früh sterben oder zumindest früh pflegebedürftig werden.

Der oben beschriebene Patient von Westphal hätte mit Hilfe der modernen medizinischen Möglichkeiten vielleicht auch mit 90 Jahren noch recht gut zu Fuß sein können und wäre in jedem Falle wohl eher an Altersschwäche als an Parkinson gestorben.

Ähnlich wird es sich bei der Veranlagung zu Dyskinesien verhalten: Der eine Patient bekommt sie – unter gleichen therapeutischen Bedingungen – früher und/oder heftiger als ein anderer.

[Einen deutlichen Hinweis darauf, dass der eigentliche Krankheitsprozess die weitaus größere Rolle als Behandlungsbeginn und Dauer der medikamentösen Behandlung spielt, zeigt das Beispiel einiger junger Patienten, von dem mir eine sowohl in der Theorie bewanderte, vor allem aber auch durch langjährige Praxis sehr erfahrene Parkinson-Fachärztin berichtete: Eben aus Furcht vor Dyskinesien zögerten die Patienten den Behandlungsbeginn um ca. 4 Jahre hinaus, während denen sie sich – wahrscheinlich sinnlos – herumquälten und mit homöopathischen Mitteln o.ä. behalfen. Doch dann stellte sich heraus, dass sie, statt der erwarteten ca. 5 Jahre der weitgehend komplikationsfreien "Honeymoon-Phase" nur noch *ein* Jahr hatten, bis die Schwankungen begannen!]

Dass unter L-Dopa die Dyskinesien, verglichen mit Dopamin-Agonisten oder einer Kombinationstherapie, durchschnittlich zu einem früheren Zeitpunkt auftreten, dürfte inzwischen unumstritten feststehen.
Dass selbst unter Monotherapie mit Dopamin-Agonisten auch bei Patienten, die niemals L-Dopa erhalten haben, Dyskinesien auftreten – auch wenn der Prozentsatz geringer ist – zeigt aber, dass man das L-Dopa nicht dafür verantwortlich machen kann, dass generell Dyskinesien entstehen.

[Würden L-Dopa tatsächlich derart "neurotoxisch" und andererseits die Dopamin-Agonisten so "neuroprotektiv" wirken, wie es heute manchmal propagiert wird, wie erklärt man sich dann, dass es unter initialer Monotherapie mit Dopamin-Agonisten *überhaupt* zu Dyskinesien kommt (welche ja u.a. als Indiz dafür aufgeführt werden, dass L-Dopa die Neurodegeneration auch noch "anheize")?
Und wieso kommt es unter Dopamin-Agonisten zwar deutlich seltener zu Dyskinesien, aber dafür häufiger zu Halluzinationen, Somnolenz und psychotischen Reaktionen, so dass man sie v.a. den älteren Patienten oft gar nicht verabreichen kann?]

Ein weiterer Aspekt, der in der Debatte um die "beste" Einstellung vor lauter Gerede über das Dyskinesie-Risiko meist unter den Tisch fällt:
Man betont immer zu Recht, dass *gerade bei jüngeren Patienten* die Behandlung besonders sorgfältig und langfristig-voraussehend geplant werden muss, da die Betroffenen i.d.R. schließlich viel länger mit der Erkrankung leben und daher lange mit der Medikation zurecht kommen müssen.

Zu einer *langfristigen Planung* gehört aber nicht nur die Frage, ob sich nach 3, 5 oder 10 Jahren Dyskinesien und Fluktuationen einstellen werden, sondern auch solche Aspekte wie das Langzeitrisiko für eventuelle *Organschäden* (bes. Leber und Nieren, kardiovaskuläres System), oder auch das mutagene Potential eines Medikamentes.

Oder wer garantiert einem, dass es unter Medikament X zwar nicht so früh zu Dyskinesien, dafür aber dann eher zu Organschäden, Psychosen oder gar Demenzen kommt?

Hier stellt jedes Medikament, für das noch keine Langzeiterfahrungen am Menschen vorliegen, ein potentielles Risiko dar, je neuer, umso mehr; dies mag besonders für *hoch*dosierte Monotherapien gelten.

[Das ist die Zwickmühle, in der sich der junge Patient und sein behandelnder Arzt befinden: L-Dopa gilt als sehr sicher in Bezug auf Organschäden u.ä.
(Der vor etlichen Jahren aufgekommene Verdacht, es könnte maligne Melanome aktivieren, hat sich nicht bestätigt; im Laborversuch wurde sogar ein Tumorzellen zerstörender Effekt des L-Dopa gefunden (Wick 1980, Weiner et al. 1993).
Andererseits ist das frühe Auftreten von motorischen Komplikationen sozusagen vorprogrammiert.
Dann gibt es dank modernster Pharmaforschung Medikamente, bei denen erste Studienergebnisse allen Grund zu Optimismus in Bezug auf Neuroprotektion und Vermeidung von Dyskinesien geben, doch wer weiß, was in 10 oder 20 Jahren sein wird?
Dopamin-Agonisten haben eventuell ein etwas höheres die Leber und Nieren schädigendes Potential (Kupsch 1999), daher sollte man auf jeden Fall alle indizierten regelmäßigen Kontrolluntersuchungen durchführen (außer den für alle Parkinsonmittel empfohlenen Blutbild- und EKG-Kontrollen, je nach Präparat zusätzlich jährliche Untersuchung der Thoraxorgane, evtl. Röntgen, Leber- und Nieren-Funktionsüberwachung, evtl. gynäkologische und augenärztliche Untersuchungen (Kuhn und Müller, in: Riederer et al. 1999))].

Wichtig ist neben Fragen der allgemeinen Verträglichkeit eines Medikamentes für den jungen Patienten auch der Aspekt: Wie gut *wirksam* ist die Therapie, auch in Bezug auf seine *Berufstätigkeit?*

[Dass ein Betroffener, der mitten im Berufsleben mit all seinen vielfältigen Belastungen steht, eine "stärkere" Medikation benötigt als einer, der sein Leben frei nach seinem ureigenen circadianen Rhythmus und seinen Phasen guter und schlechter Beweglichkeit einrichten kann, steht wohl außer Zweifel.
So mag ein junger Parkinson-Patient je nach Progredienz und Schwere der Symptomatik bereits zum Zeitpunkt der Diagnose oder nur wenige Jahre danach vor der Alternative stehen: L-Dopa oder Führerntner?
Man könnte auch ironisch bemerken: Je *potenter* ein dopaminerg wirksames Medikament und je höher dosiert, umso eher ruft es Dyskinesien hervor – bei L-Dopa geschieht dies *früher* als unter Dopamin-Agonisten, weil L-Dopa einfach generell *stärker* wirkt!]

Wie auch die Entscheidung ausfallen mag: Wer aus irgendeinem Grunde keine Dopamin-Agonisten nehmen kann oder möchte, der sollte sich dann aber wenigstens durch eine Kombination des L-Dopa mit vor allem Amantadin gegen

Dyskinesien "versichern" und zur potentiellen Neuroprotektion außer dem Amantadin auch einen Abbau-Hemmer (Selegilin und/oder einen COMT-Hemmer) hinzunehmen und möglichst regelmäßig in über längere Zeit konstanten Dosen seine Medikamente einnehmen, also "Bedarfsmedikation"-Handhabung von L-Dopa tunlichst zu vermeiden, sofern es sich mit Alltag und v.a. der Berufstätigkeit vereinbaren lässt.

Denn: Sind die Dyskinesien bereits aufgetreten, ist es ungleich schwieriger und oft nicht mehr zufriedenstellend möglich, sie in den Griff zu bekommen; es heißt, wer sie einmal hat, wird sie ein Leben lang nicht mehr los (außer vielleicht durch extreme Medikamentenreduzierung oder eine besonders erfolgreiche stereotaktische Operation).

Hinzu kommt, dass sie eine Tendenz besitzen, sich im Laufe der Zeit bei immer niedrigeren Dosen einzustellen, während die Schwellendosis zum Erzielen des therapeutisch erwünschten Effektes unverändert bleibt oder eher noch ein wenig angehoben wird. Diese beiden Prozesse scheinen unabhängig voneinander und nicht an ein- und derselben Lokalisation zu entstehen. Auch dies wäre ein Hinweis darauf, dass die D-Rezeptoren, an denen die dopaminerg wirkenden Medikamente ihre therapeutischen Kräfte entfalten, wahrscheinlich weniger an der Entstehung der Dyskinesien direkt beteiligt sind. Manche Forscher vermuten hier eine starke Involvierung der glutaminergen/GABA-Rezeptoren, die ebenfalls durch den ständigen Wechsel von relativem Dopamin-Überfluss und –Mangel in ihrer Sensitivität und/oder Speicherkapazität verändert und daher sowohl an der Entstehung von Überbewegungen als auch von on-off-Effekten beteiligt sein könnten.

Was bei fast sämtlichen Studien, die sich mit der Dyskinesierate unter den diversen Parkinsonmitteln befassen, auffällt:
Es wird zwar erwähnt, nach welchem Zeitraum bei welchem Prozentsatz der Probanden Dyskinesien beobachtet wurden, aber nicht welcher *Art* und welchen *Schweregrades*.
Nun ist das *Spektrum* der Dyskinesien aber sehr breit:
Es gibt peak-dose- und biphasische Dys- oder Hyperkinesien und end-of-dose und off-Dystonien (welche eher Verkrampfungen denn Überbewegungen darstellen, doch hierbei gibt es erdenklich viele Mischformen und Variationen, die zu differenzieren oft nur der sorgfältigen Beobachtung durch praxiserfahrene Spezialisten vorbehalten bleibt), die einzelne Bereiche oder auch die gesamte quergestreifte Muskulatur des Körpers heimsuchen können.

Ebenso individuell verschieden kann sich die Heftigkeit oder Schwere derselben zeigen, welche von recht subtilen und für den uneingeweihten Beobachter kaum auffälligen, evtl. vom Betroffenen elegant in seine Willkürmotorik eingeflochtenen Bewegungen bis hin zur körperlichen Erschöpfung treibenden und äußerlich sehr entstellenden "Zappel- und Veitstanz"- Überbewegungen variieren kann.

Wer einmal verschiedene Parkinson-Patienten kennengelernt hat, insbesondere die Gruppe der in jüngeren Jahren erkrankten (unter denen man auch die heftigeren Varianten der Dyskinesien eher als bei älteren Patienten zu sehen bekommt), versteht, warum die lapidare Feststellung, dass "Dyskinesien aufgetreten seinen", wenig aussagt.

Außerdem sieht jeder Betroffene andere Prioritäten und Toleranzgrenzen bezüglich wieviel Parkinson-Symptomatik oder wieviel Überbewegungen er bereit ist in Kauf zu nehmen. Wer tiefe off-Akinesien erlebt und sie ob der sie oft begleitenden vegetativen und psychischen Effekte zu fürchten gelernt hat, andererseits aber wenig Wert auf Äußerlichkeiten legt, wird vielleicht hundertmal lieber den tagtäglichen Veitstanz tanzen, zumal sich die meisten Betroffenen in der hyperkinetischen Phase subjektiv am wohlsten fühlen und es eher das *Umfeld* ist, das sich an dem "schrecklich anzuschauenden Gezappel" stört.

Andere Patienten schämen sich schon bei geringeren Auffälligkeiten, haben Angst, sich oder ihre Begleiter in der Öffentlichkeit zu blamieren und befürchten, dass sie auf andere abstoßend, betrunken, evtl. gar wie geistig behindert o.ä. wirken und ziehen sich aus dem gesellschaftlichen Leben zurück. Manche glauben sich aus beruflichen und Statusgründen keine Dyskinesien leisten zu dürfen und lassen dafür eher zu, dass sie ihre Parkinson-Erkrankung wieder verstärkt zu spüren bekommen.
Obwohl durchaus medikamentöse und andere Konzepte existieren, um sich hierbei noch etwas Spielraum zu verschaffen, ist das "therapeutische Fenster" bei manchen Betroffenen irgendwann nur noch einen winzigen Spalt geöffnet oder ganz verschlossen.

Den größten Teil des Tages (und der Nacht dazu) in Akinesie zu verbringen, hat wenig Lebensqualität.
Andererseits ist es auch für den gelassensten, in gewisser Weise auch "dickfelligsten Zappelphilip" irgendwann nicht mehr komisch bzw. tragbar, wenn die Dyskinesien mit einer Vehemenz auftreten, dass sie durch die schleudernden und kreisenden Bewegungen von Kopf und Gliedmaßen zu Verletzungen oder Gelenkschäden führen und den Körper über kurz oder lang völlig auslaugen.

Auch wenn es viele Patienten niemals in diesem extremen Ausmaße betreffen wird und in manchen schweren Fällen durch die Stereotaxie geholfen werden kann (eine Entscheidung, die allerdings wohlüberlegt sein will), gilt hier der Grundsatz >>Vorbeugen (= mit seinen Ressourcen haushalten) ist besser als heilen<< (zumal auch durch die operativen Verfahren keine Heilung im eigentlichen Sinne erzielt wird).

Literatur:

Blin et al. 1988, Boyce et al. 1990, Cedarbaum et al. 1991, Fahn 1997, Indo und Takayashi 1989, Kostic et al. 1991, Kummer und Schneevoigt 1986, Lang und Meaders 1982, Lees 1989, Marsden et al. 1982, Mc Dermott et al. 1995, Mouradian et al. 1989, Murata et al. 1993, Nittner 1978, Nutt 1990, Poewe 1996, Reches et al. 1984, Rinne et al. 1998, Scigliano und Musicco 1990, Soyaka und Spitzer 1999, Turjanski et al. 1997, Verhagen et al. 1998, Wagner und Fedak 1996, Weiner et al. 1993.

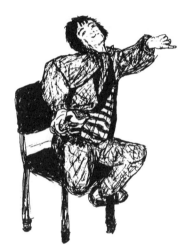

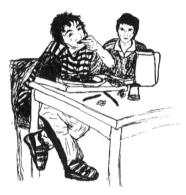

Abb.: Bei starken Überbewegungen ist es manchmal nicht mehr möglich, auf dem Stuhl sitzen zu bleiben. Auch die Mimik wird durch die Dyskinesien verzerrt.

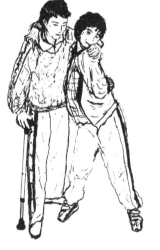

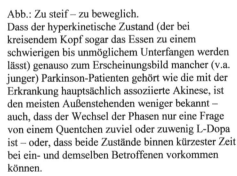

Abb.: Zu steif – zu beweglich.
Dass der hyperkinetische Zustand (der bei kreisendem Kopf sogar das Essen zu einem schwierigen bis unmöglichem Unterfangen werden lässt) genauso zum Erscheinungsbild mancher (v.a. junger) Parkinson-Patienten gehört wie die mit der Erkrankung hauptsächlich assoziierte Akinese, ist den meisten Außenstehenden weniger bekannt – auch, dass der Wechsel der Phasen nur eine Frage von einem Quentchen zuviel oder zuwenig L-Dopa ist – oder, dass beide Zustände binnen kürzester Zeit bei ein- und demselben Betroffenen vorkommen können.

(Weitere Darstellungen von Dyskinesien/Dystonien befinden sich auf den Seiten 4, 38, 39, 49, 97 und 105)

12. Zur Frage der plötzlichen imperativen Schlafattacken

Nur ein Viertelstündchen ...
(oft verwendete Entschuldigung der Tagesschläfer)

Früh zu Bett gehen und früh aufstehen
ist eine ungünstige Maxime für den,
der wichtige und einflussreiche Menschen
kennen lernen möchte.
(Georg Ade)

Unsere Träume können wir erst dann verwirklichen,
wenn wir uns entschließen, einmal daraus zu erwachen
(Josephine Baker)

Damit wären wir beim nächsten Dilemma: Zum Ausüben eines Berufes, aber auch zum Erreichen des Arbeitsplatzes, ist häufig die Fähigkeit, ein Kraftfahrzeug führen zu können, erforderlich.

Ausgerechnet im Zusammenhang mit den gerade für solche jüngeren Patienten empfohlenen modernsten beiden Dopamin-Agonisten (Ropinirol und Pramipexol), die zumindest zu Beginn der Erkrankung fast genau so wirksam wie L-Dopa sein sollen und im Vergleich zu den älteren Ergolinderivaten als besser verträglich/nebenwirkungsärmer befunden wurden, kam es nun (zusätzlich zu der ohnehin schon länger diskutierten Frage nach der eingeschränkten Fahrtüchtigkeit von Parkinson-Patienten) zu regelrechten *Fahrverboten*: Patienten mussten beim Neurologen per Unterschrift bestätigen, dass sie informiert worden seien, dass sie eigentlich kein Kraftfahrzeug mehr führen dürften, solange sie mit o.g. Substanzen behandelt würden.

Der Grund: als unerwünschte Wirkung der Dopamin-Agonisten waren bei einigen Patienten – doch längst nicht allen – verstärkte Tagesschläfrigkeit und teilweise auch "Sekundenschlaf" oder plötzliche imperative Schlafattacken aufgetreten, während denen es auch zu Verkehrsunfällen gekommen war.

Die inzwischen unternommenen Versuche, die Ursachen und Zusammenhänge aufzuklären, kamen zu keinem sicheren Ergebnis, so dass die Suche angesichts der o.g. drängenden Problematik fieberhaft fortgesetzt wird.
Leider scheint dabei nicht ausreichend bedacht zu werden, dass sowohl die Tagesschläfrigkeit als auch diurnale Schlafattacken im Zusammenhang mit Parkinson-Syndromen ein seit Jahrzehnten bekanntes Phänomen darstellen – nicht nur beim postenzephalitischen Parkinsonismus, anderen postinfektiösen Formen oder beim toxischen Parkinson-Syndrom, sondern auch beim IPS.

Schon in den Arbeiten von Willige (1911) und Siehr (1899) wird von "schneller Ermüdbarkeit" ihrer jungen Patienten berichtet, beim Segawa-Syndrom gilt "easy fatiguability" als geradezu *charakteristisches* Symptom.

Da *ältere* Menschen sowieso gerne mal ein Mittagsschläfchen halten, sieht man gelegentliche Tagesnickerchen bei ihnen eher als "normal" an.
Umso auffälliger dagegen, wenn jüngere Parkinson-Patienten so abrupt einschlafen.
Nur: Sind Ropinirol und Pramipexol wirklich die Ursache dafür?
Oder verhält es sich nicht vielmehr wie bei der Geschichte von L-Dopa und den Dyskinesien?:
Dass Schlafattacken nur bei *solchen* Patienten hervorgehoben werden, die vom Typ ihrer Grunderkrankung her dafür besonders prädestiniert sind, weil bei ihnen auch das Schlafzentrum bzw. gewisse schlafregulierende Regelkreise im Gehirn von der neuronalen Läsion oder als sekundäre Auswirkung derselben mitbetroffen sind?

[An dieser Stelle sei ein passender Text wörtlich zitiert:
"Bei fünf beruflich aktiven, wenig behinderten und sicher nicht dementen Patienten haben Ludin und Fröhlich (1988) über *diurnale Schlafattacken* berichtet. Diese Patienten wurden mitten in einer anspruchsvollen und keineswegs langweiligen Tätigkeit oder aber auch beim Autofahren plötzlich von einem unwiderstehlichen Schlafbedürfnis überfallen. Nach wenigen Minuten wachten sie jeweils spontan und ausgeruht wieder auf. Dies konnte sich mehrmals täglich wiederholen. Drei dieser Patienten waren während solcher Attacken in einen Verkehrsunfall mit Totalschaden und in zwei Fastunfälle verwickelt." (Ludin 1995)

1988 werden diese Patienten wohl kaum Ropinirol oder Pramipexol zur Verfügung gehabt haben!

Factor et al. berichten 1990, dass Parkinson-Patienten im Vergleich zu altersentsprechenden Kontrollpersonen zwar kaum häufiger "geplante" Tagesnickerchen einlegen, dafür aber ca. doppelt so häufig zu spontanem "Wegdösen" neigen.
Schon 1975 weist Mouret darauf hin, dass (wie bereits Autopsieberichte aus den 30er Jahren bestätigen) bei Parkinson-Patienten oft der an der Schlafregulation beteiligte Locus Coreolus von der Erkrankung mitbetroffen ist, was in Störungen des Nachtschlafes und/oder Tagesschläfrigkeit resultieren kann.

Noch vielfältigere Störungen des Schlaf-Wach-Haushaltes bei Parkinson-Patienten berichtet Nausieda 1987 (inkl. konkreter Behandlungsvorschläge dieser entweder primären Störung im Rahmen der Grunderkrankung oder sekundären therapeutischen Komplikation), dito Aldrich 1994, Rye und Bliwise 1997, u.a., wobei stets auf das Problem der "exzessiven Tagesschläfrigkeit" vieler Patienten hingewiesen wird.

Über regelrechte "narkoleptische" Schlafattacken ähnlich den oben bei Ludin zitierten oder gar "narkoleptischen Syndromen" bei Parkinson-Patienten (wobei aber nicht alle beschriebenen Fälle die vollständigen Diagnose-Kriterien der Narkolepsie-Kataplexie erfüllen) berichten auch Lipton 1954, Thonke und Fischer 1996 (in: Fischer 1997),

Schäfer 1998, Rye et al.1999 und Arnulf et al. 2000, sowie etliche mir persönlich bekannte Betroffene aus der Deutschen Parkinson Vereinigung; keiner dieser Patienten hatte jemals Ropinirol oder Pramipexol genommen; z.t. bestanden Schlafattacken bereits *vor jeglicher Medikation*.]

Zahlreiche Fachaufsätze befassen sich mit dem Thema "Schlaf" und "Sleep benefit" sowie den vielfältigen bei Parkinson-Patienten gehäuft vorkommenden Schlaferkrankungen (z.B. Schlaf-Apnoe, div. REM-Schlaf-Verhaltensstörungen), den direkt mit der Grundkrankheit assoziierten Störungen des Nachtschlafes (v.a. nächtliche Akinese), medikationsbedingten Störungen des Nachtschlafes und die mit direkter Schädigung schlafregulierender Zentren des Hirnstammes (bzw. des Locus Coreolus und evtl. der Raphe-Kerne) assoziierten circadianen Schlaf-Wach-Rhythmus-Störungen inkl. vollständiger Tag-Nacht-Umkehr, bei der der Patient nachts unfähig ist zu schlafen und den Schlaf dann, wenn er durch die Einflüsse des "normalen Alltagsgeschehens" nicht am Stück schlafen kann, in viele Fragmente zerlegt, Stück für Stück tagsüber "nachholt" (weniger extrem auch beim Syndrom der verzögerten Schlafphase wie bei Alvarez 1992 u.v.a. beschrieben).

All diese "Schlaf-Wach-Krankheiten" können in einem guten Schlaflabor diagnostiziert und ggf. behandelt werden; im Falle ausgeprägter Schlaf-Apnoe kann dies sogar lebensrettend sein.
Überhaupt scheinen derzeit die Möglichkeiten der Somnologie nicht ausreichend für die Parkinson-Patienten genutzt zu werden.
Ein Betroffener mit exzessiver Tagesschläfrigkeit oder gar imperativen Schlafattacken sollte auf jeden Fall dann gründlich im Schlaflabor durchgecheckt werden, wenn die Ursache nicht bekannt ist. (Schließlich werden ja auch CT's durchgeführt, um z.B. einen Tumor auszuschließen, u.v.a. bei Parkinson-Syndromen übliche ausschlussdiagnostische Untersuchungen!)

Die Tests sollten mindestens eine Nacht-Polysomnografie, einen (besser mehrere) Multiple-Sleep-Latency-Test (bei dem zu 5 Tages-Zeitpunkten im Abstand von je 2 Stunden die Einschlaf- und evtl. REM-Schlaf-Latenzen gemessen werden), u.U. auch einen MWT (Maintenance-Wakefulness-Test), diverse Vigilanztests und – besonders im Falle imperativer Schlafattacken – eine HLA-Typisierung umfassen.

Möglicherweise demaskiert die Einnahme von Pramipexol und Ropinirol [aber im Prinzip kann dieser Effekt auch bei anderen dopaminerg wirkenden Medikamenten auftreten (Nausieda 1987, Aldrich 1994 u.a., eigene Beoabachtungen, nicht veröffentlicht)] eine der o.g. bis dahin latent vorhanden gewesenen Erkrankungen der Schlaf-Wach-Regulation.

[Im Rahmen immungenetischer Studien in der Somnologie hat man festgestellt, dass diejenigen eigentlich "schlafgesunden" Menschen, die Träger der bei der Idiopathischen

Narkolepsie vorkommenden HLA-Typen sind (= ca. ¼ der Normalbevölkerung bei weißen Europäern), im Vergleich zu den für diese Erkrankung HLA-negativen Menschen eher zu Tagesmüdigkeit neigen – also das "schläfrige Viertel" unserer Bevölkerung darstellen.

Es wäre daher *hochinteressant* (und nicht einmal zu kostenintensiv), im Gegensatz zu früheren HLA-Studien bei Parkinson-Patienten, die keine signifikanten Unterschiede von IPS zur Normalbevölkerung fanden (Leheny et al. 1983, Reed et al. 1983, Tagaki et al. 1982), die Patienten einmal nach verschiedenen somnologischen Kriterien "vorzusortieren", insbesondere auch unter dem Aspekt "Schlafattacken", dann die HLA-Typisierungen vorzunehmen, und *dann* einmal zu prüfen, ob sich gewisse Assoziationen ergeben.

Sowohl die Schlafmedizin als auch die Parkinson-Forschung könnte hierbei zu neuen grundlegenden Erkenntnissen gelangen – *vielleicht* könnte auch das eingangs geschilderte Dilemma gelöst und vielen Patienten geholfen werden – nicht nur denen, die ein Kraftfahrzeug führen möchten.
Schließlich beeinträchtigen sowohl ein gestörter Nachtschlaf als auch exzessive Tagesschläfrigkeit die Lebensqualität, Leistungsfähigkeit und soziale Kompetenz in erheblichem Maße.]

Unabhängig von solchen ätiologischen Philosophiereien sollte man endlich einmal klar herausstellen:
Es gibt Patienten, die auf Ropinirol und Pramipexol mit plötzlichen Schlafattacken reagieren können; bei solchen Patienten beschränkt sich dieses Risiko eben dann nicht nur auf diese beiden Dopamin-Agonisten. Wenn *mangelnder Nachtschlaf* als Ursache ausgeschlossen werden kann (der i.d.R. nicht zu solchen fast ohne Vorwarnung auftretenden Schlafattacken, sondern bewusst empfundener und in gewissen Grenzen noch kontrollierbarer Tagesschläfrigkeit führt), sollten sämtliche schlafmedizinischen Möglichkeiten ausgeschöpft werden.

Diejenigen Patienten aber, die unter Ropinirol und Pramipexol keinerlei Beschwerden in Richtung Schlafattacken, Somnolenz und/oder Vigilanzstörungen zeigen (im Zweifelsfalle könnte auch dies durch einige Tests im Schlaflabor nachgewiesen werden), sollten, sofern keine weiteren Gründe (z.B. heftige Hyperkinesien oder unvorhersehbare abrupte Freezing- oder on-off-Effekte) dagegen sprechen und sie sich in der Lage dazu fühlen, guten Gewissens wieder selbst Auto fahren dürfen.

[Cave! für Arzt und Patient: Die Fähigkeit zur Selbsteinschätzung kann beeinträchtigt sein, wenn der Betroffene unter der dopaminergen Medikation als Langzeit-Nebeneffekt eine *Hypomanie* entwickelt, die oft mit einem übertrieben-positiven Selbstbild (auch betr. der Parkinson-Symptomatik) und einer Überschätzung der eigenen Kräfte und Möglichkeiten einhergeht. Auch manche an ausgeprägten Fluktuationen leidende Patienten neigen speziell während der *über*beweglichen Phasen zu einer verzerrten Selbstwahrnehmung im Sinne einer Unterschätzung der eigenen Behinderung, was ebenfalls zu leichtsinnigem Verhalten im Straßenverkehr führen kann.
Da dies dem Patienten i.d.R. nicht bewusst ist, ist der Arzt, evtl. unter Zurateziehen der Angehörigen, hier besonders gefragt, solche Tendenzen zu eruieren.]

Ein *generelles* Fahrverbot für Patienten, die diese 2 Dopamin-Agonisten oder andere (oder keine) Parkinsonmittel einnehmen, ist *nicht indiziert* (persönliche Einschätzung auf der Grundlage der vorliegenden Daten).

Literatur:

Aldrich 1994, Arnulf 2000, Askenasy 1981, Askenasy und Yahr 1985, Catz et al. 1989, Clark und Feinstein 1977, Currie et al. 1997, Evrard et al. 1999, Factor et al. 1990, Fish 1991, Friedmann 1980, Gallagher 1971, Hajak und Rüther 1995, Högl et al. 1998, 1999, Holinka et al. 1998, 1999, Kendel et al. 1973, Kostic et al. 1989, Merello et al. 1997, Mouret 1975, Nausieda 1987, Reuter 1999, Rye et al. 1997, 1999, Schäfer 1998, Schenck et al. 1996, Schneider et al. 1974, Thonke und Fischer 1996, Traczynska-Kubin et al. 1969, Van Hilten et al. 1993, Weber et al. 1999.

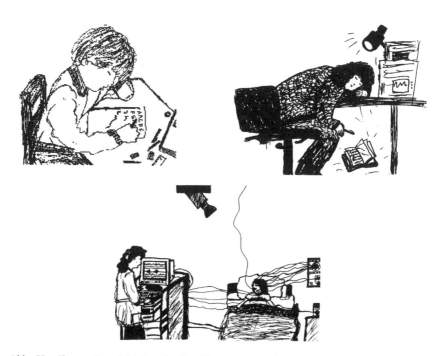

Abb.: Von "imperativen Schlafattacken" spricht man, wenn der Betroffene sie entweder überhaupt nicht vorher bemerkt (etwa durch starke Müdigkeit) oder wenn er sie auch bei starker Willensanstrengung nur für kurze Zeit unterdrücken kann. In dieser Phase hochgradiger Schläfrigkeit ist die Unfallgefahr durch motorische Ausfälle und s.g. "automatisches Verhalten" besonders groß.
Die somnolent-ophtalmoplegische Form von Parkinsonismus, die von Von Economo beschrieben wurde, betraf meistens noch sehr junge Menschen.

13. "Am Parkinson stirbt man nicht"??
Zur Frage des Langzeitverlaufes und der Lebenserwartung junger Patienten

Deine Tage werden gewogen –
nicht gezählt.
(Wilhelm Hauff)

Verschwendete Zeit ist Dasein –
gebrauchte Zeit ist Leben.
(Edward Young)

Ich möchte aber nicht den Eindruck erwecken, als ob ich nun zu einem
unberechtigten Optimismus hinneigte, und will deshalb gleich ergänzend
anführen, dass ich auch noch in den letzten Jahren eine Reihe von Personen an
diesem Leiden behandelt habe, bei denen jede Therapie fehlschlug, die Affektion
unaufhaltsam vorschritt und der Zustand etwa nach fünf- bis zehnjähriger
Dauer ein qualvoller wurde.
Ganz allgemein aber kann man sagen, dass die Lebensdauer durch diese
Krankheit kaum abgekürzt wird, ja ich habe den Eindruck gewonnen, dass sie
bei Personen auftritt, die meist aus langlebigen Familien stammen und auch
selbst ein relativ hohes Alter erreichen.
(H. Oppenheim 1905)

Eine Frage, die immer wieder v.a. von jüngeren Patienten (und auch deren
Umfeld) gestellt, aber meistens sehr ausweichend beantwortet wird, ist die
Frage, was kommt *nach* der "Honeymoonphase", während der sich die
Symptome noch gut beherrschen lassen und kaum Nebenwirkungen der
Medikamente aufreten?
Wird man irgendwann im Rollstuhl sitzen, zunehmend abhängig von der Hilfe
anderer Menschen, gar ein "Pflegefall", nur noch eine Last für Familie und Staat
sein? Wie groß ist die Gefahr, dass man zusätzlich eine Demenz entwickelt?
Wie alt kann man mit Parkinson überhaupt werden?

[Insbesondere der junge Patient fängt, sobald er sich über die Krankheit informiert hat, dann
an nachzudenken:
Mit vielleicht knapp 30 Jahren gab es schon, rückblickend, eindeutige Parkinsonzeichen, die
Diagnose wurde dann Anfang bis Mitte 30 gestellt. Der Betroffene hat gut aufgepasst, als er
die Patienten-Broschüre, die ihm der Arzt in die Hand gedrückt hatte, las – oder als er dann
die "Fragestunde" der von einem Fachneurologen betreuten lokalen Selbsthilfegruppe
besuchte, und immer wieder hörte, dass die neuen Lebensenergien, die er, seit die
Medikamente anschlugen, durch seinen Körper fluten fühlt, in ein paar Jahren wieder
nachlassen werden.

Er (oder sie) fühlt sich jetzt eigentlich wieder gut – manchmal so gut, dass er fast vergessen könnte, dass er überhaupt eine Krankheit hat. Die Vorstellung, dass unter der Fassade die Neurodegenration weiter voranschreiten soll, hinterlässt ein ungemütliches Gefühl im Unterbewusstsein, auch wenn der Betroffene derzeit nichts von diesem Prozess spürt.

Er fängt an nachzurechnen:
>>Wenn die motorischen Symptome sichtbar werden, sind schon 60 – 80% der betreffenden Neuronen in der Substantia nigra zerstört. Das heißt, ich erlebe sozusagen nur noch das letzte *Viertel oder Fünftel* eines schon wer-weiß-wie-lange andauernden Prozesses. Medikamente unterdrücken nur die Symptome, halten den Abbau aber nicht oder nur wenig auf.

Durch Tabletten und Kapseln kann ich noch einige Jahre mit guter Lebensqualität genießen, sogar weiterarbeiten, mich um Familie und Freunde kümmern ... 10 Jahre, wenn's hoch kommt; der Durchschnitt liegt noch eher darunter. Okay, sagen wir, dann bin ich gerade mal 40 ...<<

und dann platzt es regelrecht aus ihm heraus: "Sagen Sie, Herr oder Frau Doktor – *was*, bitte, mache ich mit den restlichen 30 – 40 Jahren, die ich dann lt. statistischer Lebenserwartung noch vor mir habe!?"

In der Tat, die Rechnung geht nicht recht auf, doch wo steckt der Fehler darin?

Es haben einem doch alle möglichen Leute, sogar die aus der Parkinson-Ortsgruppe (die aber alle mit Abstand viel älter sind und daher oft ganz andere Dinge im Vordergrund der Erkrankung sehen als ein U 40er) und der gemütliche Hausarzt tröstend auf die Schulter geklopft und beruhigend erklärt:
"Heute stirbt man nicht mehr am Parkinson!"

In den vielen Büchern, die der Patient dann so nach und nach im Buchhandel kauft, geschenkt oder von Mitbetroffenen ausgeliehen bekommt, liest er schon halb beruhigt:
"Seit der Behandlungsmöglichkeiten mit L-Dopa und anderen Medikamenten hat sich die statistische Lebenserwartung der Parkinson-Patienten der der Normalbevölkerung weitgehend angeglichen."
Doch dann stutzt er:
"Die durchschnittliche Krankheitsdauer betrug früher (= vor der L-Dopa-Ära) 9 Jahre (Streuung 1 – 33 Jahre), lt. Hoehn und Yahr 1967. Heute beträgt die Krankheitsdauer durchschnittlich ca. 12 – 15 Jahre" (der letztgenannte Wert variiert je nach Quelle).

>>Krankheitsdauer<< ??
Da Parkinson heute noch nicht heilbar ist, bedeutet das also, nach 12 – 15 Jahren ist der Durchschnittspatient gestorben.
Okay, das rechnet sich bei Menschen, die in höherem Alter erkranken und naturgemäß statistisch keine so hohe Zahl von Lebensjahren mehr vor sich haben, so dass es ihnen fast egal sein kann, ob sie Mitte oder Ende 70 an Parkinson oder am "Alter" selbst (inkl. der ihnen lt. Statistik "zustehenden" Herz-Kreislauf- oder Krebserkrankung) sterben.
Doch *wie* sieht es bei so viele Jahre/Jahrzehnte *früher* erkrankten Betroffenen aus?

Die Bücher geben keine Antwort, während der Hausarzt – so genau kennt er sich da auch nicht aus – auf die o.g. "Gretchenfrage" wiederholt: "Nein, *heute* stirbt keiner mehr am Parkinson ..."]

Da all diese Fragen immer wieder hochkommen, wenn Patienten zusammentreffen und die oft geernteten floskelhaften Antworten den Betroffenen zwar erst einmal Ruhe geben lassen, aber die hin und wieder aufflackernden Gedanken an den "20 Prozent-Zellen-Rest in seinem Gehirn, von dem er noch 40 Jahre leben soll", nicht abstellen können.

Wenn ein Patient solche Fragen bereits *stellt*, dann sollte man ihm auch eine gescheite, aufrichtige Antwort geben, denn die meisten Betroffenen sind sehr feinfühlig und reagieren mit innerer Unruhe, wenn sie merken, dass ihnen nicht die *ganze* Geschichte erzählt oder Informationen vorenthalten werden "um sie nicht zu beunruhigen".

Eine sachliche Aufklärung, bei der der Patient merkt, dass er vom Arzt "für voll genommen" wird – und zwar für so mündig, dass man auch die etwas heiklen Themen mit ihm besprechen und ihm die etwas weniger rosaroten Fakten zumuten kann – schafft letztendlich Vertrauen.
Gerade *Vertrauen* ist für chronisch Kranke, die während langer/diagnostischer Odysseen sowieso meist etliche Enttäuschungen erlebt haben, besonders wichtig.
Vertrauen wird aber gerade dann erschüttert, wenn der Patient früher oder später (auch durch Kontakte zu anderen Betroffenen) merkt, dass der Arzt ihm nicht die Wahrheit gesagt hat.

Genauso, wie man den Patienten guten Gewissens sagen kann, dass die Medizin heutzutage schon sehr weit in der Behandlung der Parkinson-Krankheit ist, dass, selbst wenn es eines Tages zu Komplikationen durch die Medikation kommen sollte, noch viele weitere medikamentöse und nicht-medikamentöse Optionen bestehen, und v.a. dass die rasante Entwicklung in der medizinischen Forschung allen Grund zu Optimismus bietet,
genauso hat der Betroffene das Recht zu wissen, wie es nach dem heutigen Stand der Dinge mit Langzeitverlauf und Lebenserwartung bei juvenilen und young-onset-Patienten aussieht (letzteres mit dem Zusatz: in 10 oder 20 Jahren kann sich noch einiges ändern!).

Es gibt mehrere Studien jüngeren Datums, die sich mit der Lebenserwartung von Parkinson-Patienten befassen (Hely et al. 1999, Marttila und Rinne 1991, Morgante et al. 2000, Raschetti et al. 1998, Schrag et al. 1998, wobei sich die letztgenannte speziell auf in jüngeren Lebensjahren erkrankte Betroffene bezieht).
Wie das bei Studien so üblich ist, gleichen sich die Ergebnisse nicht in allen Details. So heißt es manchmal, bei Parkinson-Syndromen mit Beginn in jüngeren Lebensjahren kämen tremordominante und daher benigne Verlaufsformen besonders häufig vor, doch wenn man die Altersgrenze auf höchstens ca. 40 Jahre bei Symptombeginn heruntersetzt, scheinen etliche der "Faustregeln", die für ältere Patienten gelten, nicht mehr zuzutreffen.

Unter Miteinbeziehung der juvenilen (unter 20 Jahre erkrankten) Fälle scheint die Statistik dann eher für ein häufigeres Vorkommen Akinese-Rigordominanter und Äquivalenztyp-Syndrome zu sprechen.

Dass Akinese-Rigor-Dominanz mit einer *schlechteren* Prognose assoziiert sei, wie bei älteren Patienten, trifft auf die U 40-Erkrankten anscheinend *nicht* zu; eine Studie (Schrag et al. 1998) fand sogar eine etwas schlechtere statistische Prognose für Patienten mit Tremor als Initialsymptom.

Wie gesagt, all dies ist nur Statistik, z.T. gegenseitig-widersprüchlich und sagt nichts für den *Einzelfall* aus.
Worin sich aber die meisten Studien einig sind, ist die Tatsache, dass jung erkrankte Patienten einen im Durchschnitt *längeren* Krankheitsverlauf haben (schon deshalb, weil ein jüngerer Organismus i.d.R. weniger mit zusätzlich schwächenden Faktoren und der Multimorbidität des Alters behaftet ist, mehr Reserven/Widerstandskräfte hat und die Medikation besser verträgt).
Je jünger das Erkrankungsalter, umso länger scheint der *durchschnittliche* Verlauf zu dauern.
(Es werden, je nach Autor, Krankheitsdauern von um die 30 Jahre angegeben, mit einer sehr großen Streubreite, die von unter 10 bis über 50 Jahre betragen kann.)

Trotzdem ergibt sich hieraus, da der Krankheits*beginn* ja in so frühen Lebensjahren liegt, dass die Lebenserwartung *nicht* derjenigen der Normalbevölkerung entspricht; durchschnittlich liegt sie immer noch unter 60 Jahren.
Die vielzitierte Aussage "am *Parkinson* stirbt man nicht" mag dennoch insofern meistens der Wahrheit entsprechen, dass die Todesursache selten die Parkinson-Krankheit *direkt* (im Sinne einer letzten akinetischen Krise) darstellt.
Doch hierüber Wortklauberei zu betreiben, das wäre ähnlich wie die makabre Aussage: "An AIDS stirbt man nicht – nur an irgendeiner Infektion oder Blutvergiftung o.ä."

In der Statistik der Todesursachen bei Parkinson-Syndromen fällt stets auf, dass *Pneumonie*, andere Lungenerkrankungen und Influenza viel weiter oben stehen als in der übrigen Bevölkerung; bei koronaren Herzerkrankungen und Schlaganfall entsprechen die prozentualen Anteile annähernd der Todesrate der übrigen Bevölkerung.
Eine Statistik, die sich detailliert mit den Todesursachen von über 10.000 Parkinson-Patienten (diese allerdings aus allen Altersstufen zusammengemischt) befasst (Raschetti et al. 1988), findet, wie zu erwarten, als überdurchschnittlich häufige Todesursache diverse Erkrankungen des ZNS, darunter befinden sich 657 Todesfälle unter der Bezeichnung "Parkinson-Krankheit".

Im Kontrast dazu steht eine auffällig *geringere* Todesrate durch maligne Tumoren bei Parkinson-Patienten.
Ähnliches hatten bereits andere Studien zuvor gefunden; wieder andere konnten dieses Ergebnis nicht bestätigen. Sicher spielt hier auch die Anzahl der erfassten Patienten eine Rolle.

In den letzten Jahren wird auch zunehmend Augenmerk auf die *Begleiterkrankungen* bei Parkinson-Patienten gelegt. Dabei fällt auf, dass manche dieser zusätzlichen Erkrankungen häufiger als in der altersentsprechenden Normalbevölkerung vorkommen, z.B. Pneumonie, Glaukom/Katarakt, Herzinsuffizienz, orthopädische Begleiterkrankungen (jeder 2. Patient; hierbei wird auch z.Zt. die Osteoporose häufiger genannt), die bereits ausführlich erwähnten Depressionen u.a. psychiatrische Erkrankungen, und besonders auch Diabetes Mellitus.

[Da jede weitere zusätzliche Erkrankung nicht nur die Lebensqualität weiter einschränkt, sondern oft für therapeutische Komplikationen verantwortlich ist (und damit letztendlich auch die Lebenserwartung mindert), sollte der Stichpunkt "Begleiterkrankungen" nicht vernachlässigt werden.
Vorbeugen ist hier um ein Vielfaches besser als heilen zu versuchen:
Die meisten dieser Erkrankungen kann man mittels einfacher, schneller und wenig teurer Untersuchungen bereits im Ansatz erkennen und beizeiten "abfangen". Ist ein Diabetes erst einmal manifestiert, kann man mit vorbeugender Diät nur noch wenig ausrichten. Wird an der Knochendichtemessung oder der Calcium-Vitamin D3-Tablette gespart, kommt der Oberschenkelhalsbruch inkl. Reha und/oder Pflegeheim die öffentlichen Kassen umso teurer! (Von den Schmerzen und Einbußen an Lebensqualität, die der Patient hinnehmen muss, sprechen wir hier mal gar nicht.)]

Übereinstimmend lässt sich auch sagen, dass die für die individuelle Prognose günstigen Faktoren *ein initial und im Verlauf gutes Ansprechen auf L-Dopa* (u.a. Parkinsonmittel) und *eine bisherige langsame Progredienz* sind.
Bei den zum Glück nur selten vorkommenden malignen Typen der Parkinson-Krankheit merkt man das rasche Fortschreiten meist schon recht früh; bei anfangs langsamer Progredienz ist nicht damit zu rechnen, dass sich der Zustand plötzlich rapide verschlechtern sollte.

Initial gutes Ansprechen auf L-Dopa geht zwar auch oft mit frühem Auftreten von Dyskinesien einher; trotzdem haben solche Patienten dann oft einen auf diesem Niveau "stabilen" langen Verlauf (= höhere Lebenserwartung).
Mit Ausnahme einiger juveniler Spezialformen (Segawa-Syndrom etc.) zählen bei U 40-Patienten ausgeprägte Gang- und Koordinationsstörungen (Stellreflexe) nicht so häufig zum Krankheitsbild wie bei älteren Patienten.

Kognitive Funktionen sind zwar auch bei jungen Patienten im Frühstadium oft beeinträchtigt, z.B.:

- räumliches Orientierungsvermögen
- Fähigkeit, Gesichter wiederzuerkennen
- **Arbeitsgedächtnis**
- **Zeitwahrnehmung**
- Fähigkeit, mehrere Tätigkeiten nebeneinander durchzuführen/sich auf sie zu konzentrieren

doch *nicht* der Intellekt im eigentlichen Sinn.

U 40-Patienten entwickeln deutlich seltener eine Demenz als ältere. Auch wenn jüngere Patienten bereits im Vorfeld des motorischen Symptomdebuts häufiger zu Depressionen neigen als ältere, scheinen sie nicht so empfindlich in Bezug auf medikamentös-induzierte psychiatrische Komplikationen (Halluzinationen, Psychosen) zu sein; allerdings steigt das Risiko mit zunehmender Krankheits-/Behandlungsdauer.

Trotz des im Vergleich zur *alters*entsprechenden Normalbevölkerung ca. um den Faktor 3 erhöhten Mortalitätsrisikos (wobei zu berücksichtigen ist, dass die mit einbezogenen Fälle mit malignem Verlauf diese statistischen Werte **eher** ungünstiger erscheinen lassen, als sie es für die Majorität der U 40-er **tatsächlich** sind) haben die juvenilen und young-onset-Parkinson-Patienten also in der Mehrheit der Fälle recht gute Chancen, nicht nur lange, sondern auch – was ein genau so wichtiger Aspekt ist – mit einer relativ guten Lebensqualität und Selbständigkeit zu leben.

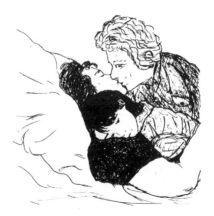

Abb.: Bei der Familienplanung sollten nicht nur solche Aspekte wie Genetik und Schwangerschaft bedacht und erwogen werden, sondern auch, wie lange man für die Familie noch da sein können und wie das Kind damit zurechtkommen wird, einen parkinsonkranken Elternteil zu haben (siehe hierzu auch die entsprechenden Kapitel weiter hinten).

14. Wer rastet, der rostet –
Physiotherapie hilft Muskeln und Neuronen

Zu wahrer menschlicher Größe gibt es nur einen Weg –
den durch die Schule des Leidens
(Albert Einstein)

Gerade das beschriebene Krankheitsbild veranlasst mich, generell darauf
hinzuweisen, dass die krankengymnastische Behandlung erst dann von dem
vollen oder bestmöglichen Erfolg gekrönt sein kann, wenn die Mitarbeit und der
Wille des Patienten zur Besserung vorhanden sind. Ganz besonders gilt dies für
die Parkinson-Patienten mit ihrer auffallenden Antriebsarmut. Durch
verständnisvolles Eingehen auf das für einen Gesunden manchmal schwer
begreifliche Wesen dieser Patienten, die Bereitwilligkeit zur Mitarbeit und zum
Mehrwollen zu wecken und zu fördern, ist die unbedingte Pflicht der
Krankengymnastin. Dieses Ziel ist am ehesten zu erreichen, wenn die
Übungsbehandlung den Patienten Freude macht, sie soll deshalb so lebendig
und anregend wie möglich ablaufen.
Es ist erfreulich zu sehen, wie sich durch zweckmäßiges Üben vieles von den
verlorenengegangenen Fähigkeiten wieder erlernen und sich die
Krankheitssymptome oft wesentlich verbessern lassen.
(M. Hertzsch 1953)

Wohl jedem Menschen, besonders dem sportlichen, ist bekannt, dass ein
Muskel, der eine Zeitlang nicht benutzt wird, an Masse und damit an Kraft
verliert. Schneller als einem recht sein kann – betrachtet man ein merklich im
Umfang geschrumpftes Bein nach nur wenigen Monaten erzwungener
Ruhestellung oder Lähmung – oder die Anstrengungen, die in der
Schwerelosigkeit lebende Astronauten unternehmen, um dem Abbau der
unterforderten Muskeln und Knochen entgegenzuwirken.

Eigentlich gilt es für jeden Menschen unserer allzu bequemlichen Zivilisation,
dass er bei überwiegend sitzender oder einseitig-belastender Lebensweise für
entsprechenden Ausgleich an Bewegung sorgen sollte, um einem vorzeitigen
Altern/Verfall des Bewegungsapparates vorzubeugen.
Die alte Binsenweisheit von den "einrostenden" Muskeln und Gelenken gilt für
Parkinson-Patienten in doppelter und dreifacher Hinsicht.

Das Dilemma ähnelt dem der Rheuma-Patienten: *Eigentlich* müssten gerade
solche Betroffene sich noch mehr bewegen und gezielte Übungen absolvieren
als gesunde Menschen – doch gerade die Krankheit, die damit therapiert werden
soll, verhindert es (durch Schmerzen und/oder Steifigkeit, dazu kommt evtl.

auch noch der Antriebsmangel), dass Krankengymnastik oder Sport getrieben wird.
Nicht wenige Kliniker sind der Ansicht, dass die Krankengymnastik in ihrer Bedeutung als zweite "therapeutische Säule" fast genau so wichtig ist wie die medikamentöse Therapie.
Oppenheim beschreibt 1905 noch leicht-zögerlich die verschiedenen positiven Auswirkungen der Gymnastik und wie man sie *dosieren* sollte: individuell angepasst und nicht so extrem, dass es den Patienten überfordert – also genauso behutsam wie bei der medikamentösen Einstellung:

>>Gegen die aktive Gymnastik, die von Taylor, Friedländer u.a. gerühmt wird, habe ich mich früher ablehnend verhalten und kann ihre Anwendung auch heute nicht generell befürworten. Aber ich habe doch auch einige Fälle gesehen, in denen das Verfahren, mit Vorsicht ausgeübt, sich nutzbringend erwies. So erinnere ich mich an einen alten Herrn, der an einer unvollkommen entwickelten Form der Paralysis agitans litt und immer wieder zu der Gymnastik zurückgriff, weil er die Überzeugung hatte, dass sie seine Extremität beweglicher machte. In einem andern schweren, vorgeschrittenen Falle hatten die gymnastischen Uebungen mehr die Bedeutung eines die Psychotherapie unterstützenden und vermittelnden Faktors.
Es gelang auf diese Weise, den Patienten, der fast schon auf den Rollstuhl angewiesen zu sein schien, bei dem aber das Nichtgehen zum Teil phobischen Ursprungs war, wieder weit beweglicher zu machen, wieder auf die Beine zu bringen.
Der Wert der Gymnastik ist also nicht zu unterschätzen, doch heißt es hier wie überall, das Verfahren dem einzelnen Fall anzupassen, den individuellen Erfolg als Richtschnur zu benutzen und sich vor jedem Zwang, vor jeder Uebertreibung zu hüten.<<

Gymnastik also nicht nur zur Erhaltung der Beweglichkeit, sondern auch als "Psychotherapie", zur Antriebssteigerung – daran hat sich bis heute nichts geändert.

Der Patient, der wenig aktiven Einfluss auf die medikamentöse Einstellung nehmen kann, bekommt durch die regelmäßig durchgeführten Übungen das Gefühl, auch *selbst* etwas zu seiner Therapie und dadurch zum eigenen Wohlbefinden beizutragen.
In einer Studie, die immerhin 438 Parkinson-Patienten einbezog (Durchschnittsalter knapp 60 Jahre), fand man sogar heraus, dass regelmäßige Physiotherapie die Mortalitätsrate auf fast die Hälfte reduzierte im Vergleich zu denjenigen Patienten, die diese Form der Behandlung ablehnten (Kuroda et al. 1992).
Inzwischen weiß man, dass Krankengymnastik auf neurophysiologischer Grundlage, in gewissem Maße auch jede andere mehr oder weniger sportliche Art, sich aktive Bewegung zu verschaffen, mehr bewirkt als nur Muskeln zu trainieren oder evtl. die Stimmung zu heben:
Speziell die *gezielten* Übungen sind in der Lage, in Gehirn und Rückenmark bislang ungenutzte Zellen zu "aktivieren", die dann die Aufgaben der bereits ausgefallenen übernehmen. Ebenso hat man beobachtet, dass sogar teilweise-

beschädigte Neuronen bei entsprechender Stimulation wieder neue Ausläufer bilden und sich mit anderen Neuronen vernetzen.

Die medizinische Forschung hat gerade in den letzten Jahren viel über die ungeahnten "Reparaturmechanismen" des Gehirns herausgefunden, die den Wert und die Wichtigkeit der Krankengymnastik auf neue Weise wieder deutlich machen.

Man schaue sich hierzu nur einmal die Erfolge an, die man bei manchen Schlaganfallpatienten oder durch Sauerstoffmangel hirngeschädigten Kleinkindern mit Zerebralparese mit Hilfe intensiven, täglichen gezielten Trainings erreichen kann, bei denen große, völlig zerstörte Hirnregionen durch Aktivierung von anderen, bislang brach liegenden Zellen, wieder *überbrückt* werden können.

Wahrscheinlich leuchtet diese Erklärung den meisten Patienten ein, wenn man sie erst überzeugen muss, welchen Sinn solche Spezialgymnastik hat, die für einen modernen jungen Menschen wenig Sportives an sich zu haben scheint und vielleicht insgeheim etwas abfällig als "Oma-Opa-Hampelei" abgetan wird.

[Zu letzterem Eindruck mag die Tatsache beitragen, dass sämtliche im Umlauf befindlichen Übungsfibeln oder Videokassetten für Parkinson-Patienten für die ältere Generation konzipiert wurden.
Ähnliches gilt für die in vielen Städten angebotene wöchentliche Parkinson-Gruppengymnastik:
Da die Majorität der Betroffenen nun einmal über 60 ist und längst nicht jeder junge Patient solche Gruppen aufsucht, wird ein U 40-Patient dort kaum einen Genossen aus seiner eigenen Generation antreffen und auch – bei aller gezeigten Höflichkeit und Respekt gegenüber den älteren Mit-Patienten, und *ganz gewiss nicht böse gemeint* – in Gedanken ein langes Gesicht machen und die Augen gen Himmel verdrehen, wenn er Woche für Woche feststellt, dass auch die zur "Turnstunde" aufgelegte "Begleitmusik" ihm nicht ganz zeitgemäß erscheint und nicht für jeden eine akustische "Stimulation" darstellt...

Natürlich sind das nur Kleinigkeiten, die im Prinzip überhaupt nichts mit der Therapie an sich zu tun haben, und es ließe sich sicher rein-technisch-finanziell kaum einrichten, solche Programme extra für U 40-Patienten etwas "jugendgerechter" zu gestalten – doch es sind nun mal all solche Kleinigkeiten, die unser Leben bestimmen und zur Krankheitsbewältigung beitragen.]

Einmal pro Woche ½ oder 1 Std. Krankengymnastik in der Gruppe (wo man zwar Gleichbetroffene sieht und sich austauschen, der Therapeut aber sich weniger mit dem Einzelnen beschäftigen kann) reicht ohnehin nicht aus, um den oben beschriebenen "neuro-regenerativen" Effekt zu erzielen, und nicht jeder hat in seinem näheren Umkreis die Möglichkeit zur Gruppengymnastik.

Ausschließlich allein zu Hause zu üben, ohne wenigstens gelegentliche (wöchentliche) Kontrolle, dazu raffen sich die wenigsten selbst auf.

Ohne die fachkundliche Betreuung können sich auch leicht Fehler in die Übungsabläufe einschleifen; auch ein Familienmitglied wird hier nicht immer das geschulte Auge eines erfahrenen Physiotherapeuten ersetzen können.

Da aber die Parkinson-Krankheit eine chronische ist und am besten täglich oder 3 –4 mal wöchentlich (lieber kürzer, aber öfter) trainiert werden sollte, davon wenigstens ab und zu unter kompetenter Aufsicht, haben etliche Patienten Probleme, genügend Rezepte für die Einzelgymnastik ausgestellt zu bekommen.

[Ein weiteres Problem kann sich ergeben, wenn der Patient berufstätig oder mit der Versorgung eines Familienhaushaltes bereits voll ausgelastet ist und keine Zeit, Nerven und Kräfte mehr übrig bleiben, um noch extra in die physiotherapeutische Praxis zu fahren. (Schließlich ist man nicht zu jeder Tagesstunde gleichermaßen fit, und da bei Parkinson nun mal alles etwas langsamer geht, ist man gezwungen, Prioritäten zu setzen und oft nur das Allernotwendigste zu erledigen. Ein Dilemma: Was ist wichtiger? Arbeitsplatz, soziale Kontakte oder Gymnastik? Ein Tag hat nur 24 Stunden, und die gehen schnell vorbei, wenn man auf einem anderen Zeitniveau lebt.)

Hier wird man wieder einmal *Kompromisse* schließen müssen:
Solange keine anderen Gründe für eine eventuelle Aufgabe des Arbeitsplatzes sprechen, sollte man versuchen, sich wenigstens generell genug zu bewegen. Am Wochenende (wenn natürlich keine Gymnastikstunden beim Therapeuten möglich sind) schafft auch ausgiebiges Spazierengehen, Radfahren oder Schwimmen einen gewissen Ausgleich; besser solch eine Stimulation als gar keine.
Manche Arbeit kann man als eine Art "Ersatz- Ergo- und Physiotherapie" ansehen, dito die Beschäftigung mit einem Haustier. Dennoch sollte man sich im klaren sein, dass solche Aktivitäten nicht dieselbe Qualität aufweisen wie gezielte Übungen auf der Grundlage neurophysiologischer Erkenntnisse, was die (Re-)Aktivierung von Hirnzellen angeht.]

Und noch etwas sei hier hinzugefügt:
Bleiben wir bei dem anfangs erwähnten Beispiel der Rheumapatienten: Diese werden z.B. mit Hilfe von wenigen Minuten Aufenthalt in Kältekammern (und auch Medikamenten) für ein paar kostbare Stunden lang von ihren schlimmsten Schmerzen befreit – das ist zwar sehr schön für die Betroffenen, wäre aber letztendlich ohne therapeutischen Effekt, würden diese Stunden nicht *genutzt*, um gezielt die kranken Gelenke zu bewegen; denn kommen erst die Schmerzen zurück, ist das kaum noch möglich.

So ähnlich ist es bei Parkinson-Patienten: Die Medikation macht es, gerade in den ersten Jahren, möglich, die Krankheitssymptome zu verdrängen und damit auch die eigentliche Krankheit – über lange Zeit stabiler als es bei den Schmerzen der oben beschriebenen Rheumapatienten der Fall sein dürfte. Wäre es da nicht *Schindludertreiben*, diese "Honeymoonzeit" ungenutzt verstreichen zu lassen? Alles redet von "Neuroprotektion" durch Medikamente bzw. Medikamente-einsparen – *wer* spricht von Neuroprotektion und -(Re)Aktivierung durch gezielte Bewegungsprogramme?

Vor allem: Wer erstellt *Studien* über den Wert solcher Therapien – und sorgt dafür, dass der Betroffene nicht nur in der "Ausnahmesituation Fachklinikaufenthalt", sondern auch daheim vor Ort, dort, wo sich das *reale* Leben abspielt, die nötige Unterstützung erhält?

Wenn die neuen Theorien (die man anhand lebender Beispiele schon als annähernd bewiesen betrachten kann) über die neuronalen Reparaturmechanismen in Folge von *Stimulation durch gezielte Bewegungsreize* tatsächlich zutreffen, dann wird hier eine wertvolle, nebenwirkungsfreie (!) therapeutische Option vernachlässigt, die gerade für junge Parkinson-Patienten von großer Bedeutung sein könnte, welche einerseits noch lange mit Krankheit und Medikation zurecht kommen müssen, andererseits aber noch mehr vitale *Reserven* aufgrund ihres biologischen Alters als 70- oder 80-Jährige besitzen.

["Der Einfluss von *hochdosierter*, täglicher Physiotherapie (unter fachlicher Anleitung) auf den Langzeitverlauf der Erkrankung und die nötige Medikamentendosis" - wäre das nicht ein hochinteressantes Thema für eine young-onset-juveniler-Parkinson-Studie? Oder legt man das lieber zu den Akten, weil sich solche Therapien, im Vergleich zu pharmazeutischen, wegen des finanziellen Umsatzes nicht rentieren?]

[Ein kleiner "Verbesserungsvorschlag", auch im Hinblick auf den bereits angedeuteten Punkt "jugendgerechte" Krankengymnastik für U 40-Patienten:
Statt immer nur mit Bällen, Thera-Bändern, Reifen, Stäben und reisgefüllten Stoffsäckchen zu trainieren, bietet das *drei*rädrige Kickboard eine zeitgemäße, ja topaktuelle und vielseitige Möglichkeit, die Physiotherapie noch lebendiger zu gestalten. Es eignet sich hervorragend zum Koordinationstraining, ist aber dennoch erstaunlich kippsicher (im Gegensatz zum *zwei*rädrigen Kleinroller). Sogar ältere Patienten – und auch das Pflegepersonal – haben großen Spaß damit, und es ist verblüffend anzuschauen, wie ansonsten recht gebrechlich wirkende Parkinson-Patienten, die kaum noch laufen können und z.T. auf den Rollstuhl angewiesen sind, auf dem Kickboard geradezu übermütig-flott fahren können ohne zu stürzen.]

Zu den Abbildungen auf der folgenden Seite:

Das dreirädrige Kickboard ist nicht nur ein optimales Trainingsgerät und Hilfsmittel, sondern bringt jungen wie alten Patienten viel Spaß.

Oben: Fürs Kickboard bleiben auch mal Rollstuhl und Gehhilfe "arbeitslos" stehen.
Unten: Der jungen Patientin gelingt es sogar mit Hilfe des "Rollerfahrens" ihre Dyskinesien (incl. Torticollis/Schiefhals) zu kaschieren.

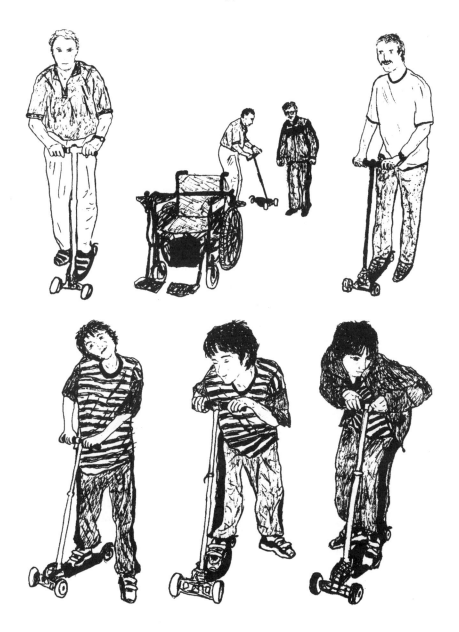

15. Weitere zusätzliche Behandlungsformen

Nicht das Beginnen wird belohnt,
sondern einzig und allein das Durchhalten.
(Katharina von Siena)

Mein Geist weiß genau, was zu tun ist,
aber mein Körper folgt ihm nicht.
(Ausspruch eines Patienten, zitiert in: Strehl und Birbaumer 1996)

Einige in der heutigen Praxis eingesetzte "Verwandte" der Krankengymnastik
seien hier kurz erwähnt, die besonders nach längerer Krankheitsdauer
zunehmend an Bedeutung gewinnen können; da ihre Anwendungen bei jüngeren
keine speziellen Unterschiede zu denen bei älteren Patienten aufweist, wird hier
auf die ausführliche Beschreibung verzichtet, welche man bei Bedarf im
Rahmen der allgemeinen Literatur zur Parkinson-Krankheit nachlesen möge.

Ergotherapie:

Diese stellt im wesentlichen eine Art "Krankengymnastik für die Feinmotorik",
v.a. der Hände, dar, bei der auch die vielen im Alltagsleben benötigten "kleinen
Handgriffe" geübt werden (wie z.b. das für die meisten Parkinson-Patienten
leidige Herumhantieren mit Knöpfen, Reißverschlüssen, kleinen
Haushaltsgegenständen und Schreibwerkzeug).
Auch solche Betroffene, die sich noch relativ gering in diesen Tätigkeiten
beeinträchtigt fühlen, bemerken ihre Defizite und den Übungsbedarf eher, wenn
sie spezielle ergotherapeutische Übungen ausführen sollen.
In diesem Stadium konzentriert sich der Ergotherapeut vor allem auf den
Erhalt/die Wiederherstellung der Schreibfähigkeit (im Sinne einer ausreichend
lesbaren, nicht zu kleinen Handschrift). In der Ergotherapie werden oft **auch**
kreativ-künstlerische und handwerkliche Tätigkeiten eingesetzt, die den **meisten**
Patienten besonders zusagen, zumal sie die Resultate ihrer Bemühungen in Form
handfester Werkstücke vor sich sehen können.
Auch die individuelle Hilfsmittelberatung gehört in den Zuständigkeitsbereich
des Ergotherapeuten.

Logopädie:

Ca. ein Drittel aller Parkinson-Patienten erlebt im Verlaufe der Erkrankung
Stimm- und/oder Sprechstörungen, die separat behandlungsbedürftig werden
und sich auf vielfache Art und Weise zeigen können, die ebenso eine
individuelle Therapie erfordern.

Rigor, Bradykinese und auch Tremor können durch Beeinträchtigung der Kehlkopffunktion, der Zungen-, Schlund- oder Kiefermuskulatur oder der Atemmuskulatur – je nachdem, welche Funktionen betroffen sind, eine zu leise, tonlose, oder eine heisere, eine zitternde, eine gepresste oder generell undeutliche Stimme bewirken, ebenso ein "Hängenbleiben" mitten im Wort. Ein zu langsames oder zu schnelles Sprechen kann ebenfalls vorkommen; z.T. kann es sich dabei um Auswirkungen der Medikation handeln, oder um die gestörte *Koordination* von Sprech-, Atem- und Schluckmuskulatur.

[Bei zu hastigem, schludrigen Sprechen kann z.b. ein einfaches "Pacing board" verblüffend wirksame Dienste leisten: Pro Silbe muss der Patient mit dem Finger reihum jeweils auf ein neues Feld zeigen. Automatisch wird er dadurch gezwungen, langsamer und deutlicher zu artikulieren, da er die Finger nur mit begrenzter Geschwindigkeit von einem zum nächsten Feld bewegen kann.
So simpel dies klingt, so erstaunlich ist das Resultat; dem Patienten ist ja schließlich nicht hinreichend bewusst, dass er zu schnell spricht, aber das Pacing-board bringt ihn zurück in einen "normalen Zeitablauf".]

Die Atemtechnik-Schule:

Oft wird eine Atemgymnastik schon im Rahmen der normalen Physiotherapie oder auch der Logopädie durchgeführt. Angesichts dessen, was die Morbiditäts- und Mortalitätsstatistiken (siehe vorletztes Kapitel) zeigen, sollte man sich vielleicht etwas intensiver als üblich auf das Erlernen und ständige Trainieren guter Atemtechniken für alle körperlichen Belastungsgrade konzentrieren: Eine gute Atmungsfunktion kann dem Risiko, an Pneumonie u.ä. zu erkranken oder gar zu sterben, entgegenwirken.

[>>Infolge des Nichtausnützen des vollen Bewegungsmaßes kommt es eigentlich immer zu mehr oder weniger stark ausgebildeten *Kontrakturen*. Besonders gefährdet sind die Schultergelenke, die zuerst in der Abduktion und Elevation nach vorne eine Einschränkung erfahren. *Auch die Atemexcursionen des Brustkorbes sind gering*<< (Hertzsch 1953).]

Außerdem haben Parkinson-Patienten im fortgeschrittenen Stadium manchmal während der dyskinetischen, vor allem aber während der akinetischen Zustände erhebliche Schwierigkeiten mit der Atmung, oft als quälende Luftnot und Brustenge empfunden. Ein gutes Atemtraining kann helfen, diese Phasen besser zu überstehen.

Bewegungsbad/Wassergymnastik:

Hier handelt es sich ebenfalls um eine Variation der normalen Physiotherapie, die man ins möglichst *warme* Wasser (Thermalbad 32 – 33°C) verlegt hat.

Die meisten Patienten erleben die relative "Schwerelosigkeit" als sehr angenehm, so dass sich ganz andere Übungen als in der Gymnastikhalle ausführen lassen, zumal es keine Sturzgefahr gibt. Das warme Wasser entspannt die Muskulatur – bei zu kaltem Wasser (was bei Patienten mit ausgeprägten Temperatur-Regulationsstörungen bereits bei 28°C der Fall sein kann) besteht die Gefahr, dass der Rigor verstärkt und der Patient sogar noch steifer als "an Land" wird.

Massagen, passives Bewegen der Gelenke u.ä.:

Solche Maßnahmen werden eher weniger durchgeführt bzw. rezeptiert, auch wenn sie durch Muskellockerungen und entspannende Effekte das *Wohlbefinden* des Patienten zweifelsohne erhöhen. Es heißt jedoch, dass "*passive* Maßnahmen nicht gegen das Fortschreiten des Parkinson-Syndromes helfen" (Henneberg 1997).

[Hierzu sei angemerkt, dass die im vorigen Kapitel erwähnten "Reparaturmechanismen" von Nervenzellen bei cerebral geschädigten Kindern z.T. *auch* durch *passives* Bewegen der Extremitäten und des Kopfes aktiviert werden.
Auch in der Parkinson-Therapie gilt passives Durchbewegen seit 50 – 100 oder mehr Jahren als *sinnvoll*. Stellt denn nicht bereits eine Verbesserung des Ist-Zustandes und dessen Stabilisierung einen Erfolg dar??!
Andererseits: Das Argument, dass diese Maßnahmen "nicht gegen das Fortschreiten des Parkinson-Syndromes helfen" gilt dann *ebenso* für die *aktive* Gymnastik – denn der letztendliche wissenschaftliche *Beweis* steht auch hierfür noch aus. Also: entweder – oder!]

Bei starken Rigor-bedingten Schmerzen sind sie aber sicher noch indiziert – schon deshalb, um den Patienten überhaupt erst wieder *in die Lage zu versetzen*, an der aktiven Physiotherapie teilzunehmen. Bei extrem akinetischen Patienten mag passives Durchbewegen die einzige noch *mögliche* Form der Physiotherapie darstellen, ist daher schon allein zur Aufrechterhaltung der Kreislauffunktionen/Durchblutung sehr indiziert!
Nicht nur bei Rigorschmerzen kann die Massage eine wahre Wohltat darstellen, sondern auch für die von starken Dyskinesien betroffenen Patienten, die sich während der "Zappelphase" regelmäßig die Gelenke verrenken und Muskeln zerren.

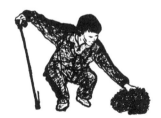
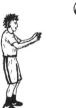
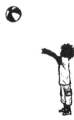

16. Alternative Behandlungsmöglichkeiten – wer hilft, hat Recht

Glaubet den Zweifelnden
und zweifelt, wenn man den Glauben
gebietet.
(Ludwig Börne)

Es würde den Rahmen dieses Buches sprengen, auch noch alle möglichen alternativen Therapieformen zu beschreiben, die inzwischen bei der Parkinson-Krankheit praktiziert oder versucht werden; ständig kommen neue hinzu, andere verschwinden wieder.

Je nachdem, ob man eine eher nüchtern-analysierende Natur oder mehr eine Ader für "die nicht messbaren Dinge zwischen Himmel und Erde" besitzt, wird man solche Anwendungen mit den unterschiedlichsten Worten beschreiben: von "Wunderheilung" über "hilfreiche Zusatzbehandlung" und "schaden kann's ja nicht" bis hin zu "Humbug, Mummenschanz und Scharlatanerie".

Manchmal mag nicht nur die persönliche Grundhaltung entscheiden, in welche Richtung diese Einschätzungen tendieren – auch der Grad der Verzweiflung und durch lange Krankheit bedingte Zermürbung spielen eine gewisse Rolle dabei.

Chronisch-progredient Kranke setzen oft alle verfügbaren (auch finanzielle) Mittel und Energien ein, um irgendwie doch noch ein "Heilmittel" zu finden – dadurch stellen sie natürlich willkommene Opfer für Betrüger dar.

Gewarnt sei man daher v.a. immer dann, wenn hohe Kosten für Geräte und Honorare entstehen, die von der Krankenkasse nicht ersetzt werden (auch wenn letzteres *keineswegs* ein Kriterium für den Wert oder Unsinn einer Therapie darstellt!).

[Da kürzlich sogar der Fall vorgekommen ist, dass eine pseudo-christliche Sekte eine ahnungslose junge Parkinson-Patientin für ein *exorzistisches* Ritual zur "Austreibung des Parkinson"gewinnen wollte, sei an dieser Stelle auch auf Gefahren aus solcher Richtung hingewiesen. Ein deutliches Indiz für Sektenpropaganda ist die Bemerkung, dass "alle Krankheiten vom Satan stammen"würden (!)]

Im Zweifelsfalle sollte man die Sache mit dem Arzt, einer Selbsthilfegruppe oder im größeren Familien-/Freundeskreis besprechen.

Solange aber die auf den ersten Blick noch so suspekten "Therapien" (und Therapeuten) *Erfolge* aufweisen können – allerdings möglichst über längere Zeiträume *stabil* bleibende – und *solange* die Schulmedizin noch immer nicht genau erklären kann, was bei einer bestimmten neurologischen Erkrankung eigentlich im Gehirn vor sich geht und wie man sie heilen oder auch nur zum Stillstand bringen könnte ..., ja, solange sollte sich niemand anmaßen zu bestimmen, welche Behandlung "wirkt" und welche nicht.

Wer etwas verwirft, ohne dass er einen definitiven *Gegenbeweis* vorbringen kann, der handelt genauso unwissenschaftlich wie der tatsächliche "Quacksalber".

Daher seien hier ganz wertfrei (in alphabetischer Reihenfolge) einmal die bekanntesten alternativen Therapien aufgelistet, die bei Parkinson-Syndromen eingesetzt werden, unter denen man sich bei Interesse näher informieren kann. (Einige davon werden bereits in den Parkinson-Büchern ausführlicher vorgestellt, neue Therapien auch in der jeweiligen aktuellen Ausgabe der Mitglieds-Zeitschrift der Deutschen Parkinson Vereinigung "dPV-Nachrichten".)

- Akupunktur
- Anthroposophische Medizin (beinhaltet sog. Eurythmie und Farbentherapie)
- Autogenes Training
- Ayurveda (indische Medizin)
- Balneotherapie (setzt Wasser als Heilmittel ein)
- Biofeedback
- Elektrotherapie (nicht zu verwechseln mit der elektrischen Tiefenhirn-Stimulation, dem s.g. Hirnschrittmacher)
- Eugemed (sieht aus wie eine Mischung aus Reiki und sanfter Massage)
- Eutonie
- Feldenkrais-Methode
- Forceless spontaneous release (FSR)
- Funktionelle Entspannung
- Hippotherapie (therapeutisches Reiten)
- Homöopathie (konkrete therapeutische Substanzen siehe weiter unten)
- Kunsttherapie
- Musiktherapie (sowohl passiv als auch aktiv)
- Muskelentspannung nach Jacobson
- Neurokognitive Therapie
- Reiki (japanisch, "universelle Lebensenergie" von Mensch zu Mensch)
- Singen (therapeutisches)
- Tanzen (als Mischung aus Physiotherapie, Hobby und gesellschaftlichem Ereignis)
- Thalassotherapie (setzt Aufenthalt an der See therapeutisch ein)
- Traditionelle Chinesische Medizin – TCM (beinhaltet auch die o.g. Akupunktur)
- Transkutane Magnetstimulation
- Yoga

Diese Aufzählung erhebt keinerlei Anspruch auf Vollständigkeit. Einige der genannten Methoden werden bereits auch in einzelnen Parkinson-Fachkliniken angewendet (zumal sie sich z.t. nur dort durchführen lassen) – nicht als ausschließliche Behandlungsform, sondern als sinnvolle Ergänzung.

Wie man sieht, stehen auch mehrere Formen von Entspannungstechniken in dieser Liste; erholsame, entspannte Zustände zu erreichen, ist für Parkinson-Patienten sehr wichtig. Der *Weg* dorthin spielt dabei kaum eine Rolle, und wenn die eine oder andere der o.g. Techniken dabei hilft, dann sei sie dadurch "abgesegnet".

Wie schon bei den "schulmedizinischen" Medikamenten gilt ein Grundsatz: *Universell gültige Empfehlungen sind nicht möglich*, weil jeder Patient ein Individuum ist, dito "sein" Parkinson-Syndrom – ebenso die passende(n) Therapie(n). Was dem einen hervorragend hilft, wirkt möglicherweise einem anderen überhaupt nicht und bei einem Dritten "wie Gift".
Vielleicht kämen wir alle ein Stück weiter bei der Suche nach der besten Therapie für (Parkinson-) Patienten, wenn wir einen der wichtigsten Leitsätze der Traditionellen Chinesischen Medizin in die westliche Schulmedizin übertragen und beherzigen würden:
>>Alle Menschen sind verschieden – und wir behandeln den *ganzen Menschen*, nicht eine Krankheit.<<

[Zur Ergänzung: Unter den *Homöopathika* werden zur Behandlung von Parkinson-Syndromen folgende Substanzen angewendet:
Acidum picrinicum (Pihrinsäure), Agaricus muscarius (Fliegenpilz), Aranea diadena (Kreuzspinne), Condium (Gefleckter Schierling), Heloderma (Krustenechse), Hyoscamus (Bilsenkraut), Kresol (Kresol), Manganum aceticum (Manganacetat), Mercurius solubilis (Quecksilber), Plumbum (Blei), Rauwolfia serpentina (Ind. Schlangenwurzel), Stramonium (Stechapfel), Tarantula cubensis/hispanica (Kubanische/Spanische Tarantel).

Da in der Homöopathie aber nicht nur die Erkrankung selbst, sondern auch bestimmte individuelle Eigenschaften des Patienten sowie Kriterien im jeweiligen Krankheitsverlauf bei der Auswahl der therapeutischen Zubereitungen berücksichtigt werden, sei hier ausdrücklich von einer Selbstmedikation abgeraten, auch wenn es sich um rezeptfrei erhältliche Substanzen handelt.
Vor allem sollten niemals die vom "Schulmediziner" verordneten Parkinsonmittel auf eigene Initiative hin abgesetzt werden, schon gar nicht abrupt (Gefahr lebensbedrohlicher Zustände durch akinetische Krise)!

Ähnliches gilt für teilweise noch exotischere "Medikationen".
In der chinesischen Medizin der Zeit um das Jahr 200 (Tschang Tschong King, auch Tschang Ki, östliche Han-Dynastie) wurden Tremor, Krämpfe und evtl. Parkinson-Syndrome mit Datura stramonium (Gemeiner Stechapfel) in Pulverform behandelt. Da dieses u.a. Scopolamin, Hyoscyamin, Apoatropin und Belladonna beinhaltet, stimmt hierbei die Indikationsstellung durchaus mit schulmedizinischen Erkenntnissen überein.
Gegen die Störung des Nervensystems allgemein wird eine Aufkochung aus folgenden Ingredienzien genannt: K'ua-leu (Radix Trichosanthis/Cucurbit aceae/Schlangenkürbis),

Kuei-tsche (Cortex Cinnamomi/Lauraceae/chinesicher Zimt), Schao-yao (Radix Paeoniae lactiflorae/Ranunculaceae/chinesische Paeonie/Pfingstrose), Kan-ts'ao (Radix Glycyrrhizae/Fabaceae/Süßholz), Scheng-Kiang (Rhizoma Zingiberis/Zingiberaceae/Ingwer), Semen Zizyphi (Rhamnaceae/Faulbaum).

[Quellen: Schang-han luen (>>Traktat über die schädliche Kälte/über die verschiedenen Formen des Fiebers<<) und Kin-huei yao-liao (>>Rezepte der goldenen Schatulle<<)]

Die evtl. ältesten Hinweise zur Behandlung von Symptomen der Parkinson-Krankheit (hier: >>Zittern der Finger; Verordnung Nr. 623<<) sind in der altägyptischen Medizin zu finden (aus der gut 20 m langen Papyrusrolle von Georg Ebers, 1650 – 1552 *v.Chr.*, Beginn der 17. Dynastie).

In auch heute noch im Umlauf befindlichen Kräuter- und Naturmedizin-Büchern findet man eher selten konkrete Anwendungsmaßnahmen zu Parkinson-Syndromen (manchmal wird hierbei die Schafgarbe erwähnt; Aschenbrenner 1999, Treben 1980).

Zusammenfassend lässt sich sagen, dass all diese alternativen "Medikationen" keinen Ersatz für die heute gebräuchlichen synthetisch erzeugten Parkinsonmittel darstellen können.]

[Therapeutisches Trommeln, Tanzen und Singen als Coping-Strategie für ausgeprägte Dyskinesien

Eine ganz persönliche Erfahrung:
Während eines stationären Aufenthaltes in einer Parkinson-Fachklinik entdeckte ich mit Hilfe meiner Musiktherapeutin ein ganz neues Anwendungsfeld für die Zusatztherapien Singen, Tanzen (im Rahmen der Physiotherapie anzusehen) und v.a. die Rhytmustherapie (die s.g. "Trommelgruppe" im Rahmen der Musiktherapie):
Einerseits kann die Stimulation durch Musik und aktive Rhythmusarbeit gegen die parkinsonbedingten Symptome wirken, z.B. etwas aus der Akinese herausreißen, den Antrieb und die Lebensfreude steigern. Dieser Effekt ist seit langer Zeit bekannt.
Was aber *neu* war: Durch Teilnahme am therapeutischen Singen, Tanzen und Trommeln konnte ich lernen, wie ich auch sehr heftige Dyskinesien in gewisser Weise in den Griff bekommen konnte – nicht in dem Sinne, dass es möglich gewesen wäre, sie abzustellen oder ihre Amplitude zu verringern; im Gegenteil.
Aber wir haben herausgefunden, dass das "entstellende Gezappel" durch ein gewisses Maß an Konzentration einem von außen vorgegebenen Takt oder Musikstück angeglichen und auf diese Weise harmonisiert werden kann.
Dadurch wirken die Überbewegungen nicht mehr so abstoßend oder zumindest weniger auffällig auf außenstehende Beobachter – für Menschen mit "einem Herz für Parkies" evtl. sogar fast "elegant" (wenn auch dann mit einem Anteil, der aussieht wie willkürliche "Theatralik", der man sich aber ungeniert hingeben können muss, sonst klappt das Überbewegen-im-Takt nicht, und das Ganze wird dann zu anstrengend, zumal man sich dann eher verkrampft und zuwenig Atemluft in die Lunge bekommt).

Mitpatienten und Tanzlehrer kommentierten meinen "dyskinetischen Breakdance", dass ich in einer heutigen Techno-Diskothek fast kaum noch auffallen würde – bloß dass der Tanz auch weitergeht, wenn die Musik aufhört ...
Im Gegensatz dazu sehen die Überbewegungen während des Trommelns zwar *extrem* auffällig aus: um auch wirklich den Takt zu halten und überhaupt die Trommel zu treffen, muss ich all meine Konzentration auf den jeweiligen Schlagarm richten – und in Kauf

nehmen, dass der Rest der Motorik entgleist, inkl. Verzerrung der Gesichtsmuskeln – aber dafür habe ich in diesem Zustand ein absolutes Rhythmus- und Körpergefühl! Es ist eine faszinierende Erfahrung – und eine wertvolle Option, die enormen Kräfte, die dabei freigesetzt werden, für etwas zu *nutzen*, diese vielen Stunden tagtäglich nicht einfach so mit "Zappeln und warten, dass es vorbeigeht" verstreichen zu lassen.

Seit diesen Erlebnissen und Erkenntnissen plädoyiere ich stets dafür, die Möglichkeiten der Musiktherapie, besonders die des therapeutischen Trommelns (welches ich persönlich im Begriff bin, zu einem neuen "Hobby" auszubauen) noch intensiver auszuschöpfen, speziell im Hinblick auf jüngere, d.h. von ihrer biologischen Grundkonstitution her noch relativ robuste, dafür aber evtl. besonders von starken Dyskinesien betroffene Patienten.

Wenn sich die Überbewegungen medikamentös nicht in den Griff bekommen lassen (außer unter Inkaufnahme invalidisierender Akinese oder durch eine stereotaktische Operation, aber auf beides wird man sich nicht so gerne einlassen), muß man sich damit irgendwie arrangieren.
Ich würde mich sehr freuen, wenn noch mehr hyperkinetische Parkies durch das dyskinetische Trommeln und Tanzen lernen könnten, ihre extrem-on-Phasen auszunutzen und sich dabei auf gewisse Weise richtig wohl zu fühlen!]

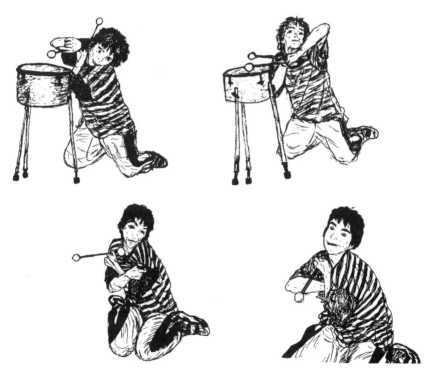

Abb.: Dyskinetische Trommlerin

17. Essen und Trinken und Dopamin
halten Leib und Seele zusammen

>>*Kürzlich wurde durch chemische Analysen festgestellt, dass verschiedene Bohnensorten große Mengen an L-Dopa enthalten (in einer Größenordnung von 25 g L-Dopa pro Pfund). Auch gibt es den Hinweis (der einer sorgfältigen Überprüfung bedarf), dass derartige mit L-Dopa angereicherte Bohnen viele Jahre lang ein "Volksheilmittel" dargestellt haben. So ist es möglich, dass L-Dopa, dessen Aufkommen wir auf das Jahr 1967 datieren, bereits 1967 vor unserer Zeitrechnung bekannt war.*<<
(Oliver Sacks)

Die manchmal gestellte Frage, ob es eine spezielle Diät für Parkinson-Patienten gibt oder eventuelle Einschränkungen beim Essen und Trinken beachtet werden müssen, wird generell verneint.

Solange keine Begleiterkrankungen dem entgegenstehen, ist alles erlaubt, was schmeckt und vertragen wird (inkl. Alkohol, der aber ohnehin meist freiwillig stehen gelassen oder nur maßvoll genossen wird – sei es instinktiv aus stoffwechselchemischen Gründen oder weil man Parkies sowieso schon manchmal irrtümlich für betrunken hält und sie diese krankheitsbedingten Koordinationsstörungen nicht auch noch durch Alkoholeinwirkung verstärken mögen).
Dennoch beachten viele Patienten an sich mit Nahrungsaufnahme assoziierte Veränderungen der Symptomatik und Medikamente-Wirkungen, die z.T. auch wissenschaftlich belegt/erklärt worden sind und hier etwas näher betrachtet werden sollen, da sich auf dieser Grundlage für interessierte, engagierte Patienten sehr wohl ein individuell abstimmbares "Parkinson-Diät"-Konzept erstellen lässt.

Dass manche Patienten – wobei hiervon meistens die jünger Erkrankten betroffen sind – nach stark *protein*haltigen Mahlzeiten eine Verschlechterung der Medikamente-Wirkung (insbesondere von L-Dopa) erfahren (die s.g. Eiweiß-Akinese), ist schon seit langem bekannt (Barbeau 1969 u.v.a.), dito die individuell sehr verschiedene L-Dopa-Resorptionsfähigkeit (Wade und Mearrick 1974) und wird in der gesamten aktuellen Übersichtsliteratur zum Thema "Parkinson" stets erwähnt, in Praxis leider nicht immer beachtet [zu erkennen daran, dass sogar in Fachkliniken die Medikamente erst *zum* Essen statt *davor* gegeben und dass "Pauschalgrenzen" für die L-Dopa-Tagesdosis festgesetzt werden, z.B. >>In unserer Klinik liegt die absolute "Schallgrenze" bei 1000mg L-Dopa/Tag<< (Henneberg 1997).]

Zu diesem Effekt kann es kommen, weil das L-Dopa im Darm mit den Großen Neutralen Aminosäuren (aus welchen sich die Proteine z.T. zusammensetzen) um die Aufnahme ins Blut konkurriert – und dasselbe sich dann im Plasma abspielt, wenn es darum geht, wer die Blut-Hirn-Schranke überwinden darf.

Daher wird generell empfohlen, die Tabletten oder Kapseln mindestens 30 Minuten vor oder mindestens 90 Minuten nach den Mahlzeiten einzunehmen. (Wenn man die Regeln der modernen Ernährungswissenschaft befolgt, 5 kleine Mahlzeiten am Tag anstatt 3 großen zu sich zu nehmen, und, besonders im fortgeschrittenen Krankheitsstadium, den Rat der Mediziner, die Medikamente in viele kleine Einzeldosen zu fraktionieren, gibt es allerdings Schwierigkeiten, die o.g. Zeitintervalle einzuhalten.)

In einigen Fällen hat es sich bewährt, tagsüber nur kleinere Mahlzeiten ohne Fleisch, Fisch, Milchprodukte oder Eier etc. zu sich zu nehmen, und dann am Abend eine proteinreiche Hauptmahlzeit.
Dabei ist darauf zu achten, dass das Eiweiß-Minimum, welches der Mensch zur Aufrechterhaltung seiner Muskel- u.a. Funktionen (inkl. des Gehirnes!) benötigt, nicht unterschritten wird.
Dies sind mindestens 35 g Protein am Tag, eher mehr und nach Körpergewicht verschieden.

[Es gibt U 40-Patienten, denen sogar gewöhnliches Brot (bekanntlich nicht gerade eine Proteinbombe) zum Frühstück "zu eiweißreich" ist. Eine Extremdiät von tagsüber ausschließlich Früchten, Salat o.ä. wird aber selten nötig sein und ist auch aus ernährungsphysiologischer Sicht eher bedenklich.

Außerdem enthält Brot reichlich Kohlenhydrate: Da die L-Dopa-Resorption weniger vom L-Dopa-Plasma-Spiegel an sich, sondern vom *Verhältnis* L-Dopa zu Großen Neutralen Aminosäuren abhängt, welches durch die infolge des Kohlenhydrat-Verzehrs bedingte Insulinausschüttung merklich erhöht wird (Wurtmann et. al. 1988a, 1988b, Eriksson 1988), wäre es sogar sehr günstig, *viel* Brot gegen die Eiweißakinese zu verzehren oder auf andere Weise die zum Leben nun einmal nötigen Proteine stets in Gesellschaft von viel Kohlenhydraten zu verzehren.]

Wird die große Abendmahlzeit zu spät vor dem Schlafengehen eingenommen (3 – 4 Stunden Abstand sollten dazwischen liegen), bleibt das Essen unverdaut bis zum nächsten Tag im Magen liegen und kann unangenehme Magen-Darm-Beschwerden und saures Aufstoßen (cave! Reflux-Krankheit) verursachen.

Ob tierische Proteine, wie manche Patienten glauben, die Eiweißakinese eher begünstigen als pflanzliche (Nüsse, Hülsenfrüchte), ist nicht nachgewiesen, wird aber gestützt durch die Beobachtungen der Betroffenen.

Auch Fette können evtl. die Medikamente-Aufnahme oder bereits deren Transport ungünstig beeinflussen. In den letzten Monaten gingen Meldungen

durch die Parkinson-Internet-Seiten, die eine Fett-Eiweiß-reduzierte Diät für junge Parkinson-Patienten empfehlen, auch zur Vermeidung von "antioxydativem Stress".
Studien hierzu stehen allerdings noch aus, dito ob die Zuführung von "Schutzvitaminen" gegen die Bildung freier Radikale die Progredienz der Parkinson-Krankheit verlangsamen könnte.
Wer auf Nummer sicher gehen möchte, kann solche Vitamine über Präparate aus der Apotheke einnehmen (A, C, E, evtl. mit dem Spurenelement Selen), aber cave! Überdosierung (möglich bei Präparaten, die Vitamin A *nicht* als Provitamin enthalten, bei Vitamin D sowie einzelnen Spurenelementen)!

Eine gesunde Mischkost oder eine ausgeklügelte ovo-lacto-vegetarische Vollwerternährung sollte i.d.R. auch ohne Zusätze keinen Mangel aufkommen lassen, zumal man nicht davon ausgehen kann, dass ein isoliertes Präparat die volle Wirkung entfaltet, wie das der Fall wäre, wenn die Vitamine auf *natürliche* Weise, zusammen mit einer Vielzahl anderer Vitamine, Mineralstoffe, Spurenelemente und sekundären Pflanzenstoffen, verzehrt werden.

Wer wegen der reduzierten Protein-Tagesmenge fast zwangsläufig auf kalziumreiche Lebensmittel verzichtet (Milchprodukte), sollte unbedingt nachprüfen, ob er seinen Kalziumbedarf ggf. über ein Mineralstoffpräparat ergänzen sollte, um einer späteren Osteoporose vorzubeugen (welche ja evtl. ohnehin öfter bei Parkinson-Patienten vorzukommen scheint bzw. sich generell in der alternden Bevölkerung ausbreitet). Hierbei ist auch auf eine ausreichende Versorgung mit Vitamin D3 (besonders bei Mangel an Tageslicht unter freiem Himmel) und Vitamin K zu achten. Erhöhte Knochenbrüchigkeit (durch Osteoporose) *multipliziert* mit erhöhter Fallneigung (durch die Parkinson-Krankheit) ergibt eine sehr ungünstige Prognose und Lebensqualität.

Sinnvoll und garantiert unschädlich wäre, evtl. nach Absprache mit dem behandelnden Arzt, eine Vitamin B12-Substitution bei manchen Parkinson-Patienten.
Dass bei diesen häufiger als in der Bevölkerung ein B12-Mangel vorkommt, berichtet eine Untersuchung von Gehlen et al. (in Fischer Hrsg. 1997).
B12-Mangel kann nicht nur Störungen der Blutbildung (Zusammenspiel mit Vitamin C, Folsäure und Eisen) verursachen, sondern auch Tagesschläfrigkeit und Störungen des circadianen Schlaf-Wach-Rhythmus', wie sie häufig bei Parkinson-Patienten beschrieben werden. (In der Schlafmedizin werden sogar Megadosen von Vitamin B12 zur Behandlung solcher circadianer Störungen eingesetzt, oft kombiniert mit Lichttherapie) Die an (tierischem) Protein arme Diät begünstigt ebenfalls einen B12-Mangel, dito höheres Alter und bestimmte Magen-Darm-Erkrankungen.

Parkinson-Patienten, die an besonders schmerzhaften Dystonien (bes. nachts und morgens) leiden, sollten prüfen, ob ein eventueller *Magnesium*-Mangel die Krampfneigung nicht noch zusätzlich verstärkt.

Eisen ist in Bezug auf die Ernährung schwierig einzuschätzen: Einerseits begünstigt ein Mangel an diesem Spurenelement wahrscheinlich das gehäuft bei Parkinson vorkommende Restless-Legs-Syndrom und Müdigkeit, andererseits wird immer diskutiert, dass Eisen mit für die Bildung freier Radikale verantwortlich ist und in der Neurodegeneration beim IPS eine große Rolle spielen könnte (Ben-Shachar et al. 1991, Jellinger 1999, Still 1977, Youdim et al. 1990), und man bei der Autopsie verstorbener Patienten erhöhte Eisenkonzentrationen in den betroffenen Hirnregionen gefunden hat. (Allerdings ist unklar, wie weit hier das mit der *Nahrung* aufgenommene Eisen beteiligt ist.) Ein hoher Eisen-Plasma-Spiegel begünstigt außerdem die Ausbreitung von Viren, die, wenn sie schon nicht an der Entstehung der Parkinson-Krankheit beteiligt sein mögen, so doch im Falle einer Infektion zu erheblichen Sekundär-Komplikationen führen können.

Der Effekt von *Kohlenhydraten* in der Ernährung des Parkinson-Patienten ist bekannter:
Bereits ohne Kenntnis der Hintergründe berichten viele Patienten von überdurchschnittlicher Lust auf Süßes (raffinierte Kohlenhydrate), ja zuweilen regelrechten Heißhungerattacken auf Zuckerhaltiges (siehe auch Hinterleitner 1995). Betroffene in fortgeschrittenem Stadium berichten von einer markanten Zunahme der Hyperkinesien nach solchen "Eskapaden".

Die Erklärung: Durch die Aufnahme von schnell ins Blut gelangenden Kohlenhydraten – gerade wenn in Relation dazu wenig Proteine verzehrt werden – schüttet der Körper verstärkt Insulin aus, welches bewirkt, dass das L-Dopa schneller und wahrscheinlich dadurch auch unter weniger "Wegeverlust" als sonst ins Gehirn gelangt (Berry et al. 1991, Hellenbrand et al. 1996, Wurtmann et al. 1988a, 1998b, Eriksson 1988).
[Cave! Könnte *hier* ein Ansatz zur Erklärung der erhöhten Anzahl der Typ2-Diabetiker unter den Parkinson-Patienten liegen?]

Man kann die verschiedenen Nahrungsmittel also auch *ausnutzen*, um Einfluss zu nehmen, den Effekt von L-Dopa zu unterdrücken (und damit die unerwünschten Wirkungen) oder zu verstärken (unter Inkaufnahme der Dyskinesien). Eine s.g. Trennkost (wie die nach Hay) wäre Patienten mit starken Fluktuationen demnach nicht zu empfehlen.

Ein weiterer die Medikamente-Aufnahme beschleunigender Faktor scheint *Koffein* zu sein:
Ein mir gut bekannter Regionalgruppenleiter der Parkinson-Selbsthilfe, der stark unter Akinese leidet, pflegt daher gerne vor besonderen Anforderungen (z.B. wenn er eine zweistündige Sitzung leitet und dabei viel sprechen muss) seine Madopar® LT in Cola (mit

Koffein und *Zucker*, nicht etwa koffeinfreie Light-Cola) aufzulösen und zu trinken, um schnell fit zu werden.

Die Parkinson-Diät gibt es also nicht, aber etliche der U 40-Patienten experimentieren herum, informieren sich und "basteln" sich ihren eigenen, ganz persönlichen "Parkie-Ernährungsplan".

Drei wichtige Punkte, die für alle gelten:

1. ein zu *voller* Magen kann wohl eine gewisse Menge L-Dopa (und evtl. auch andere Medikamente; siehe jeweilige Gebrauchsinformationen) neutralisieren: bis zu 50% – ein *völlig leerer* Magen aber ist auch kein geeignetes Transportmedium für eine einsame, mit etwas Wasser heruntergespülte Tablette. (Empfindlichen Patienten wird dann, gerade während der Einstellphase, leicht übel, erst recht bei den schneller wirkenden Präparaten).
Die bei den meisten Parkinson-Patienten ohnehin schon träge Magen-Darm-Motilität stellt oft das größte Hindernis in Bezug auf die Medikamente-Resorption dar (v.a. beim Gebrauch von Retard-Kapseln). Daher sollte bei nüchterner Einnahme immer wenigstens ein Keks oder trockenes Stück Brot dazu gegessen werden.

2. Wegen der bereits erwähnten Motilitätsstörungen, die nicht nur aufgrund verzögerten Medikamente-Transportes oder gar reduzierter/ausbleibender Wirkung zu Unbehagen führen, sollte auf eine ballaststoffreiche Kost geachtet werden (was sich gut mit der oben beschriebenen protein- und fettarmen, pflanzenfaserreichen "Parkie-Diät" deckt, d.h. viel Obst, Gemüse und Vollkornprodukte. Da die Obstipation bei Parkinson-Syndromen aber nicht nur auf Ballaststoffmangel zurückzuführen ist (evtl. aber auch schon durch Kau- und Schluckmuskelstörungen begünstigt wird), müssen u.U. zusätzliche Maßnahmen getroffen werden, z.B. Einnahme von Leinsaat (möglichst goldgelbe), Weizenkleie, Milchzucker, Flohsamen, eingeweichten Trockenfeigen, Backpflaumen etc.; pharmazeutische (auch s.g. rein-pflanzlichen Ursprungs) Abführmittel sind nicht für den Dauergebrauch indiziert!

3. Aus demselben Grund wie in Punkt 2. beschrieben, sollte viel Flüssigkeit zu sich genommen werden – und noch aus einer ganzen Reihe von anderen Gründen. Auch Medikamente wirken besser, wenn sie mit ausreichend Flüssigkeit eingenommen werden (wobei nicht jedes Getränk geeignet ist!).
Die Nieren werden gut durchgespült, wodurch man den gefürchteten Nierenschädigungen durch Langzeiteinnahme von Medikamenten vorbeugen kann (auch wenn die meisten Parkinsonmittel als weniger nephrotoxisch gelten als andere Medikamente-Gruppen). Vor allem aber

scheinen Parkinson-Patienten empfindlicher auf Dehydrierung ihres Organismus' zu reagieren, auch im Rahmen ihrer Thermo-Regulationsstörungen; nicht nur, aber besonders an heißen Sommertagen macht sich dies bemerkbar.

2 – 3 Liter Flüssigkeit (Kaffee zählt nicht, da dieser den Körper zusätzlich entwässert, dito starker Schwarztee) am Tag sollten es schon sein; man kann es gar nicht oft genug betonen.

Bei all diesem ganzen Herumgerechne und –Getüftel über die "richtige" Ernährung sollte ein ganz wichtiger Aspekt nie vergessen werden: Essen darf weder Zwang noch Kasteiung sein und sollte zum eigenen "Typ" passen. Vor allem sollte es *schmecken*; auch *das* ist *Lebensqualität*!

[Abschließend noch ein paar Worte zur eingangs zitierten Geschichte mit den "L-Dopa-Bohnen", die keinesfalls humoristisch zu verstehen ist (wenn auch die *Mengenangabe* "25 g L-Dopa pro Pfund" zu hoch gegriffen sein dürfte):
Ein österreichischer Bekannter, ehemals sehr aktiv in der Parkinson-Selbsthilfe, berichtet in einer bis dato unveröffentlichten Fragebogen-Aktion, dass etliche Patienten ihm berichtet hatten, "sich nach dem Verzehr von Bohnen besonders wohl zu fühlen" (Hinterleitner 1998, persönliche Kommunikation).
Da diese Betroffenen kaum Kenntnis von dem Gehalt div. Lebensmittel an biogenen Aminen gehabt haben dürften, dies auch normalerweise nicht in der den Patienten zugänglichen Parkinson-Literatur erwähnt wird, ist diese Entdeckung umso verblüffender, sozusagen das Gegenteil eines Placebo-Effektes.

Tatsächlich gibt es in der Natur nicht nur Pflanzen, die Dopamin enthalten (welches "therapeutisch" nicht nutzbar ist, da es ja nicht durch die Blut-Hirn-Schranke gelangt), sondern auch L-Dopa.
Die natürlichen Quellen beschränken sich allerdings auf kaum mehr als just diese Bohnen, botanischer Name: Vicia Faba (syn. Faba bona, Faba vulgaris - deutsch: Saubohne, Ackerbohne, Puffbohne, Dicke Bohne, englisch: broad beans).(Askar/Treptow 1986, Guggenheim 1913, Miller 1920, Sealock et al. 1949, Torquati 1913a, 1913b).

Daneben kommt L-Dopa noch in der in Indien heimischen .Mucuna pruriens [syn. Dolchios pruriens, Stizolobium pruriens (Juckbohne)] als "Volksheilmittel" gegen Eingeweidewürmer, zur Durchblutungsförderung, zur Erzeugung halluzinogener Zustände (!) und als Aphrodisiakum (!)] vor, und in als "L-Dopa-Tee" zubereitbaren Pflanzen (Henneberg 1997), die ich allerdings weder über den Tee-Fachhandel noch die Apotheke, das Reformhaus, div. Bio- oder Esoterik-Läden oder den China-Kräuter-Import ausfindig machen konnte; wahrscheinlich handelt es sich eben doch nur wieder um "Tee" aus o.g. Bohnenschalen.

Ob der Verzehr solcher "Rohstoffe" helfen könnte, Medikamente einzusparen, ist unsicher und meines Wissens nach nicht näher untersucht worden. Immerhin reicht das in einer Tellerportion Ackerbohnen enthaltene L-Dopa aus, um bei mit nicht-selektiven MAO-Hemmstoffen vorbehandelten Personen eine lebensbedrohliche hypertensische Krise hervorzurufen (Hodge et al. 1964), während Guggenheim 1913 nach der Einnahme von 2 g seines aus vicia faba extrahierten "Dioxyphenylalanines" entsetzlich übel wurde und er zweimal erbrechen musste – ein Effekt, der einem jeden Parkinson-Patienten, der einmal zuviel L-Dopa auf einmal genommen hat, bekannt sein dürfte.

Da das L-Dopa vor allem in den *Hülsen* der Vicia Faba enthalten ist und *ohne Decarboxylasehemmer* "geliefert" wird, müsste man doch arg viel Bohnen täglich essen (und liefe dann noch Gefahr, an Gicht zu erkranken, da überreichlicher Verzehr von Hülsenfrüchten durch den hohen Gehalt an Purinen die Harnsäurewerte ebenso steigen lassen kann wie zu viel Fleischkonsum. Eine weniger wohlschmeckende Alternative wäre, sich auf die Hülsen und Keime zu beschränken, weil darin der Löwenanteil des L-Dopas enthalten ist.)

Die *Vorstufe* von L-Dopa, L-Tyrosin, und dessen Vorstufe L-Phenylalanin, kommen dagegen sehr häufig in der Natur vor – praktisch in allem, was wir essen und etwas Protein enthält. Da diese Aminosäuren aber stets in der Gesellschaft anderer Proteinbestandteile auftreten, lassen sich hier keine "therapeutisch nutzbaren" Lebensmittel ausfindig machen.

Über die Apotheke kann man jedoch (rezeptfrei) separierte Aminosäuren, die üblicherweise als Sportler-Nahrungsprodukte (v.a. für Bodybuilder) Anwendung finden, sozusagen eimerweise bestellen – darunter auch L-Tyrosin, die *direkte* Vorstufe von L-Dopa.

Nun gehen viele Mediziner davon aus, dass bei Parkinson-Patienten bereits die Umwandlung von L-Tyrosin zu L-Dopa durch das Enzym Tyrosin-Hydroxylase gestört ist.
Wieso haben aber dann Lemoine et al. (1989) mehrere z.T. fortgeschrittene und mit L-Dopa vorbehandelte Parkinson-Patienten erfolgreich über längere Zeiträume hinweg, *ohne* dass es zu unerwünschten Nebenwirkungen kam, mit L-Tyrosin behandelt? (ca. 100 mg/kg Körpergewicht, nüchtern eingenommen mit Wasser, 3 Std. vor jeglicher anderer Nahrung).

Selbst wenn es nur bei einigen Patienten funktionieren würde – und die Vielfalt der young-onset- und juvenilen Parkinson-Syndrome bietet hier nicht nur das größte Experimentierfeld, sondern auch jene Patientengruppe, die das meiste zu *gewinnen* hätte, sollte sich herausstellen, dass sie einen Teil (oder alle?) ihrer Medikamente durch ein (bei gelegentlicher Kontrolle der Tyrosin-Plasmaspiegel) ungefährliches "Eiweißpulver" ersetzen könnten – wäre es den *Versuch* nicht wert?

Es ist tragisch, dass L-Dopa bereits 1913 sowohl aus Pflanzen als auch synthetisch (siehe hierzu Harington 1927, 1931, Raper 1926) hergestellt werden konnte, aber erst 1960 – 70 in Therapieversuchen an Parkinson-Patienten erprobt wurde. Hätte es damals jemanden gegeben, der Kenntnis von der "Entdeckung einer neuen Aminosäure aus vicia faba" gehabt und ebenfalls von den Patienten-internen Gesprächen über das "Fitmacher-Essen" gehört hätte...– und wenn dieser Mensch fähig gewesen wäre, 2 und 2 zusammenzuzählen, seine Theorie weiterzugeben und praktisch erproben zu lassen – wie weit könnten wir dann *heute* sein?!]

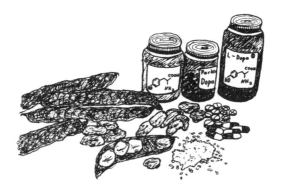

18. Alte und neue Möglichkeiten der Stereotaxie
oder: Über "Anpicken und Gehirn-Piercing"

Den Fortschritt verdanken wir den Nörglern.
Zufriedene Menschen wünschen keine Veränderung.
(H.G. Wells)

Bereits in den 50er Jahren setzte man neurochirurgische Techniken ein, um stark-tremordominante Parkinson-Syndrome zu behandeln.
Durch die Entdeckung von L-Dopa und die Einführung weiterer wirksamer Medikamente rückten operative Maßnahmen weitgehend in den Hintergrund, erleben jedoch seit den 90er Jahren eine Renaissance und Weiterentwicklung. Diese Verfahren wurden inzwischen des öfteren anschaulich in verschiedenen Medien gezeigt, gerne unter den umgangssprachlichen Bezeichnungen "Hirnschrittmacher", "Hirnstimulation" oder "Embryo-Hirntransplantation" o.ä.

Grundsätzlich gilt, dass die stereotaktische Operation keine Standart-Therapie darstellt und nicht bei Patienten eingesetzt wird, deren Symptomatik durch medikamentöse Behandlung noch relativ gut beherrschbar ist.
Erst wenn die medikamentösen u.a. Möglichkeiten der Parkinson-Therapie ausgeschöpft sind bzw. deren unerwünschte Wirkungen vom therapeutischen Benefit nicht mehr aufgewogen werden, wird überlegt, ob ein neurochirurgischer Eingriff sinnvoll ist.

Nicht jeder Patient ist geeignet; bei Begleiterkrankungen besonders des ZNS, Durchblutungsstörungen, Depression, Demenz oder höherem Alter (über 65) wird i.d.R. nicht operiert; dito wenn z.B. durch langjährige hochdosierte Cortison-Behandlung (z.B. bei Asthma, welches anscheinend auch häufiger mit Parkinson vergesellschaftet vorkommt) die Gefäße "brüchig" geworden sind, oder bei Blutgerinnungs-Störungen.
Als weiteres Kriterium gilt, dass die Symptome so stark sein müssen, dass ein erheblicher Leidensdruck beim Patienten besteht.
Außerdem können nicht alle Symptome gleich gut durch die verschiedenen stereotaktischen Operationen beeinflusst werden.

Mit Hilfe der schon in den 50er Jahren praktizierten *Thalamotomie* wird mittels einer durch ein Bohrloch im Schädel geführten Sonde eine winziges Gewebeareal im Thalamus durch Thermokoagulation zerstört, was im günstigsten Fall zu einer über viele Jahre stabilen Ausschaltung eines starken Ruhetremors führt.

Der Patient ist dabei völlig wach, erhält nur Lokalanästhesie für das Bohrloch und die Schrauben zur Befestigung des stereotaktischen Ringes. Da solche

Operationen millimetergenau das betreffende Zielgebiet treffen müssen, um nicht versehentlich anderes wichtiges Hirngewebe zu verletzen, werden heute hochmoderne Rechner in Kombination mit Computer- oder Magnetresonanz-Tomografen eingesetzt. Der stereotaktische Ring dient hierbei als dreidimensionales Koordinatensystem, welches seine Position in Relation zum Zielpunkt tief im Gehirn des Patienten während der gesamten OP nicht verändert.

Die Operation eignet sich fast ausschließlich für Patienten mit *einseitigem* Ruhetremor, da beidseitige Operationen heute wegen des hohen Komplikationsrisikos kaum noch durchgeführt werden.

Die s.g. *Pallidotomie* wird in gleicher Weise durchgeführt, betrifft nur ein anderes Zielgebiet (Globus pallidus und Nucleus subthalamicus) und eignet sich für Patienten mit besonders ausgeprägten Dyskinesien und motorischen Fluktuationen.

Deutlich "eleganter" als das "Verschmoren" von Hirngewebe erscheint einem das modernere Verfahren, die *elektronische Tiefenhirnstimulation*. Hierbei wird kein Gewebe zerstört, sondern kontinuierlich durch elektrische Impulse gereizt. Die Sonde wird wie bei der Thermokuagulation ins Zielgebiet geführt und dort getestet; schon deshalb muss der Patient wach bleiben, da an seinen Reaktionen erkannt wird, ob man sich am richtigen Punkt befindet, denn der Eingriff kann nicht direkt auf einem Bildschirm o.ä. verfolgt werden.
Während der folgenden Tage oder Wochen wird dann die individuell erforderliche Frequenz des mit der Elektrode verbundenen eigentlichen Stimulators (der einem umgebauten Herzschrittmacher ähnelt) genau ausgetestet.
Erst dann werden Elektroden und Reizgerät unter Vollnarkose fest implantiert; der Stimulator unter das Schlüsselbein in eine Hautfalte, die "Kabel" unter die Haut. Mit Hilfe eines Magneten kann der Stimulator ein- und ausgestellt werden. Da bei *diesem* Verfahren i.d.R. *beidseitig* operiert wird, benötigte man bis vor kurzem auch zwei Schaltereinheiten pro Person – inzwischen hat die Firma Medtronic auch ein Stimulationssystem für beide Hirnhälften entwickelt, welches über ein einziges Steuergerät geschaltet wird.
Es wirkt faszinierend und bewegend zugleich, wenn man beobachten kann, wie binnen weniger Sekunden ein von extremen Schüttelbewegungen gebeutelter Patient durch Einschalten der Stimulatoren völlig ruhig wird – und umgekehrt, oder, was die letzten Jahre ebenfalls zunehmend häufiger möglich wurde, wenn ein durch starke Akinese und Rigor fast völlig erstarrter Patient plötzlich aus seinem Rollstuhl aufstehen und herumlaufen kann.

Wenn auch die stereotaktische Operation die Parkinson-Krankheit nicht heilt, verfügt man inzwischen über Langzeiterfahrungen bis zu 10 Jahren, die einen

erstaunlich stabilen Erfolg der chronischen Elektrostimulation bei der
"Ausschaltung" (im wahrsten Sinne des Wortes) der Symptome zeigen.

Die beste Indikation haben hier Patienten mit Tremordominanz, aber in den
letzten Jahren werden auch zunehmend Fälle mit schweren Dyskinesien und
Fluktuationen und solche mit Bradykinese und Rigor im Vordergrund der
Symptomatik mit dieser Methode erfolgreich behandelt; dabei werden jeweils
andere Hirnzentren stimuliert.
Einen weiteren Vorteil bei diesem neueren stereotaktischen Verfahren stellt die
Reversibilität des Eingriffes dar. Wie bei jeder Operation gibt es natürlich
gewisse Komplikationsrisiken (Blutungen, Elektrodenbruch, Infektionen), doch
diese werden mit weniger als 1% angegeben.
Nebenwirkungen äußern sich evtl. in leichteren Artikulations- und
Sensibilitätsstörungen, welche selten als gravierend empfunden werden und
nach Ausschalten des Stimulators verschwinden.

Die auf den ersten Blick hohen Kosten für die Stimulationseinheiten (pro Seite
DM 12.000 – DM 15.000, dazu die Kosten für das OP-Team, insgesamt ca.
DM 50.000, u.U. sogar bis DM 70.000 – oder demnächst 25.000 bis 35.000
Euro – für beide Seiten) dürften sich nach wenigen Jahren amortisiert haben, da
der Patient mit weniger Medikamenten und Hilfsmitteln/-maßnahmen auskommt
– von seiner neu gewonnenen Lebensqualität einmal ganz abgesehen!
(Inzwischen werden die Kosten von den Krankenkassen meistens übernommen,
was vor wenigen Jahren noch nicht der Fall gewesen war.)
Es gab schon einzelne Betroffene, die durch die Elektrostimulation von einem
Zustand der Pflegebedürftigkeit in einen der Arbeitsfähigkeit zurückversetzt
worden sind. Allerdings darf man bei aller Begeisterung über die in den Medien
vorgeführten "Musterexemplare" von erfolgreich hirnstimulierten Patienten
nicht vergessen, dass es trotz gründlichster Indikationstellung und strenger
Auswahl der für die OP geeigneten Betroffenen nicht bei jedem auf Anhieb so
gut gelingt bzw. dass bei einzelnen Fällen nach einigen Jahren trotz Stimulator
die dyskinetische oder die Parkinson-Symptomatik wieder stärker zum
Vorschein kommt.

Es bleibt zu hoffen, dass sich die stereotaktischen Möglichkeiten in Zukunft
weiter etablieren und vielen Patienten zugänglich sein werden, so dass gerade
auch für die jüngere Parkinson-Generation, die allein mit Hilfe der bis heute
entwickelten Medikamente nicht gut über mehrere Jahrzehnte hinweg
zurechtkommen wird, eine wertvolle Option und "Reserve für den Notfall"
geschaffen wird.
Da young-onset und juvenile Parkinson-Patienten besonders häufig und früh zur
Entwicklung von schweren Dyskinesien und Fluktuationen neigen (welche
neben dem Tremor z.Zt. die zweite Hauptindikation für die stereotaktische
Operation darstellen), andererseits aber wegen ihrer durch ihr geringeres

biologisches Alter bedingten Robustheit ein vermindertes Operationsrisiko haben, dürften sich etliche Kandidaten für diese Eingriffe aus den Reihen der U 40-Betroffenen rekrutieren (hierzu siehe auch Krack et al. 1998).

Eine weitere neuere Methode, die sich des stereotaktischen Operationsverfahrens bedient, stellt die *intrazerebrale Transplantation* dar. Der Grundgedanke hierbei ist, dass Dopamin produzierende Zellen ins Striatum des Parkinson-Patienten eingepflanzt werden, die dann dort "anwachsen" und die Rolle der ausgefallenen Zellen übernehmen sollen.
Da sich auch im Nebennierenmark des Menschen Dopamin produzierende Zellen befinden, hat man versucht, solche *patienteneigenen* Zellen ins Gehirn zu transplantieren, doch mangels überzeugender Erfolge dies inzwischen wieder aufgegeben.

Eine andere Methode, die eine Zeit lang als recht vielversprechend galt, stellt die Transplantation von Dopamin produzierenden Zellen aus dem Hirngewebe abgetriebener Feten dar.
Pro Seite werden hierbei bis zu 12 Feten aus der 6. – 10. Schwangerschaftswoche benötigt, die alle möglichst frisch, d.h. am selben Tag abgetrieben sein sollten.
Es hat sich zwar gezeigt, dass dieses embryonale Gewebe tatsächlich 5 Jahre lang oder evtl. noch wesentlich länger im Gehirn des Empfängers überleben kann und es bei einigen Patienten mehrere Monate nach der Transplantation zur Verbesserung der Symptomatik kam; ein allgemeiner "Durchbruch" blieb aber aus.
Erschwerend kam hinzu, dass diese Methode aus ethischen Gründen kritisiert wird: Leicht lässt sich ausrechnen, dass niemals genug Feten zur Verfügung stehen würden, um auch nur einen geringen Prozentsatz der Parkinson-Patienten damit zu behandeln, so dass man bereits einen schwungvollen, z.T. illegalen Handel mit embryonalem Gewebe befürchtete – oder dass Frauen sogar absichtlich schwanger würden, allein um Feten zum Zwecke der Transplantation zu "produzieren" – sei es, um einem parkinsonkranken Verwandten zu helfen oder aus materiellen Gründen.
Hinzu kommt, dass bei herkömmlichem Abort das Ungeborene meistens derart übel zugerichtet wird, dass es für die Transplantation (man bedenke die winzige Größe des entsprechenden Hirngewebes bei einem ca. 8 Wochen alten Fetus!) nicht mehr geeignet ist.
Resultat: Die Abtreibungen werden (meist ohne Wissen der Betroffenen) "schonender" für den Embryo/Fetus, dafür aber gefährlicher für die schwangere Frau vorgenommen! Dann werden wieder solche Fragen diskutiert, ob der Eingriff am Gehirn mit Übertragung fremder Zellen nicht die Persönlichkeit verändern könne o.ä.
Inzwischen sind auch mehrere Fälle bekannt geworden, bei denen es, anscheinend aufgrund unsauberer Arbeit bei der Operation bzw. der Separierung

des fetalen Gewebes, in Folge der Transplantation im Gehirn zu unkontrollierten Wucherungen kam, sogar zur Bildung von Knochenmasse, Haaren (!) u.ä. aus den fremden Embryozellen.

(Dies stellte nicht nur ein Problem des Ekels dar, sondern hatte meist den Tod des betreffenden Patienten zur Folge.)

Abgesehen von all dem bleibt die Grundfrage nach der medizinischen und menschlichen Moral und Ethik zum Thema "der menschliche Fetus als Organspender".

[Die deutsche Parkinson Vereinigung hat hierzu bereits öffentlich Stellung bezogen; ich möchte mich dieser weitgehend anschließen: Es steht zwar niemandem zu, einen verzweifelten Patienten, der diesen Eingriff angeboten bekommt und an sich durchführen lässt, dafür zu verurteilen.

Diese Entscheidung bleibt, solange die Gesetze sich nicht ändern, dem Gewissen des Einzelnen überlassen.

Grundsätzlich aber halten wir die Transplantation von fetalem Gewebe nicht für eine therapeutische Option mit Zukunft, und vor allem halten wir sie für aus ethischen Gründen nicht zu rechtfertigen.

(Und, ich persönlich würde niemals einen solchen Eingriff an mir vornehmen lassen!)]

Auf der Suche nach Ersatz für das Gewebe aus abgetriebenen Feten befasst man sich derzeit mit der Möglichkeit, Dopamin produzierende Zellen von *Schweinen* zu transplantieren.

Das Risiko der Übertragung von Spezies-fremden Viren o.a. Krankheitserregern muss dabei sorgfältigst überprüft werden (dito die ethischen Fragen, die sich für einige Menschen auch in dem Falle stellen, dass "nur" ein Tier als Organspender geopfert wird bzw. dass animalisches *Hirn*gewebe auf den Menschen übertragen wird).

Ausblicke in die Zukunft lassen große Hoffnungen in die Transplantation von *Stammzellen* setzen, die bereits im Tierversuch erprobt werden. Solche Stammzellen könnte man in beliebiger Menge im Labor züchten, womit die Beschaffungsproblematik entfiele.

Auch im Zusammenhang mit der Klonierungs-Forschung, die trotz mancher Proteste zunehmend legalisiert wird, spricht man von therapeutischen Optionen für die Zukunft der Parkinson-Patienten.

[Man kann nur jedem Betroffenen empfehlen, überall Augen und Ohren offen zu halten, sich *jede* verfügbare Information zu verschaffen und jeden Experten zu befragen, den er erreichen kann, falls er sich mit dem Gedanken trägt (oder sein Arzt ihn darauf angesprochen hat), sich einer stereotaktischen Operation zu unterziehen; dies gilt besonders für die neu entwickelte (also noch nicht ausreichend lang bewährte) Verfahren, v.a. für Xeno-Transplantationen aller Art.

Derzeit scheint die chronische elektronische Tiefenhirnstimulation (oder, wie es im Insider-Jargon der U 40-Parkies schon heißt: "Anpicken und Gehirnpiercing") immer noch die sicherste unter den hier beschriebenen Methoden darzustellen – sowohl in Bezug auf mögliche Komplikationen als auch auf den in Aussicht zu stellenden therapeutischen Erfolg.

19. Hilfsmittel und Tricks

Ich weinte, dass ich keine Schuhe hätte –
bis ich einen sah, der keine Füße hatte.
(Helen Keller)

Nur für heute werde ich ein genaues Programm aufstellen.
Vielleicht halte ich mich nicht genau daran, aber ich werde es aufsetzen.
Und ich werde mich vor zwei Übeln hüten: vor der Hetze und der
Unentschlossenheit.
(Johannes Paul XXIII)

Es gibt heutzutage eine Menge kleiner und großer technischer Hilfsmittel zur
Bewältigung des Alltags für Körperbehinderte, die auch für motorisch stärker
beeinträchtigte Parkinson-Patienten geeignet sind oder speziell für sie entworfen
wurden, wie z.B. der s.g. "Anti-Freezing-Stock".
Über die Selbsthilfegruppen, einschlägige Versandfirmen und Sanitätshäuser
kann man ausführliche Kataloge, Beratung und Angebote erhalten, in größeren
Sanitätshäusern (evtl. mit eigener Werkstatt) auch Hilfsmittel vor Ort
begutachten und testen. Zu einem stationären Aufenthalt in einer Parkinson-
Fachklinik gehört i.d.R. ebenfalls eine individuelle Hilfsmittelberatung (meist
im Rahmen der Ergotherapie).

Die gesamte Palette von Tablettenboxen aller Art über Essbestecke und
Schreibwerkzeug mit dicken Handgriffen, Knöpfhilfen, Sicherheitsgriffe fürs
Bad, Aufstehbügel über dem Bett, bis hin zu diversen Gehhilfen, Rollatoren und
Rollstühlen kann hier nicht aufgezählt oder gar abgebildet werden.

Ähnliches gilt für die vielen kleinen "Kniffe und Tricks" zur
Alltagsbewältigung, die sich viele Patienten ausgedacht haben und an anderer
Stelle nachgelesen werden können.
(Einige Pharma-Firmen bieten hierzu kostenlose Broschüren an, z.T. sogar auch
kleinere Hilfsmittel, dito die Deutsche Parkinson-Vereinigung in Neuß)

[Wertvolle "Hilfsmittel im weiteren Sinne" stellen auch die handlichen Heim-Messgeräte dar,
die heute im Prinzip jeder zu Hause zur Verfügung haben kann, auf die im 19. oder auch noch
20. Jahrhundert jeder Arztpraxis-Besitzer neidisch gewesen wäre, z.B. Blutdruck-, Puls- oder
Glukose-Messgeräte, Mini-EKG etc.
Diese ermöglichen dem Patienten ein Stück Sicherheit, Kontrollmöglichkeiten außerhalb der
Sprechstundenzeit, und können sich besonders in Phasen der Medikamente-Erst- oder
Neueinstellung/-Umstellung bewähren (welche bei Parkinson-Patienten im Laufe der Jahre
öfters nötig sind); nicht jede Einstellung muss stationär erfolgen.]
Statt über die konkrete Anwendung von Hilfsmitteln seien hier ein paar Worte
gesagt über die *persönliche Einstellung* zu diesen:

Es ist immer wieder zu beobachten, dass die mit ihrer eigenen Erkrankung konfrontierten Betroffenen aus grundloser Scheu oder Scham solche "Gerätschaften" ablehnen, die sie bis dato nur bei Menschen gesehen haben, von denen sie nie geglaubt hätten, dass sie einmal *selbst* dazu gehören würden: "die Behinderten, die Kranken, die Alten".

[Dabei beschränkt sich diese falsche Eitelkeit nicht auf die jüngere Generation: Mir ist eine inzwischen 85-jährige Dame (ohne Parkinson) bekannt, die arg schwerhörig ist, sich aber notorisch weigert, sich ein Hörgerät anfertigen zu lassen, weil das "alt aussähe" – und aus selbigem Grunde trotz schmerzhafter Knie-Arthrose an Orten, an denen sie evtl. von Bekannten gesehen werden könnte, ihren Gehstock nicht benutzt, sich stattdessen aber schwer auf ihren jeweiligen Begleiter stützt, der unter diesem Gewicht dann fast zu Boden geht. Dabei scheint sie zu übersehen, dass es schon kleine Kinder mit Hörgeräten gibt, und dass es erst recht "alt aussieht", wenn eine Person in einer geselligen Runde sitzt und durch die Hörbehinderung dennoch isoliert vom Rest der Gruppe ist. 85 Jahre ... Ähnlich verhielt es sich mit einem 75jährigen nach Schlaganfall halbseitig gelähmten Herrn, der es vorzog, regelmäßig nachts aus dem Bett zu fallen und sich dabei schmerzhafte Prellungen zuzuziehen, statt dass er ein kleines, hochklappbares Bettgitter akzeptiert hätte (..."das sieht ja wie'n Kleinkinder-Laufstall aus!...").]

Wenn ein gerade eben diagnostizierter junger Parkinson-Patient beim Blättern in einem Katalog voller Schnabeltassen, Rollwägelchen, Inkontinenzhilfen und Anti-Dekubitus-Matratzen den "Moralischen" bekommt, ist das noch nachvollziehbar.
Es braucht seine Zeit, in so eine neue Situation hineinzuwachsen – und glücklicherweise lässt die *Parkinson*-Krankheit den meisten Betroffenen viele Jahre Zeit dazu; nicht bei jeder progredienten Erkrankung ist das der Fall.

Doch man sieht es sogar an Patienten, die bereits seit 5 oder 10 Jahren mit Parkinson leben und bereits Fluktuationen zeigen, dass sie die Diagnose immer noch nicht ganz verarbeitet haben.
Meistens sind das solche Menschen, die ein sehr schwaches Selbstbewusstsein haben, sich wenig mit der Erkrankung (im Sinne von konkretem Informationsmaterial) auseinandergesetzt haben und daher auch niemals *fertig* geworden sind mit der nötigen Grund-Akzeptanz der Krankheit.

"Akzeptanz" bedeutet hier *keineswegs*, sich dem Schicksal zu ergeben, sich gleich in den nächsten Rollstuhl fallen zu lassen und nicht mehr gegen eine Verschlechterung der Krankheit anzukämpfen. "Akzeptanz" bedeutet, eine Art Bestandsaufnahme zu machen, zu sehen: So, was *ist*, woran ich erst mal nichts ändern kann?
Und *davon ausgehend*: Was mach' ich jetzt daraus? Was fange ich jetzt damit an, damit ich besser zurecht komme und soviel wie möglich von diesem Leben habe bzw. für mich (und andere) herausholen kann?
Welche *Werkzeuge* gibt es, die mir dabei helfen können?

Für denjenigen, der so ähnlich denkt, bedeutet die Akzeptanz eines Hilfsmittels kein Symbol für "Rückschritt", sondern ein Werkzeug, um weiterhin aktiv, selbständig zu sein und vielleicht auch etwas Zeit und verkrampfte Muskeln einsparen zu können – und sei es nur durch den Gebrauch eines schicken, fast wie ein "Designer-Pen" aussehenden Kugelschreibers mit Spezialgriff, **wenn** man am Arbeitsplatz oder auf anstrengenden Seminaren viel schreiben **muss.**

Wer aber immer nur denkt:
>>Wie sieht denn das aus?!
Was denken die Nachbarn oder die Leute von mir?
Ich blamiere mich (und meinen Partner dazu)!<<,
der hat es wirklich schwer – und wenig Gelegenheit, mal wieder richtig etwas Lebensfreude zu fühlen; alles vor lauter selbst auferlegter Zwänge:
>>Ich muss mich *schämen* für die Krankheit, also darf keiner *sehen,* **dass ich** Parkinson habe – ich muss alles, was damit zusammenhängt, die Symptome, **die** Behandlung ... verstecken – und jetzt diese beim besten Willen nicht mehr zu kaschierenden Überbewegungen – ich darf in diesem Zustand die Wohnung nicht verlassen ...!<<

Halt! Stop! Bloß nicht in solch einen gedanklichen Teufelskreis hineinsteigern!

[Mit einem Herrn hatte ich schon wiederholte Diskussionen zum Thema "Hilfsmittel akzeptieren": Bekanntermaßen beeinträchtigt die Parkinson-Krankheit mehr oder weniger auch die allgemeine Koordination der Grobmotorik und den Gleichgewichtssinn. Besagter Herr hatte inzwischen – vernünftig und verantwortungsbewusst wie die meisten Parkinson-Patienten – das Autofahren freiwillig aufgegeben und seitdem ein Fahrrad benutzt.
Nun war er wiederholt gestürzt und hatte sich Schürfwunden zugezogen. Ich brachte ihm einen Katalog mit einer großen Auswahl schöner Therapie-Dreiräder (Fahrrad mit 3 Rädern, auch als "Shopping-Rad" bezeichnet) und empfahl ihm wärmstens eine solche Anschaffung (die zudem von der Krankenkasse noch bezuschusst werden kann).
Doch ohne überhaupt einmal näher hinzuschauen, blockte er von vornherein jede Argumentation hierüber ab: *So was* käme für *ihn* nicht in Frage – das sähe ja "behindert" aus!
Ein Blick in sein aufgeschürftes Gesicht ließ mich in Gedanken fundieren, was hier wirklich "behindert" und "krank" aussähe:
Ein wie betrunken auf dem Zweirad herum-eiernder, mühsam um die Balance kämpfender Parkie, der noch sichtbare Verletzungen vom vorigen Sturz zeigt –
oder ein entspannt auf dem kippsicheren Dreirad in die Pedale tretender Mann (gilt für Frau genauso), der nicht mehr seine gesamte Konzentration aufs Gleichgewicht verwenden muss, sondern noch Kapazitäten übrig hat, um auf den Straßenverkehr oder die schöne Landschaft zu achten?

Hierzu fällt mir die Geschichte über meine Urgroßmutter ein, die nach einem Schlaganfall noch viele Jahre bei klarem Verstand, aber gelähmt in einem Lehnstuhl saß und nicht einmal bis in den Garten gerollt werden konnte, weil es damals noch keine modernen Hilfsmittel gab und auch das nötige Geld zum Erwerb solcher gefehlt hätte.
Diese alte Dame, die man immer als friedlich-duldsam und zufrieden beschrieb, hätte sicher Freude an einer kleinen Ausfahrt mit einem noch so klobigen Rollstuhl gehabt – oder wenn bessere Mittel zu ihrer Pflege vorhanden gewesen wären.

Dagegen war neulich in einer Talk-Show ein erfolgreich "hirnstimulierter" Parkinson-Patient zu Gast, der stolz die zwei von den implantierten Schrittmachern hervorgerufenen Wölbungen auf seiner Brust präsentierte. Er sprach davon, *wie* er sich *geschämt* hatte, als er noch im Rollstuhl gesessen habe: Da habe er sich zum Einkaufen extra in ein weit entferntes, anonymes Einkaufszentrum bringen lassen, damit niemand, der ihn kannte, ihn "in diesem Zustand" sehen sollte.

Aber *jetzt*, triumphierte er, könne er sogar wieder *tanzen* gehen. Er sprach von der Parkinson-Krankheit in der Vergangenheitsform: er *hatte* diese Erkrankung gehabt. So, als ob er sie *jetzt* "besiegt" hätte!

Kein Wort von echter *Krankheitsbewältigung aus eigener Kraft!*

Kein Wort davon, dass die Hirnstimulation nur die *Symptome* in Schach hält, die Krankheit aber sehr wohl noch vorhanden ist – und dass er zu den *wenigen* ausgewählten Patienten gehörte, die vorerst dem Parkinson noch mal von der Schippe gesprungen sind.

Welche *Botschaft* vermittelt ein solcher Patientenauftritt wohl den Zuschauern (darunter auch andere Parkies ... von denen ein paar heute auch im Rollstuhl sitzen und *keinen* Hirnschrittmacher bekommen werden)?

Man kann nur staunen, wie viele Jahre manche Patienten schon eine Krankheit mit sich herumtragen können, ohne sich ihr jemals wirklich gestellt zu haben.

Die größte Kraft und Lebensenergie zeigt derjenige, der es schafft, vor seinem Umfeld zu sich und all seinen "verrückten" Symptomen zu stehen –
nicht erst, nachdem er durch den Hirnschrittmacher wieder tanzen kann!]

Auf dem richtigen Weg mag ein Betroffener sein, wenn er sich *nicht* sagt: "Igitt, hoffentlich brauche *ich* später mal nicht so was!" sondern ein bisschen die Sichtweise annehmen kann: "Erstaunlich, was es heutzutage alles an "Technik" gibt; *wenn* es schon Behinderte und noch nicht richtig heilbare chronische Krankheiten gibt, dann ist es wenigstens gut, dass es solche Hilfsmittel gibt. Ich brauche vielleicht jetzt noch kaum welche (außer den obligatorischen Tabletten-Dosierern), aber es beruhigt zu sehen: *Es geht immer noch weiter*, auch falls es mir mal nicht mehr ganz so gut wie heute gehen sollte."

[Apropos: *Tanzen* kann man übrigens auch, wenn man im Rollstuhl sitzt – es gibt sogar extra für den Rollstuhltanz u.ä. Aktivitäten konstruierte superleichte und wendige (wenn auch recht teure) "Sportwagen"; die Tanzschritte sind (für den Fußgänger des Tanzpaaares) dieselben wie bei den "normalen" Tänzen der führende (also i.d.R. der männliche) Partner durchführt. Walzer, Cha-cha-cha, Tango, Samba, Paso doble, Rumba ... oder die noch zwangloseren Disco & Co. – Tänze ... auch mit Parkinson kann man dabei sein!

Na, und in der *dyskinetischen* Phase, da tanzt man doch schon von selbst – wenn ich meine Überbewegungen habe, dann tanze ich jeden Techno- oder Breakdancer in Grund und Boden, sogar ganz ohne Ecstasy!

Also, darf ich bitten, meine Damen, Herren und lieben Mit-Parkies (egal ob U 40 oder Ü80): Nicht erst *vom* Rollstuhl, sondern auch *mit* Rollstuhl auf die Tanzfläche. Und bringt **die** wie betrunken taumelnden Zappelphilipps und die herumhampelnden und "wie Spasti" **das** Gesicht verziehenden L-Dopa-Hippiemädchen gleich mit!]

20. Das soziale Umfeld: Familie , Freunde und Parkinson

Der ist glücklich,
der sein darf, was er ist.
(Hagedorn)

Freunde erwirb nicht rasch;
die du aber erworben hast,
verwirf nicht rasch.
(Solon)

Glaube nicht, dass jeder, der lacht, sich freut.
Wahre Freude ist eine ernste Sache.
(Seneca)

So verschiedenartig ein Parkinson-Syndrom debutieren und verlaufen kann, so vielerlei therapeutische Optionen es gibt, so variabel sind auch die Lebenssituationen, in denen sich ein junger Mensch befinden kann, wenn die Krankheit ihn trifft und erst einmal mehr oder weniger gehörig aus der Bahn wirft.

Manche Betroffene stehen mitten in Ausbildung oder Studium, manche am Anfang des Berufslebens; einige haben schon die ersten Sprossen der Karriereleiter erklommen, blicken erwartungsvoll nach "oben" – und andere wiederum bekommen kaum eine Chance, auch nur die Schule ordentlich abzuschließen.

Manche Betroffene haben einen Partner und vielleicht schon kleine oder größere Kinder, andere haben sich gerade erst einen lieben Menschen ausgeguckt, mit dem sie erste zaghafte Zukunftspläne schmieden, wieder andere leben als Singles, und einzelne sind selbst noch Kinder.

Wo immer eine chronische Krankheit einschlägt, da trifft sie auch das engere soziale Umfeld des Patienten, gerade eine den *ganzen Menschen* derart umfassende Erkrankung wie ein Parkinson-Syndrom.

Was das Umfeld leider oft nicht, oder zumindest nicht im tatsächlichen Ausmaß, weiß, ist die Tatsache, dass es einen großen, ja u.U. sogar entscheidenden Einfluss darauf ausübt, ob und wie stark der Betroffene unter seinen gerade akuten Symptomen zu leiden hat, wie er generell mit seiner Erkrankung und eventuellen therapeutischen Komplikationen zurecht kommt – und wahrscheinlich sogar, wie sich die Krankheit im Langzeitverlauf entwickelt.

Natürlich gilt dieser Grundsatz für (Parkinson-)Patienten *aller* Altersstufen, doch der soziale Impact ist beim jung erkrankten Betroffenen i.d.R. deutlich größer.
Hiermit soll in keinster Weise angedeutet werden, dass es "weniger schlimm" o.ä. sei, wenn man erst im Alter von über 60 Jahren erkrankt; auch jeder junge Patient kann wohl gut nachvollziehen, wie sich ein Mensch mit 65 fühlen mag, der vielleicht sein Leben lang gearbeitet und sich zugunsten des Nachwuchses so manchen Luxus versagt hat, mit dem Gedanken "wenn die Kinder erst mal groß sind, wenn ich in meine wohlverdiente Rente gehe, dann wird das alles nachgeholt, dann mache ich mir mit meiner Frau/meinem Mann noch viele schöne Jahre, gehe auf Reisen etc ..." – und dem dann die Krankheit einen Strich durch die Rechnung macht.

Nicht, dass man sich nicht auch *mit* Parkinson noch viele schöne Jahre machen und verreisen könnte ... aber (zumindest anfangs mag es sich einem so darstellen), es ist halt nicht ganz das, was man sich all die Jahre immer ausgemalt hatte. Manche reagieren mit Verbitterung auf die "Ungerechtigkeit" und den "Schicksalsschlag", andere eher gelassen, weil sie sich sagen "ich habe den größten Teil meines Lebens bereits gelebt, und die restlichen Jahre werde ich auch noch schaffen" ..., zumal man mit Parkinson noch eine ganze Weile leben kann, ohne unter gravierenden Beeinträchtigungen zu leiden.

Doch wie stellt sich einem Betroffenen mit 40, 30 oder 20 Jahren zum Zeitpunkt der Diagnose die Lage dar?
Von den bereits ausgiebig besprochenen Aspekten der medikamentösen Therapie abgesehen: Die Situation ist eine *völlig andere*.

Die Parkinson-Krankheit mindert im Verlaufe zunehmend die Arbeitskraft, so dass viele Betroffene früher oder später aus dem normalen Arbeitsleben ausscheiden müssen, zu einem Zeitpunkt, an dem sie noch keinen ausreichenden Rentenanspruch haben, weil ein Loch von 20 oder mehr Jahren in der Kasse gähnt. Die z.Zt. einmal wieder in "Reform" befindlichen Gesetze zu diesem Thema unterliegen dem allgemeinen Trend, sich in Zukunft eher noch *un*günstiger für die jeweiligen Betroffenen auszuwirken.
Derjenige, den es noch früher erwischt, bekommt auf dem heutigen Arbeitsmarkt vielleicht gar nicht erst die Möglichkeit eingeräumt, sich *irgendeinen* Anspruch zu verdienen; Resultat: ein Fall für die Sozialhilfe.
Im Zusammenhang mit durch langjährige Berufstätigkeit erarbeiteter *materieller* Absicherung steht dann auch ein gewisser gesellschaftlicher Status.

Wer auf sein bisheriges Leben zurückblicken und stolz sagen kann: "Ich habe in meinem Leben schon ordentlich etwas geleistet!", wird in unserer Gesellschaft nun einmal höher angesehen als ein potentieller Faulenzer, Drückeberger oder gar Simulant.

Dementsprechend sinkt dann auch das Selbstwertgefühl des Betroffenen. Hat er oder sie dann auch noch eine Familie zu versorgen, wird es erst recht problematisch.

Dabei spielt es in unserer teilweise-emanzipierten Zeit eher eine untergeordnete Rolle, ob nun der Mann arbeiten geht und die Frau Haushalt und Kinder versorgt oder umgekehrt (oder ob beide berufstätig sind):
Wenn der bisherige alleinige Ernährer der Familie ausfällt, ist bei der heutigen Arbeitsmarktlage keineswegs gewährleistet, dass der *andere* Partner, der bis dahin zu Hause blieb, auch problemlos eine gleichwertige Arbeit finden würde – selbst wenn solch ein Rollentausch möglich wäre und der erkrankte Partner die im Hause anfallenden Tätigkeiten noch bewältigen könnte bzw. selbst noch keine Hilfe benötigte.

Doch das sind nur die "organisatorischen" Dinge – und da "Vater Staat" immerhin mehr oder weniger gut für das Überleben seiner erwerbslosen Mitglieder sorgt, stellen die materiellen Schwierigkeiten bei den meisten nicht das Hauptproblem dar.
Was bleibt, sind Schuld- und Minderwertigkeitsgefühle, die die bei vielen jungen Patienten bereits krankheitsbedingt bestehenden Depressionen oder Angst- und Panik-Erkrankungen noch verstärken können.

Das methaphorische "große schwarze Loch" nach der Diagnosestellung kann dann so tief werden, dass der Betroffene es nicht mehr schafft, alleine herauszuklettern. Je nach Alter und Familienstand können es dann liebevolle Eltern, Partner oder auch die wirklich guten Freunde sein, die dem Betroffenen ein Stück beim Klettern helfen können.

"Liebevoll" reicht hier oft nicht aus: *Informieren* und *Initiative ergreifen* gehört dazu, denn ohne Kenntnisse über die Parkinson-Krankheit mit ihrer bizarren Symptomatik, über all die Hintergründe und Zusammenhänge, die man sich mit dem gesunden Menschenverstand allein nicht immer zusammenreimen kann, wird man den Patienten oft missverstehen oder –interpretieren – und ihm dann wenig *helfen* können.
Die Initiative seitens des Umfeldes ist dann gefragt, wenn der Betroffene an (krankheitsbedingtem) Antriebsmangel leidet, der durch Depression und demotivierende äußere Ereignisse noch verstärkt wird.

Es wirkt so, als müsse er sich in solchen Phasen dann "den Willen anderswo ausleihen". Viele gute Beispiele sind bekannt, bei dem es die Initiative des *Partners* bewirkte, dass sich der Betroffene wieder aus dem "Schwarzen Loch" befreien, wieder aktiv am Leben teilnehmen und zu seiner Krankheit stehen konnte.

Die Kehrseite der Medaille: Ein *wenig* verständnisvoller Partner, ungeduldig, selbst noch erst eher am Anfang des Erwachsenenlebens stehend und sich (durch die Erkrankung des Partners) auch um die *eigene* Zukunft geprellt fühlend, kann die ganze Situation *noch* mehr erschweren. Vorwürfe und Beschimpfungen gegenüber dem kranken Partner können sich im Endeffekt genau so auswirken wie eiskalte Ignoranz, Gleichgültigkeit oder auch ein *über*behütendes (und daher "entmündigendes") Verhalten seitens des gesunden Partners. Dass Freundschaften und auch Ehen (v.a. junge Ehen) auseinandergehen, ist im Prinzip nichts Außergewöhnliches in dieser schnellebigen Zeit.

Da in Deutschland ca. jede 3. neu geschlossene Ehe wieder geschieden wird, kann man nicht in jedem Falle, bei dem die Ehe (oder eine entsprechende Beziehung) zwischen einem parkinsonkranken und einem gesunden Partner auseinander bricht, davon ausgehen, dass die Parkinson-Krankheit der einzige oder *eigentliche* Grund dafür war.

Dass eine chronisch-progrediente Erkrankung aber Beziehungen aller Art, also auch normale "kumpelhafte" Freundschaften, auf die kritische Probe stellt, steht außer Zweifel.
Junge Menschen verfügen allerdings selten über jahrzehntelang gefestigte, in allen Höhen und Tiefen *bewährte* Freundschaften – als dementsprechend fragil entpuppen sich diese dann, wenn es wirklich einmal hart auf hart kommt.

Dabei verhält es sich keineswegs immer derart, dass der Kranke nur in der Rolle der vom Wohlwollen und der Aufopferungsbereitschaft des gesunden Partners abhängigen "Last" da steht, und der Gesunde hält es irgendwann nicht mehr aus und läuft davon.
Manchmal ist es der Patient selbst, der sich nur noch als "Klotz am Bein" fühlt, vermeintlich oder tatsächlich nur noch aus Mitleid oder Pflichtgefühl vom Partner mitgeschleppt wird, und dann sagt: "Lieber allein, als täglich diese Schuldgefühle, dieses ewig-Dankbarseinmüssen-und-nie-zurückzahlen-können."

[Solch einschneidende Abbrüche von einstmals intensiven sozialen Kontakten sind nicht auf Ehe- oder Lebenspartnerschaften beschränkt; sie betreffen bei leider viel zu vielen jungen Patienten auch die leibliche Verwandtschaft, d.h. vornehmlich die Eltern und manchmal auch die Geschwister.
Hier versagt das erklärende oder entschuldigende Argument, man habe halt noch nicht genug Zeit gehabt, eine vertrauensvolle, gefestigte Beziehung aufzubauen.

Bei allem Schmerz und Stress, die solche Brüche zunächst verursachen, können sie für den jungen Parkinsonkranken letztendlich eine Befreiung, ein Wiederfinden der Selbstachtung und eine wichtige Chance darstellen, sein Leben nach seinen sich immer wieder veränderten Bedürfnissen neu zu gestalten, sich ggf. *die* Form Hilfe zu organisieren, die man benötigt, aber ohne dabei die Selbständigkeit (auch die seelische) aufzugeben oder sich ewiger pseudo-moralischer Abhängigkeit auszuliefern.

Vor allem kann solch ein Neuanfang es dem Betroffenen ermöglichen, ganz offen, ohne Zwang, neue Wege zu gehen, neue Kontakte und Freunde zu suchen (wenn schon ein mehr oder weniger großer Teil der alten einen im Stich lässt).

Ob auf den Selbsthilfetreffen oder bei Gesprächen in der Parkinson-Klinik: Längst nicht immer, aber viel zu oft hört man dieselbe Geschichte – dass man eigentlich nur noch dieses eine "Zuhause" oder diese eine "Familie" hat: Die große Gemeinde der Mit-Patienten – die professionellen, die halb- beruflich-halb-persönlich und die ehrenamtlich engagierten Helfer mit eingeschlossen, die aus irgendwelchen Gründen oder Motivationen heraus ein echtes "Herz für Parkies" besitzen.]

Eine Beziehung, egal welcher Art, die auf dem Grundsatz aufbaut: "Ich gebe etwas, was bekomme ich dafür zurück?", in der alles wie auf Heller und Pfennig aufgerechnet wird, hätte wahrscheinlich ohnehin keine Zukunft.

Es leuchtet aber ein, dass ein seit Jahrzehnten zusammen lebendes und gemeinsam alt gewordenes Ehepaar sich deutlich seltener von einer Krankheit wie Parkinson auseinander treiben lässt.

[Ausnahmen bestätigen die Regel, und auch hier mag die Art, wie beide mit der Erkrankung umgehen, sehr variabel sein.
Ein extremes Negativ-Beispiel stellt folgende Episode dar, welche ich persönlich beobachten musste:
Die Eheleute Parkie, mittleres Alter, wobei der Mann ein Hundefreund und seit ca. 8 Jahren an Parkinson erkrankt (aber keinesfalls pflegebedürftig) ist, plaudern über den Gartenzaun mit einer Nachbarin. Diese fragt, ob die beiden sich immer noch keinen neuen Hund angeschafft hätten (nachdem der alte Hund vor einem Jahr gestorben war, mit dem der Herr Parkie immer so schön spazieren gegangen war).
Die Nachbarin meint – während Herr Parkie mit aufleuchtenden Augen eifrig-bestätigend nickt – durch den Hund würde er wieder eine regelmäßige Aufgabe, also *Stimulation* bekommen, und er hätte wieder einen Anreiz, täglich an die frische Luft zu gehen, egal bei welchem Wetter, was ihm sicher gut bekommen würde.
Doch die Ehefrau des Herrn Parkie antwortet genervt "ein neuer Hund käme ihr nicht mehr ins Haus, sie habe schon genug damit, dauernd mit der Krankheit ihres Gatten konfrontiert zu werden, gleich morgens ginge das ja schon los ... und man stelle sich vor, wenn der Mann dann eines Tages nicht mehr laufen könnte ...,
dann hätte sie ja außer dem kranken Mann auch noch den Hund am Halse!"
Herr Parkie blickt beschämt wie ein begossener Pudel zu Boden, während die peinlich-berührte Nachbarin sich gerade noch eine bissige Bemerkung zum Thema "Menschenwürde" und "(De)motivation von Parkinson-Patienten" verkneift.]

Wenn es schon manchmal schwierig ist, dem eigenen Partner oder den Eltern die Parkinson-Krankheit zu erklären – insbesondere, wenn diese nichts mit solch "deprimierenden Geschichten" zu tun haben möchten und notorisch jede Kommunikation in dieser Richtung abblocken – welches Verständnis kann man dann erst bei weniger nahe stehenden Personen erwarten?
Oder, was sagt man den *Kindern,* sofern welche da sind?

Soll man überhaupt etwas erzählen?

Soll man nicht lieber vorgeben, es sei alles in Ordnung?

Manche Patienten, die nicht in der glücklichen Lage sind, engagierte
Angehörige zu haben oder professionelle Hilfe in Anspruch nehmen zu können
(z.b. im Rahmen einer psychologischen Beratung oder begleitenden Psycho-
Therapie – welche aber möglichst nur von auf die Parkinson-Krankheit
spezialisierten Psychologen/innen durchgeführt werden sollte!), sind mit solchen
Fragen überfordert und ziehen sich mehr und mehr aus dem sozialen Leben
zurück.
Manchmal kommt es stattdessen zu einer extremen *Verleugnung* der Krankheit
vor dem Umfeld und auch vor sich selbst.

Wer ein eigentlich als "Alterskrankheit" bekanntes Parkinson-Syndrom mit 20
oder 30 Jahren diagnostiziert bekommt, hat es besonders leicht, die Diagnose
innerlich wegzuschieben oder anzuzweifeln:
>>Es wäre doch so "unwahrscheinlich", dass *ausgerechnet ich* so was bekäme –
doch nicht in *dem* Alter!<<
Ähnlich reagiert übrigens auch ein Großteil der Normalbevölkerung,
einschließlich mancher nicht in Neurologie bewanderter Allgemein- und
Fachärzte: "Parkinson? Das haben doch nur *alte* Leute!?"

So geschieht es dann auch, dass ein *junger* Parkinson-Patient, der genau so
daher schlurft oder zittert wie ein alter, bei dem man aber niemals solch eine
Erkrankung vermuten würde, dann eher für betrunken, drogensüchtig oder –
wenn Symptome wie Mimikverlust, Tendenz zu offen stehendem Mund mit
Speichelfluss und Sprachstörungen hinzu kommen – für geistig behindert
gehalten wird.
Sind die Symptome bereits offensichtlich, spätestens dann ist Verleugnen oder
Verstecken nicht mehr möglich; dies gilt in ganz besonderem Maße, wenn auch
noch Dyskinesien auftreten.
Da allerdings die subjektive Wahrnehmung des Betroffenen von den
Beobachtungen Außenstehender sehr abweichen kann, kommt es vor, dass der
Patient, ein wenig "eingelullt" von den gut wirkenden Parkinsonmitteln, noch
glaubt, ihm sei fast nichts Auffälliges anzumerken, während im gesamten
Umfeld schon getuschelt, getratscht und gemutmaßt wird, was mit ihm wohl los
ist.
Hier erweist man dem Betroffenen keinen Gefallen, wenn man ihn in diesem
Glauben auch noch unterstützt!
Denn: Mangelhafte Aufklärung führt dort, wo Menschen zusammentreffen, stets
zu einer brodelnden Gerüchteküche – und was *dort* manchmal für Geschichten
herauskommen können ... – also, da wäre es selbst dem verschämtesten
Patienten sicher lieber, dass alle wüssten: Es ist "nur" Parkinson!

Auch völlig "aufgeklärte", selbstbewusste, lebensfrohe und keineswegs zu Flucht- oder Verdränger-Tendenzen neigende Patienten sind nicht gefeit vor dieser abweichenden subjektiven Wahrnehmung: Viele erschrecken, wenn sie sich selbst auf Fotos oder Video-Aufnahmen sehen, besonders wenn diese in einem Moment, da der Betroffene nicht damit rechnete, aufgenommen **wurden**: Sie fragen dann ungläubig, ob sie tatsächlich dauernd so ein verkniffenes **oder** trauriges Gesicht machen oder ein "depressives Bild abgäben" – selbst wenn sie sich keineswegs depressiv, sondern eher lustig gefühlt hatten!
Vielleicht ist *dies* die größte Behinderung im Zusammenhang mit der Parkinson-Krankheit, zumindest im Hinblick auf die sozialen Kontakte:
Durch die von Rigor, Akinese und auch von Tremor beeinflusste bzw. reduzierte Körpersprache und Mimik entsteht ein Eindruck beim außenstehenden Beobachter, der einfach nicht mit dem Innenleben des Betroffenen konform geht.

Selbst ausgebildete Psychologen missdeuten Verhalten, Gestik und Sprache bei Parkinson-Patienten, wenn sie nicht hinreichend über die Symptomatik aufgeklärt sind; mangelhafte gestische und mimische Respons wird z.B. als Desinteresse bzw. geistige Abwesenheit fehlinterpretiert, Sprechschwierigkeiten als Angst, Unsicherheit oder "psychogene" Störung, Zittern als Nervosität oder ebenfalls Zeichen einer psychischen Erkrankung.

Wer mit Parkinson-Patienten vertraut ist, der vermag sehr wohl auch aus der erstarrtesten Mimik und Körperhaltung noch ein ganzes Meer von Gefühlen herauszulesen, v.a. da die *Augen* nicht von Akinese und Rigor betroffen sind – doch im Umgang mit nicht informierten Personen kann es leicht zu Missverständnissen kommen.

Der Mensch ist nun einmal stark auf die schnelle, unbewusste Aufnahme und Auswertung der Körpersprache seines Gegenübers ausgerichtet; Diskrepanzen fallen ihm auf, bevor er bewusst formulieren könnte, was konkret ihm eigentlich so "ins Auge geschossen" ist.
(In abgeschwächtem Maße gilt dies auch für *vokale* und *verbale* Abweichungen/Störungen.)

Besonders *Kinder* sind hierbei oft sehr genaue Beobachter.
Wie Erfahrungsberichte von parkinsonkranken Elternteilen zeigen, bemerken Kinder sehr wohl, wenn etwas nicht stimmt mit ihrer Mutter oder ihrem Vater, und reagieren mit Unruhe, Angst und Unsicherheit, wenn man ihnen vorheuchelt, es sei alles in Ordnung.

Diejenigen Eltern, die ihren Kindern mit jeweils dem Alter angepassten Worten erklären, was es mit den "komischen Bewegungen", der Langsamkeit etc. des betroffenen Elternteils auf sich hat, machen damit die positivsten Erfahrungen.

Es handelt sich hier um eine Situation ähnlich der zwischen Arzt und Patient: I.d.R. möchte ein Patient *nicht* belogen werden im Sinne einer Beruhigungsfloskel, wenn der Patient doch genau spürt, der Arzt *weiß* etwas potentiell Unangenehmes, aber er *sagt* es nicht.

Kinder möchten ebenfalls nicht betrogen werden – es würde das Vertrauen des Kindes in seine Eltern sehr erschüttern, wenn es irgendwann doch herausfindet, dass ihm nur eine Komödie vorgespielt wurde.
Kinder können die Wahrheit oft besser verkraften als Ungewissheit und Versteckspiel; natürlich sollte die Erklärung mit kindgerechten Worten gegeben werden, z.B.:
"Die Mama (der Papa) ist manchmal so langsam/zittert/fällt hin/geht nicht mehr zur Arbeit/fährt dich nicht mehr mit dem Auto zum Sportverein etc., weil sie (er) diese Krankheit hat.
Nein, die Krankheit geht vorerst nicht weg, aber wir haben gute Tabletten dagegen, so dass wir *gut damit zurecht kommen* können.
Und ansteckend ist sie auch nicht!"

Letzteres sollte man nicht vergessen zu betonen, da Kinder, wenn sie von einer ihnen bis dahin unbekannten Krankheit hören, oft fast "reflexartig" denken oder fragen: "Ist das *ansteckend*?!"
(Möglicherweise liegt das daran, dass Kinder während ihrer ersten 10 Lebensjahre allerlei Krankheiten durchmachen, die fast alle ansteckend sind, inkl. der häufigen Erkältungen.)

Je nach Alter und Wissensdurst des Kindes können noch mehr Informationen gegeben werden, z.B. dass selbst der Doktor nicht weiß, woher so eine Krankheit kommt (man also nicht selbst daran schuld ist, dass man sie hat), und dass die Kinder dies alles ruhig den anderen erklären dürfen, falls sie in der Schule oder Nachbarschaft wegen des merkwürdigen Erscheinungsbildes der Mutter oder des Vaters ausgefragt oder gar gehänselt werden.

Wenn Kinder sich, dadurch, dass man mit ihnen über solche Dinge spricht, *ernst genommen fühlen,* werden sie auch am ehesten das genügende *Selbstvertrauen* entwickeln, auch vor ihren Kameraden zu der Krankheit des Elternteils zu stehen statt sich zu schämen.
Wie manche Erfahrungsberichte zeigen, finden Kinder mit Hilfe des ihnen innewohnenden Einfallsreichtumes oft eigene, rührende Sätze, um Außenstehenden die Parkinson-Erkrankung ihrer Mutter oder ihres Vaters zu erklären und gleichzeitig zu versichern, "dass ansonsten aber alles normal sei".

Nicht immer mag alles so glatt verlaufen; wenn schon die Eltern untereinander nicht mit den durch die Krankheit entstehenden Problemen zurecht kommen, werden sie das folglich auch nicht gut an die Kinder weitergeben können. In solchen Fällen sollte man sich nicht scheuen, geeignete professionelle Hilfe zu suchen, sei es über die Fachklinik, den Arzt vor Ort, die Selbsthilfegruppen, evtl. kirchliche Familien-Beratungsstellen oder ggf. das Gespräch mit Lehrern der Kinder oder der Schulleitung, falls es spezielle Schwierigkeiten in diesem Bereich gibt.

[Weitere Problembereiche, die junge Parkinsonkranke in weit stärkerem Maße betreffen als ältere, wie Störungen der Sexualität, Schwangerschaft, Fahrerlaubnis, Arbeitsplatz und sozialmedizinische Aspekte, werden in den folgenden Kapiteln gesondert behandelt.]

Dass der Freundes- und Bekanntenkreis eines Parkinson-Patienten im Laufe der Zeit kleiner wird, lässt sich oft nicht verhindern, auch nicht, dass man von einzelnen Personen bitter enttäuscht werden kann, auf die man vorher "große Stücke gehalten hat", denen man ein solch schäbiges Verhalten nie zugetraut hätte.
[Möge man sich, auch wenn es schmerzhaft ist, tröstend sagen:
>>Es war kein wirklicher Verlust. Man kann nichts verlieren, was man nie richtig besessen hat. Diese "Freundschaft" ist nie eine echte gewesen, auch wenn ich das früher geglaubt habe. Deshalb habe ich jetzt auch keine Freundschaft "verloren".<<]

Umso intensiver und wahrscheinlich ein Leben lang anhalten werden solche Kontakte, die sich in Krisensituationen bewähren.
Manche Betroffene sagen rückblickend, dass ihnen ihre Erkrankung erst letztendlich die *Kraft* gegeben hat, wichtige, lange vor sich her geschobene *Entscheidungen* zu treffen, mit ihrem Leben einmal gründlich "aufzuräumen" und in gewisser Weise einen *Neubeginn* zu wagen.
Das mag auf den ersten Blick paradox klingen, entspricht aber den Tatsachen. Es ist nur furchtbar schade, dass so viele Menschen erst solch eines großen "Knalles" oder gewaltigen "Warnschusses vor den Bug" bedürfen, bevor sie entscheiden können, was ihnen wirklich wichtig ist, *Prioritäten* setzen und den wahren Wert des *Lebens* erkennen.

[Noch paradoxer mag es anmuten, nach all dem, was hier schon zum Thema "Depressionen, Ängste und Antriebsmangel bei Parkinson-Patienten" berichtet wurde, es tatsächlich auch (eher seltener?) Fälle gibt, wo *nicht* stimuliert und animiert, sondern *gebremst* werden muss: Nämlich dann, wenn der/die Betroffene unter der medikamentösen Behandlung eine Überaktivität und Rastlosigkeit im Rahmen einer *Hypomanie* entwickelt (siehe auch übernächstes Kapitel), sich selbst dabei eher großartig fühlt (mit wenig Toleranz dafür, **dass** sein Umfeld und viele seiner Mit-Patienten seine Euphorie nicht immer teilen) und, bei starker Ausprägung, für seine Umgebung kaum noch zu ertragen ist ("wie ein Clown, der den Abgang verpasst hat").

Eine weitere, heutzutage wohl eher kleine (?) Gruppe von Patienten, über die man in der Literatur der 60er und 70er Jahre zahlreiche Berichte findet (in der aktuellen Literatur so gut

wie gar nicht mehr), stellt vielleicht die glücklichste dar und bereitet ihrem Umfeld zumindest während der frühen Krankheitsstadien nur ein einziges "Problem":
Sie sind absolut ungeeignet dafür, sich (weiterhin) in die Rolle des "armen, behinderten Würmchens" pressen und an ihnen die "Aufopferungsbereitschaft" der Angehörigen demonstrieren zu lassen. Sie erfahren unter L-Dopa eine dramatische Verbesserung auf der gesamten Linie (inkl. kognitiver Fähigkeiten und sozialer Kompetenz), früher als "*overall arousal*" oder "*awakening-Effekt*" bezeichnet.
[Dieser Effekt ist von einem rein-hypomanischen Syndrom abzugrenzen, bei dem nur die *subjektive Wahrnehmung* des Patienten in Bezug auf seine Person und Lebenssituation in einer beschönigenden, pathologisch-optimistischen Weise verzerrt ist, wobei dieses positive Selbstbild aber nicht in Relation zu seinen tatsächlichen körperlichen, intellektuellen und sozialen Funktionen steht.] (O'Brien et al. 1971, Meier et al. 1970, Cotzias et al. 1969, Goodwin 1971, Muenter 1970, Duvoisin und Yahr 1972, Sacks 1990a, 1990b, Barbeu 1969).

Dass man heute nur selten von diesem "overall arousal" hört, mag an der veränderten Art der medizinischen Berichterstattung (oder der Berichtenden), den andersartigen pharmazeutischen Produkten und Dosierungen oder auch einer in Bezug auf ihre Ätiologie verändert zusammengesetzten Patientengeneration liegen (vielleicht auch daran, dass Parkinson-Patienten heutzutage i.d.R. früher als vor 30 Jahren diagnostiziert und behandelt werden, also zu einem Zeitpunkt, da die Symptome noch nicht so weit fortgeschritten sind; ein den fast-Normalzustand wiederherstellender Medikationseffekt sich dann also nicht gar so dramatisch darstellt?).
Wenn dieser Effekt aber eintritt und eigentlich sämtliche Beteiligten überglücklich darüber sein und die "Honeymoon-Phase" nach Kräften nutzen und genießen sollten, hat so manche Person des näheren Umfeldes evtl. deutliche Schwierigkeiten zu akzeptieren, dass ein bis dato eher hilfsbedürftiger und "bemitleidenswerter" Schützling plötzlich (wieder) im Vollbesitz aller Kräfte ist – für eine begrenzte Zeit lang vielleicht besser als je zuvor oder zumindest seit langen Jahren nicht mehr gekannt.
Es handelt sich dabei meistens um just dieselben Patienten, die später dann lieber heftigste Dyskinesien in Kauf nehmen, um nicht nur eine von einem großen Druck befreite Muskulatur und "phänomenale" (vom Umfeld eher als "erschreckend" wahrgenommene) Beweglichkeit, sondern auch jene geistige Klarheit und Antriebskraft zu erhalten (Riederer et al. 1999). In diesem Zustand sind sie i.d.R. dann auch nicht auf den Mund gefallen und haben mit dem Bild, das man üblicherweise mit "Parkinson" assoziiert, herzlich wenig gemeinsam. Wenn man ihnen die Medikation entzieht bzw. merklich drosselt, sinken sie wie zu einem akinetischen Häufchen Elend zusammen und fühlen sich erst *jetzt* wieder wirklich *krank*, oder "als seien sie gar nicht mehr da".

Für die *Angehörigen* stellt sich letzterer Zustand dennoch manchmal als der erträglichere und "pflegeleichtere" dar, während der Parkinsonkranke ihn "wie ein Vestibül zur Hölle" empfindet. Auch wenn er dann kaum noch in der Lage ist zu sprechen und der erstarrten Muskulatur jede Geste oder mimische Regung zuviel ist: Man sieht das Grauen in seinen Augen flackern.
Wer solch einen Zustand selbst schon erfahren hat, wird ihn auf Anhieb bei jedem anderen Leidensgenossen identifizieren und wissen, was hier zu helfen bzw. zu unterlassen ist, bis dann, wenn die nächste L-Dopa-Ration zu wirken beginnt, der Spuk so abrupt vorbei wie er gekommen ist, evtl. sogar bald darauf die *nächste* Phase der Überbeweglichkeit folgt
.
Bezeichnenderweise verstehen sich diejenigen Patienten, die zu deutlichen Überbewegungen neigen, untereinander besonders gut. Ich habe noch keinen getroffen, der nicht die Dyskinesien der Akinesie hundertmal vorgezogen hätte, aber wahrscheinlich stellt just diese

spezielle Parkinson-Clique den einzigen Personenkreis dar, der das *wirklich* nachvollziehen kann. Diejenigen Außenstehenden aber, die es *wirklich gut* mit solchen "Zappel-Parkies" meinen, sollten sich v.a. in der Öffentlichkeit ihrer Begleitung nicht genieren, sondern sie so akzeptieren, wie sie durch das L-Dopa nunmal geworden sind. Was ist wichtiger: Wie man sich *fühlt* oder wie man *aussieht?* Wer nicht mehr den *Menschen* in der hyperkinetischen Hülle sehen kann, der diskriminiert und verletzt all diese Betroffenen zutiefst – und von oberflächlichen und intoleranten Personen sollte man sich schleunigst trennen; sie sind Gift für Parkies!]

[Die in diesem Kapitel verwendeten Eltern-Erfahrungen stammen z.T. aus dem amerikanischen "Parkinson's web – young Parkinson's handbook, chapter 9: >>relating to others<< von Matthew Seidman Ph-D.]

Behinderte Menschen brauchen Nichtbehinderte, die sie so annehmen wie sie sind, sie unterstützen und motivieren; dies mag für Parkinson-Patienten ganz besonders gelten.
>>Ehen und Beziehungen zwischen behinderten und nicht behinderten Menschen sind hier keine Seltenheit mehr, wenn sie um die besonderen Schwierigkeiten des Alltags wissen und bereit sind, sich diesen gemeinsam zu stellen.
Dabei ist nicht unbedingt, wie oft vermutet wird, der nicht behinderte Partner der dominierende oder stärkere Partner. Solche Beziehnungen haben nichts mit einem Helfer-Syndrom oder einem Gefühl des Mitleids zu tun, sie haben oft einen tieferen und bewußteren Beziehungshintergrund als manche Beziehnung von nicht behinderten Menschen.
Wer sich täglich mit dem Leben und seiner Abhängigkeit auseinandersetzen muss, gewinnt an innerer Stärke und Ausstrahlung, wenn er sich dem stellt.<<
(A. Jall, in Kellnhauser et al. 2000)

Für diese These spricht auch, dass es in der U 40 Betroffene gibt, die ihren ("normalen") Partner erst nach der Diagnose kennengelernt haben, der Gesunde sich also bewusst für den parkinsonkranken Partner entschieden hat (und umgekehrt!)
Dasselbe gilt für rein-kumpelhafte Freundschaften und Kontakte generell. Eine (selbst-) Ghettoisierung der Parkinson-Patienten ist trotz mancherlei Schwierigkeiten und Enttäuschungen nicht erstrebenswert, wenn auch für einige die einzige Alternative zum Einsiedlerdasein.
Eines der Hauptziele der Selbsthilfeorganisation besteht daher nicht nur darin, den Betroffenen zu helfen, sondern auch der "Außenwelt gegenüber offen-erklärend und vermittelnd entgegenzutreten".

21. Ein Wunschzettel der U 40-Parkies
für Ärzte

Wahrlich, keiner ist weise,
der nicht das Dunkel kennt.
(Hermann Hesse)

Die Gesunden und die Kranken
haben ungleiche Gedanken
(Spruch)

[Leider ist hierzulande die *Realität* oft anders, als sie in den vielen schönen Patientenbroschüren dargestellt wird – insbesondere was die "kontinuierliche Betreuung" des Parkinson-Patienten und die "psychologische Beratung in allen möglichen Lebenssituationen" betrifft, inklusive einer fachpsychologischen Betreuung der Angehörigen!

Außer *Medikamenten* (selbst um *die* müssen manche Betroffene noch manchmal hart kämpfen, wenn es mal etwas Moderneres, Teureres sein soll bzw. muss), gibt es oft nichts. Geschweige denn, dass der Arzt sich einmal aus eigener Initiative "dahinter klemmt", sich *unaufgefordert* darum kümmert, dass der Parkie außer Medikamenten auch z.b. Krankengymnastik, gelegentlich vielleicht einmal eine Überweisung zu einer Spezialuntersuchung oder in eine Fachklinik benötigt – nicht zu reden davon, dass man vielleicht einmal nachfragen könnte, ob es krankheitsbedingte Probleme am Arbeitsplatz, in der Familie oder Partnerschaft gibt, oder den Patienten einmal gezielt auf solche kritischen Themen hin anspricht, die dieser nur sehr selten von sich aus vortragen würde – z.B. Halluzinationen, sexuelle Störungen, Ängste vor intellektuellem Abbau (wenn der Betroffene Gedächtnisstörungen bemerkt, oder dass er nicht mehr so schnell denken kann wie früher) etc. – und was ist übrigens mit der nächsten Grippeprophylaxe?

Viele Parkinson-Patienten, besonders diejenigen, die in der Selbsthilfe aktiv sind, sind durchaus belesen und informiert über ihre Erkrankung; vor dem Arzt verhalten sie sich dann aber manchmal recht schüchtern-respektvoll.
Es gibt auch immer noch einzelne Ärzte, denen ein informierter, mündiger Patient arg suspekt ist (Motto: der Patient hat sich nicht für seine eigene Krankheit zu interessieren; wer sich für Krankheiten interessiert, ist ein Hypochonder) oder auf den sie mit Aggressionen reagieren, wenn der Patient mal über ein Detail aus seinem "Spezialgebiet Parkinson" besser Bescheid weiß.
Andererseits, das muss hier einmal deutlich betont werden, gibt es sowohl unter den Fach- als auch den Allgemeinärzten sehr kompetente und gleichzeitig patientennahe, einfühlsame Mediziner, die bei aller Praxisroutine, Zeitdruck und Budgetbeschneidungen immer noch wahre *Ärzte* (bzw. Ärztinnen) und auch *Menschen* bleiben.

Diesen sei hier ein kleiner Hinweis gegeben:
Wenn jemand weint, dann ist das oft ein Zeichen dafür, dass es ihm schlecht geht oder dass er/sie verzweifelt ist.
Aber am schlimmsten dran aber ist ein Mensch, der nicht mehr weinen kann.

Manchmal benötigen gerade diejenigen Patienten die meiste Hilfe, die weniger laut oder gar nicht danach schreien.

Den folgenden Text hat die Selbsthilfegruppe Aachen der deutschen Parkinson Vereinigung Club U 40 anlässlich einer Fortbildungsveranstaltung für Ärzte über das Parkinson-Syndrom verfasst – ein "Wunschzettel", dem ich mich mit freundlichster Bitte um praktische Umsetzung an alle Ärzte/Ärztinnen (und *auch* an die Nichtmediziner im Umfeld des Parkinson-Patienten) anschließen möchte:]

Für Ärzte:

Informationen, Anregungen und Wünsche von Parkinson-Patienten

Bei vielen Patienten wurde die **Diagnose** erst nach einer längeren Zeit der diagnostischen Unklarheit, Fehlbeurteilung oder Fehlbehandlung gestellt. Der Leidensdruck der Patienten war in dieser Zeit besonders groß, weil sie bereits unter vielerlei, von ihnen nicht einzuordnenden Beschwerden litten, die fachlich widersprüchlich oder – nicht selten – auch angezweifelt wurden. Die meisten dieser Patienten sind rückblickend der Ansicht, dass größere Offenheit, zum Beispiel auch die Mitteilung eines eventuell bestehenden Verdachts auf Parkinson und eine Information über die Notwendigkeit einer weiteren Beobachtung in dieser Richtung für sie leichter zu ertragen gewesen wäre, als die erlebte, diffuse Unklarheit oder das Verschweigen eines bestehenden Verdachts.

Bei der **Mitteilung der Diagnose**, die ja in der Regel schockiert, haben viele Patienten die Eile und Zeitknappheit des Arztes als besonders schmerzlich empfunden. Vielleicht könnten Ärzte, wenn sie unvermeidbar unter großem Zeitdruck stehen, kurzfristig einen Zweittermin anbieten, um zu sehen, wie der Patient mit dem Diagnoseschock fertig geworden ist, und welche Fragen er jetzt vordringlich geklärt bekommen muss.

Die Information über das grundsätzliche **Fortschreiten der Krankheit** bewirkt beim Patienten eine ständig latente Beunruhigung. Um ihm unnötige Ängste zu ersparen, sollte er schon anfangs erfahren, dass es auch "natürliche" Schwankungen seiner Beschwerden gibt, die sich sozusagen von selbst wieder einpendeln. Eine Verstärkung der Beschwerden mus also nicht gleich immer eine dauerhafte Verschlechterung bzw. ein Fortschreiten der Krankheit bedeuten.

Schwankungen im Befinden und Verhalten des Patienten erschweren auch seiner Umgebung eine richtige Einschätzung seines Zustandes und den angemessenen Umgang mit ihm. Nach Möglichkeit sollte der Arzt den Angehörigen nahebringen, vom Patienten nicht zu erwarten, dass er etwas, was er gestern oder vorhin noch konnte, auch heute und in diesem Augenblick wieder können muss. Dem Patienten andernfalls ein "Nicht-Wollen" zu unterstellen, wäre sehr ungerecht.

Die **individuell richtige Medikamenteneinstellung**, insbesondere die Ersteinstellung, erfordert vom Patienten, der sehnlichst auf Besserung seines Befindens wartet und durch auftretende Nebenwirkungen und Unverträglichkeiten enttäuscht und erschreckt wird, viel Geduld. Um diese aufbringen zu können, braucht er Vertrauen zu seinem Arzt, was ein hinreichendes Maß an **Aufklärung durch den Arzt** voraussetzt. Beispielsweise sind Patienten irritiert, wenn der Arzt ohne Begründung eine von den Empfehlungen des Beipackzettels abweichende Einleitungs-Dosierung verordnet.

Unbedingt sollte der Patient schon am Anfang erfahren, dass wegen der **Langzeitfolgen der Einnahme von Parkinsonmedikamenten** (Nachlassen ihrer Wirksamkeit und Auftreten sehr unerwünschter Nebenwirkungen) für die Dosierung gelten muss: "**Soviel wie nötig, so wenig wie möglich.**" Praktisch kann dies bedeuten, dass der Patient durch ärztliche Aufklärung motiviert werden muss, lieber ein kleineres Übel (einen Rest von Beschwerden und Auffälligkeiten) bei niedriger Dosierung zu ertragen, als ein wesentlich größeres Übel (Unwirksamkeit der Medikamente, Überbewegungen u.a.m.) durch höhere Dosierung vorzeitig herbeizuführen.

Bei stärkerem **Rückgang der Medikamentenwirkung**, d.h. bei anhaltender Verschlechterung der Symptomatik oder der Nebenwirkungen empfiehlt sich in der Regel eine stationär durchzuführende medikamentöse **Neueinstellung** in einer auf M. Parkinson spezialisierten neurologischen Abteilung oder in einer **Spezialklinik für Parkinsonkranke. Es gibt mehrere in der BRD, z.B.** in Kassel, Helgoland, Bad Laasphe, Wolfach, Bad Nauheim, Leun-Biskirchen, Stadtroda, Ichenhausen, Hagen und Bernburg.

Häufig machen Parkinson-Patienten die Erfahrung, dass ihr Wunsch, in eine Spezialklinik eingewiesen zu werden, von ihrem Arzt oder ihrer Kasse zu wenig unterstützt wird. Die Kassen scheinen oft zu wenig über die Aufgaben und die besonderen Möglichkeiten der Spezialkliniken zu wissen und verstehen unter einem Aufenthalt dort eine gewöhnliche Kur. Parkinson-Patienten sind daher ihrem Arzt besonders dankbar, wenn er selbst gut über Spezialkliniken informiert ist und den Antrag des Patienten sorgfältig begründen und befürworten kann.

Ein besonderes Problem entsteht für Parkinson-Patienten, wenn sie **wegen einer anderen Erkrankung oder einer Operation in einem Krankenhaus** aufgenommen werden müssen. Besonders in Krankenhäusern ohne Neurologen ist dann die weitere Verabreichung ihrer Parkinson-Medikamente nicht sicher gewährleistet, weil die eigenen mitgebrachten Medikamente aufgebraucht sind, oder weil vom Krankenhaus direkt von Anfang an zwangsweise "ähnliche" verabreicht werden. Verschiedentlich hat das plötzliche **Absetzen der**

Parkinson-Medikamente im Krankenhaus schwerwiegende Folgen gehabt. In diesen Situationen können sich Patienten und ihre Angehörigen oft nicht gegenüber dem Krankenhaus durchsetzen und sind auf die Einschaltung ihres Arztes angewiesen. Bleibt auch diese erfolglos, kann der Ärztliche Beirat der dPV (Prof. Dr. Johannes-Richard Jörg, Neurologische Klinik der Universität Witten/Herdecke, Klinikum Wuppertal oder Chefärztin Dr. Gudrun Ulm, Paracelsus-Elena-Klinik Kassel, Tel. 0561 – 6009-0) gebeten werden, sich einzuschalten.

Als große Erleichterung empfinden es Parkinson-Patienten, wenn sie beim Arzt "auf Termin" einbestellt werden und ihnen **längere Wartezeiten im Wartezimmer** erspart bleiben. Patienten mit Tremor oder Überbewegungen fühlen sich dort in besonders unangenehmer Weise musternden Blicken ausgesetzt; Patienten mit Rigor versteifen sich bei längerem Sitzen und bekommen Schmerzen.

Fast alle Parkinson-Patienten sind verlangsamt und vertragen zunehmend schlechter **Zeitdruck und Hetze.** Sie reagieren mitunter völlig blockiert auf hektische Situationen und hektische Personen. In ruhiger Gesprächs- und Untersuchungsatmosphäre hingegen können sie sich wesentlich besser äußern und normal reagieren.

Patienten mit bereits fortgeschrittener Krankheit bedauern, dass der Arzt in der Praxis sie immer nur in ihrer optimalen Form zu sehen bekommt. Aus verständlichen Gründen führt der Patient seine Erledigungen, Ausgänge und **Arztbesuche in der Phase der maximalen Medikamentenwirkung** durch. Es wäre sinnvoll, wenn der Arzt ihn jeweils nach der letzten Einnahme fragen würde, und ihn gelegnetlich 2 – 3 Stunden später noch einmal kommen ließe, ohne dass der Patient zwischenzeitlich erneut ein Medikament einnimmt.

Parkinson-Patienten sind anfällig für Depressionen und neigen dazu, sich zurückzuziehen. Der **Zuspruch des Arztes**, sich mit der Krankheit nicht zu verstecken, ist eine wichtige Hilfe für sie. Der Anschluss an eine **Selbsthilfegruppe** kann dazu beitragen, die Krankheit anzunehmen und mit ihrer Belastung besser fertig zu werden.

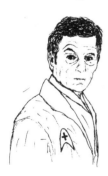

>>*Akzeptieren* bedeutet sinngemäß: *Aus den Möglichkeiten, die übrig bleiben, das Maximale an Lebensqualitä herauszuholen*>> (Kellnhauser et al. 2000)

Ein guter Arzt kann seinem Parkinson-Patienten auf vielfältige Weise dabei helfen, das Maximum der für ihn erreichbaren Lebensqualität zu erlangen und so lange wie möglich beizubehalten.

22. ♂ Sexualität: Parkinson. – oder Therapie-assoziierte Veränderungen ... über was Mann nicht spricht

The brain is our very sexiest organ.
It's the way we think that guides
our sexual response.
(Imke/Seidman/Loftus)

Freue dich über das, was du hast,
anstatt dich über das zu ärgern, was du nicht hast.
(Axel von Saldern)

Sexualität ist nach wie vor ein heikles Thema in unserer zivilisierten Gesellschaft – dies ungeachtet der s.g. "sexuellen Revolution", die angeblich bereits in den 60er Jahren stattgefunden hat, ungeachtet unserer stets hervorgehobenen "Aufgeklärtheit", moderner Kindererziehung (inzwischen meistens ohne Klapperstorch, Teufel oder Fegefeuer) und darüber hinaus parallel zum Boomen von Sex-Tourismus, Kinderporno-Handel via Internet und wachsendem Zurschaustellen von reichlich nackter Haut (nicht immer aber immer öfter) in den öffentlichen Medien.

Eine TV-Sendung, in der nicht wenigstens einmal das "Thema Nr. 1" auftaucht, muss um ihre Einschaltquoten fürchten.

Beate Uhse- u.a. Erotik-Shops und –Kinos in der Stadt, die Porno-Kalender in der Werkshalle – so primitiv, dass sich nicht mal mehr die militante Emanzenkollegin beim Betriebsrat darüber beschwert – den Orion-Katalog in der Tageswurfpost – überall sehen wir solche Bilder, die mit "sinnlichem Akt" o.ä. nichts mehr gemeinsam haben.

Trotzdem (oder gerade deshalb?!):

Wenn es dann tatsächlich *ernst* wird mit dem Sprechen über diese eine spezielle biologische Funktion des menschlichen Körpers, dann ist es für die meisten unserer modernen, aufgeklärten Bürger und Bürgerinnen vorbei mit der Selbstsicherheit und zur Schau getragenen "Coolness".

Nicht einmal gegenüber dem Arzt, der sich ausschließlich auf professioneller Ebene mit der Sexualität des Patienten befasst und von dem man zuallerletzt eine spöttische oder abfällige Bemerkung hören würde, egal welchen Aspekt man in diesem Zusammenhang ansprechen würde, können die meisten Menschen ihre anerzogenen (?) Schamgefühle überwinden.

Letzteres scheint das männliche Geschlecht in verstärktem Maße zu betreffen, betrachtet man z.B. die Häufigkeiten, mit der die Möglichkeiten kostenloser Krebs-Vorsorgeuntersuchungen genutzt werden.
Manche Männer nehmen diese Untersuchungen nicht einmal dann in Anspruch, wenn sie sich längst "im kritischen Alter" befinden und bereits körperliche Beschwerden verspüren, ziehen es vor, sich weiter herumzuquälen und ständig vage Ängste ("es könnte ja auch was Ernstes sein") auszustehen, während die meisten Frauen schon seit ihrer Jugend den mehr oder weniger regelmäßigen Besuch beim Gynäkologen gewohnt sind.

Auch heute noch ist das männliche Identitätsgefühl im Durchschnitt stärker von den (auch äußerlich sichtbaren) sexuellen Funktionen abhängig als dies bei Frauen der Fall ist.
Gerade das mag dann aber der Grund dafür sein, dass es so schwierig ist, darüber zu sprechen, wenn etwas nicht mehr so funktioniert wie es sollte – oder, was als noch schlimmer empfunden werden mag: wenn Teile des Systems *über*funktionieren.
Die Parkinson-Krankheit sowie deren Medikation können die Sexualität bei Männern (und auch bei Frauen) auf verschiedene Weise beeinflussen.

Da bisher das Hauptaugenmerk auf Patienten jenseits der 60 gerichtet war, Sexualität aber üblicherweise als weniger relevant für diese Altersgruppe angesehen wurde, da es nun einmal der Lauf der Natur ist, dass die körperlichen Funktionsfähigkeiten zum und/oder das Verlangen nach Geschlechtsverkehr mit zunehmendem Alter allmählich nachlässt – wenn auch in individuell sehr unterschiedlichem Maße.

Laut einer amerikanischen Studie sprechen aber nur 6% der Ärzte ihre Parkinson-Patienten gezielt auf eventuelle sexuelle Störungen an – und noch weniger Betroffene würden wohl von sich aus dieses brisante, höchst peinliche Thema anschneiden.
Daher existieren darüber nur wenige Studien oder Fachaufsätze, und noch rarer sind die Untersuchungen über die Sexualität jung erkrankter Parkinson-Patienten – bzw. das, was bei solchen meist als schematisierte Fragebogenaktion durchgeführten Aktionen herauskam, brachte keine besonderen Ergebnisse.
Vor allem stellen sie nicht deutlich heraus, dass das, was aus der spärlichen **Literatur** bekannt ist, wahrscheinlich nur die Spitze des Eisberges darstellt.

[Quinn 1983: >>Cases such as these are *no doubt commoner than it is realised*, and because of the social repercussions physicians should be aware of their occurrence.<< Anscheinend hat man diesen Hinweis seitens des Gros der Patienten *und* Ärzte aus Gründen der Peinlichkeit bis heute nicht in angemessener Weise beachtet.]

Wer nicht unmittelbar in das Krankheitsgeschehen beim Parkinson-Patienten involviert ist, sei es als Betroffene(r) oder engste(r) Angehörige(r), mag vielleicht die Vorstellung besitzen, dass das Hauptproblem, das solche Menschen haben, ihr ewiges Ringen um mehr Beweglichkeit und Unterdrückung ihres Zitterns sei – dass sie später von Dyskinesien gebeutelt werden, oder, mit einem Satz ausgedrückt: Dass der Parkinson-Patient schon derart damit beschäftigt und belastet ist, wie er seinen Körper durch den Alltag steuern soll, dass dem gegenüber doch alle anderen Sorgen und Nöte verschwindend gering erscheinen müssen.

Beim Arzt stehen dann auch Prioritäten wie medikamentöse Einstellung, motorische Kontrolluntersuchungen, Management von Dyskinesien, Physiotherapie, ggf. auch Ausfüllen von Anträgen für Klinikaufenthalte, Hilfsmittelbezuschussung, Schwerbehindertenausweise oder Erwerbsunfähigkeitsrenten etc. auf dem Plan.
Dass Veränderungen der Sexualität für einige Betroffene und Angehörige ein gravierendes Problem darstellen könnte, wird dabei selten zur Sprache gebracht.

[Vielleicht, weil auch Ärzte oft Männer sind und *ihrerseits*, bei aller Professionalität, Scheu haben danach zu fragen (Internisten, Urologen und Gynäkologen u.ä. ausgenommen), wie bereits Quinn 1983 vermutete?
Ich konnte bereits vor vielen Jahren während 2 Jahren praktischer Tätigkeit im Pflege- und Reha-Bereich mit verschiedenen Körper- und Mehrfachbehinderten beobachten, dass Männer betr. ihrer Sexualität sich mehr vor ihresgleichen genieren als vor weiblichem Personal.]

Eigentlich ist es merkwürdig:
Viele Sekundärerkrankungen sowie therapeutische Komplikationen werden bei Parkinson-Patienten gesondert therapiert – sei es die Depression, die Übelkeit zu Therapiebeginn, die Obstipation, die Hypersalivation und –hidrose, die Schlafstörungen, die Seborrhoe usw.; sexuelle Störungen fallen meist unter den Tisch.

Bekanntlich beeinträchtigt die Parkinson-Krankheit auch das autonome Nervensystem. Hieraus können u.a. Miktionsstörungen und Inkontinenz, besonders in fortgeschrittenen Stadien der Erkrankung, resultieren; häufiger, aber nicht ausschließlich, bei älteren Patienten.
Da solche Störungen sowohl von der Krankheit selbst als auch von der Medikation verursacht werden, manchmal aber auch andere Gründe haben können, sollte hier immer ein Urologe hinzugezogen werden, gerade wenn der Patient noch relativ jung ist.

Wenn dann in der Literatur die eventuellen Probleme mit der Sexualität bei Parkinson-Patienten erwähnt werden, geht es in erster Linie um *Impotenz*.
Hier ist erneut zu trennen, ob es sich um altersbedingtes Nachlassen der Erektionsfähigkeit handelt, ob eventuell eine arteriosklerotisch bedingte Gefäßverengung oder ein Hormonmangel die Ursache sein könnte; diese Störungen sind z.T. behandelbar, wenn der Auslöser bekannt ist – dito die

ausschließlich psychogen bedingte Impotenz, die in Folge der mit der
Erkrankung verbundenen Stress- und Minderwertigkeitsgefühle entstehen kann.

Die Parkinson-bedingte Störung des autonomen Nervensystemes kann allerdings
auch den direkten Grund für die Impotenz darstellen; hier funktioniert die
Nervenimpuls-Übertragung zwischen Gehirn und Genitalien nicht mehr, wie sie
eben auch in der Steuerung der restlichen Motorik nicht immer einwandfrei
arbeitet.
Ebenso können Medikamente wie MAO-Hemmer, Anticholinergika,
Antihistaminika, Antidepressiva, Tranquilizer und Diuretika die sexuellen
Funktionen und/oder die Libido beeinträchtigen.

Die Optionen, die den Betroffenen in der Literatur oder auf Patienten-Seminaren
angeboten werden, reichen, je nach Verfasser und Land, von
— dass der Betroffene sich damit abfinden und Sexualität auch ohne
direkten Geschlechtsverkehr ausleben und genießen könne,
— dass man verschiedene, auch bis dahin noch nicht praktizierte
Stellungen beim Geschlechtsverkehr ausprobieren solle,
— oder genaues Einplanen solcher Aktionen in die "on"-Phase des
Patienten [sofern die Partnerin gewillt ist, diesen "Timing-ist-alles-Stress"
mitzumachen; man fragt sich auch, ob und unter welchen Bedingungen noch
Geschlechtsverkehr ausgeübt werden kann, wenn im fortgeschritteneren
Krankheitsstadium die "on"-Stunden identisch mit der Phase der heftigsten
Überbewegungen sind ...]
— bis hin zu konkreten Erektionshilfen, Penisprothesen/-Implantaten
(über den Urologen erhältlich),
— auch Viagra® wurde schon in diesem Zusammenhang genannt,
— und allerlei anderen Accessoires, die über den Erotik-Fachhandel
zu beziehen sind und auch von gesundheitlich nicht
beeinträchtigten Personen benutzt werden.

Nun ist Impotenz an sich keine unbekannte Störung und auch nicht auf die
Parkinson-Krankheit beschränkt; sie betrifft theoretisch jeden Mann, wenn er
nur lange genug lebt.

Weniger bekannt, aber sicher eine Partnerschaft deutlich mehr belastend, ist das
Phänomen der *Hypersexualität* in Folge der Medikation mit L-Dopa und vor
allem mit Dopamin-Agonisten.
In einigen Fällen kann eine solche Medikation eine vorhandene Impotenz
beheben, doch oft wird dadurch nur die Libido, nicht aber die Erektionsfähigkeit
gesteigert.

Bei young-onset-Parkinson-Patienten stellt nun die Impotenz in Relation eher
seltener ein Problem dar als bei Älteren, umso häufiger dafür die
Hypersexualität, wenn die Annahme von Brown et al. 1978 korrekt ist, dass

besonders solche Patienten unter L-Dopa dieser unerwünschten Wirkung ausgesetzt sind, bei denen die körperlichen Grundvoraussetzungen für den Geschlechtsverkehr noch nicht gestört/unterbrochen sind – was eher bei *jüngeren* Männern der Fall sein dürfte.
Bereits in den ersten Jahren der L-Dopa-Ära wurde dieses Phänomen als "Nebenwirkung" beobachtet. Der zugrunde liegende Wirkungsmechanismus besteht wahrscheinlich in einer erhöhten Prolactininhibition, evtl. manchmal in Verbindung mit bereits seit der Jugend vorherbestehenden persönlichen Tendenzen?

Heute scheinen die Dopamin-*Agonisten* sogar noch eher Hypersexualität zu fördern als das L-Dopa selbst; da junge Patienten aber heute praktisch nicht mehr in L-Dopa-Monotherapie eingestellt werden, ist es schwierig, Vergleiche zu ziehen.
Hinzu kommt, dass die Betroffenen selbst von sich aus fast nie mit ihrem Arzt darüber sprechen, noch seltener als über Impotenz;
wenn, dann ist es die Ehefrau/Partnerin, die sich über das veränderte Verhalten und die gesteigerten sexuellen Forderungen ihres Mannes beklagt (oder die Polizei – in *Einzel*fällen, die öffentlich auffällig wurden).

Hypersexualität kann sich in verschieden starker Intensität zeigen; nur in besonders extremen Fällen mögen Arzt oder Außenstehende davon erfahren.
In leichterer Ausprägung äußert sich diese peinliche Nebenwirkung der dopaminergen Medikation oft in verstärktem Auftreten von sexuellen Phantasien oder einem lockereren Umgang mit "schmutzigen" Wörtern, ähnlich wie es beim Tourette-Syndrom vorkommt.
Manche Autoren sehen einen Zusammenhang zur bei einem Teil der mit L-Dopa behandelten Parkinson-Patienten beobachteten *Hypomanie*.
Solche Patienten bemerken unter L-Dopa nicht nur eine motorische Verbesserung, sondern auch eine seelische Antriebs- und Aktivitätssteigerung und evtl. beschleunigte Denkabläufe (subjektive "Intelligenzsteigerung") oder auch gesteigerte Kreativität (es kommt also nicht von ungefähr, dass viele Betroffene nach Behandlungsbeginn ihre poetische und künstlerische Ader entdecken).

Da auch objektiv messbare Verbesserungen der kognitiven Leistungen und Erhöhung des IQ unter L-Dopa beobachtet werden (wobei es sich wahrscheinlich eher um die Hervorhebung einer durch die krankheitsbedingten kognitiven Störungen und die Bradyphrenie lange verschüttete ursprüngliche Intelligenz handelt), ist es schwierig, diese realen Verbesserungen auf Anhieb von der leicht-pathologischen Selbstüberschätzung im Rahmen einer Hypomanie zu unterscheiden. Kreativität und Selbstbewusstsein sind schließlich keinesfalls negative, sondern gerade für chronisch Kranke wünschenswerte Eigenschaften. Der Ideenansturm bei krankhafter (Hypo-)manie hat allerdings die Eigenschaft, dass hier "Stückzahl" auf Kosten von "Qualität" geht (und der Fähigkeit, sich gezielt-intensiv mit einer einzigen Sache zu beschäftigen, Konzentration über längere Zeit aufrecht zu erhalten, im Gespräch beim Thema zu bleiben, sich wirklich in andere Menschen hineinzuversetzen und Interesse an sowie Toleranz für die Gefühle und Ideen anderer zu zeigen).

Hypomanie muss nicht zwangsläufig mit Hypersexualität einhergehen, stellt aber anscheinend eine Art Analogie zu den motorischen Überbewegungen dar, sozusagen "psychische Hyperkinesien"; sie tritt jedoch unabhängig davon auf, ob der Patient tatsächlich auch körperliche Dyskinesien hat.]

Hypersexualität stärkerer Ausprägung kann derart belastend sowohl für den Betroffenen als auch dessen Partner sein, dass es Patienten gibt, die auf die Frage nach der sie am *stärksten* belastenden therapeutischen Komplikation den erhöhten Sexualtrieb nennen.

Wenn die Frau in solchen Fällen nicht genau über die Zusammenhänge informiert ist (und selbst dann mag es noch schwierig sein, Verständnis für einen ständig auf seine Sexualität fixierten Partner aufzubringen), kommt es zu großen Problemen – vielleicht gerade heutzutage mehr als früher, als die Frau nicht besonders viel "Mitspracherecht" in solchen Fragen besaß, wie weit die "ehelichen Pflichten" gehen, und dem Wunsch nach (gerne mehrmals) täglichem Geschlechtsverkehr schicksalsergeben nachgab (wie z.B. in den von Uitti et al. 1989 beschriebenen Fällen, darunter ein *70*jähriger Patient mit einer ebenso betagten Ehefrau).

Der Mann seinerseits leidet gleichzeitig ständig unter unerfüllten Bedürfnissen, aber dann auch unter großen Schuld- und Schamgefühlen, zumal sich die sexuellen Fantasien nicht nur auf die eigene Ehefrau beschränken und er sich noch gerade beherrschen kann, sich nicht "ungebührlich" gegenüber für ihn attraktiven Frauen zu verhalten, denen er im Rahmen beruflicher oder gesellschaftlicher Aktivitäten begegnet.

Die von Uitti et al. oder die in den frühen 70er Jahren beschriebenen Fälle waren noch auffälliger (sonst wären sie wahrscheinlich auch niemals in einem Fachaufsatz erwähnt worden), doch im Prinzip decken sich die Beschreibungen aus der Literatur mit denen, von denen ich persönlich in der Patienten-Selbsthilfe erfahren durfte.

Das Dilemma ist größer als es den Außenstehenden auf den ersten Blick erscheinen mag:
Eine Person mit, sagen wir, einem etwas "einfacheren" Gemüt, denkt sich vielleicht weniger "Schlimmes" dabei, wenn er/sie sich dem hingibt, was ihm/ihr gerade an Fantasien in den Sinn kommt oder geniert sich nicht, mal in der Kneipe o.ä. nach dem anderen Geschlecht zu "grapschen". (Dies ist übrigens keineswegs auf "untere Gesellschaftsschichten" beschränkt; in sog. "besseren Kreisen" wird "sexuelle Anmache" nur vielleicht einen Hauch weniger direkt praktiziert.)

Bei einem Parkinson-Patienten, der aber die Hypersexualität nur "Drogen-induziert" sozusagen "aufgepfropft" bekommt, ist es vor allem die Diskrepanz zwischen seiner eigentlichen Persönlichkeit (geprägt von kulturellen und im Kindesalter anerzogenen Normen und Wertvorstellungen, oder v.a. seiner ganz ureigenen Ethik) und der durch Fremdeinwirkung verstärkten Triebe, die ihn innerlich hin-und-her zerrt.
[Er fragt sich: "Bin das wirklich (noch) ich?! Bin ich so ein dreckiges Schwein?!"]

Ein Parkinson-Patient, der oft besonders ehrenhafte, ordentliche, eher konservative Ansichten und Pflichtgefühle hat, leidet besonders unter dieser Diskrepanz. Natürlich würde er nie über eine Frau, auch nicht seine eigene, gegen deren Willen "herfallen", aber solche Gedanken lassen sich nicht abschalten, und ein Gefühl von Schmutzigkeit, Ekel und Angst, bei anderen nur schockierte Abscheu zu ernten ("wenn die wüssten, was in mir vorgeht") kommt auf.

Andererseits gibt es Patienten, die sich in einem solchen Zustand eher wohl fühlen. Manche Autoren finden, dass gerade solche Betroffene unter L-Dopa (und Dopamin-Agonisten) Hypersexualität und/oder Hypomanie oder andere Auffälligkeiten entwickeln, die bereits *vor* Krankheitsbeginn (evtl. durch die Erkrankung lange Zeit verschüttet gelegen) zumindest andeutungsweise solche Eigenschaften gezeigt hatten.

Da nachvollziehbarerweise die Frau zunehmend abweisender auf seine sexuellen Bedürfnisse eingehen mag, versucht sich der Mann anderweitig Erleichterung zu verschaffen – eigentlich gar nicht anders, als andere Männer in der gesunden Bevölkerung auch, aber mit deutlich mehr Schamgefühl dabei.
Erschwerend kommt hinzu, dass bekanntlich die Schwelle, eine Erektion bzw. den Orgasmus zu erreichen, mit zunehmendem Alter immer höher liegt und durch die Parkinson-Krankheit eher noch schwieriger zu überschreiten ist, trotz medikamentös erhöhter Libido.

Durch die Bradykinese sind aber auch Beweglichkeit und Ausdauer der Extremitäten stark behindert, so dass der Betroffene oft nicht einmal in der Lage ist, sich selbst ausreichend zu stimulieren.
Auch die wenigen Fallbeispiele der Literatur zeigen, dass die Betroffenen dann *Stunden* mit solchen (z.T. vergeblichen) Versuchen vor dem Porno-Heft oder dem einschlägigen TV-Programm oder ebensolchen Videofilmen verbringen können.

[Da mutet folgendes, genau gegenteiliges Dilemma wie eine Ironie des Schicksals an:
Im freizügigen Dänemark werden solche Themen wie Sexualität von Behinderten sehr offen diskutiert. Auf einem Seminar berichtete mir Demetrious Haracopos, eine Kapazität auf diesem Gebiet, von einem geistig schwerstbehinderten pubertierenden Jungen, der zwar motorisch nicht eingeschränkt war, aber mangels jeglicher Vorstellung von was das überhaupt

für Triebe waren, die ihn quälten, nicht genug Fantasie aufbringen konnte, einen "Orgasmus im Kopf" zu empfinden, der nach Annahme der Sexualforscher ja viel wichtiger als körperliche Stimulation ist, und daher trotz intensiver Versuche nicht erfolgreich onanieren konnte.]

Dieses Spezialthema wurde hier recht ausführlich behandelt, weil ich es für äußerst indiziert halte, dass man sich einmal von professioneller Seite her mit dem Thema auseinandersetzt – und Hilfe anbietet.

Im Umgang mit den betroffenen Patienten und deren Partnerinnen erfordert dies ein hohes Maß an Feinfühligkeit und Sachlichkeit gleichermaßen, da die Partner wahrscheinlich schon seit Jahren verlernt haben, ihre Probleme (die ja nicht nur in Verbindung mit der Erkrankung des einen Partners stehen mögen; schließlich haben auch gesunde Paare Probleme ähnlicher Art) untereinander mit der gebotenen Ruhe und Offenheit zu besprechen und sich inzwischen Mauern von Vorurteilen und verletzten Gefühlen aufgetürmt haben.
Man sollte zuerst versuchen, dem Patienten klar zu machen, dass er sich für nichts zu "schämen" braucht, und beiden Partnern in ganz nüchtern-fachlicher Weise erklären, für welche vielfältigen Funktionen das Dopamin im Gehirn verantwortlich ist, und wie sich bereits geringe Unbalancen des Neurotransmitter-Haushaltes auswirken können.

Dann wäre v.a. zweierlei abzuklären, bevor man sich Gedanken um eine eventuelle therapeutische Konsequenz macht:

1. *Wie stark* belastend ist die Situation für alle Beteiligten?
2. *Möchte* der Betroffene überhaupt noch anders sein?

[Sehr anschaulich demonstriert hier das seit den 50er Jahren bekannte Experiment mit der "Dopamin-Ratte", die sich über eine im Gehirn implantierte Elektrode ständig das s.g. "Belohnungs-Zentrum" stimuliert, wenn sie eine bestimmte Taste in ihrem Käfig drückt. Durch die elektrische Stimulation wird jedes Mal ein Dopaminschub freigesetzt. Die Ratte verhält sich in Folge wie ein Suchtkranker: Sie betätigt immer und immer wieder die Taste, um sich "Glücksgefühle" zu verschaffen, vergisst Nahrungsaufnahme und Trinken darüber. Dieses Suchtverhalten bei Hypersexualität stellt sich beim Menschen kaum anders dar: Trotz aller Scham und Schuldgefühle mögen manche Betroffene dann nämlich doch nicht ihre Medikation umstellen, weil sie sich inzwischen so daran "gewöhnt" haben – so, wie die Ratte trotz knurrendem Magen nicht von der Stimulations-Taste lassen kann!

Besonders schwierig wird die Situation, wenn der Patient die Hypersexualität im Rahmen eines generellen hypomanischen Syndromes erlebt: Die damit einhergehende allgemeine übermäßig-optimistische, heitere Grundstimmung, die "gehobenen Lebensgefühle" und die Selbstüberschätzung machen den Patienten nicht nur enthemmter, rede- und risikofreudiger und zu nicht hinreichend überlegten Geldausgaben o.ä. neigend, sondern auch wenig bis uneinsichtig in Bezug auf den eigenen Zustand.
In solchen Fällen sollte man ernsthaft um eine klare Entscheidung ersuchen; wie es sich bei Suchterkrankungen aller Art gezeigt hat, macht es keinen Sinn, eine Therapie anzufangen, wenn der Betroffene dies nicht ausdrücklich *selbst* wünscht!

Vielleicht hilft eine Video-Vorführung des o.g. Tier-Experimentes:
Denn welcher mündige Mensch möchte sich schon als Marionette seiner manipulierten
Hirnchemie fühlen – wie eine Ratte mit Elektroden im Kopf, die immer nur auf einer Taste
herumspringt, um sich einen bestimmten "Kick" zu verpassen?]

Wie sich in den in der Literatur dokumentierten Fällen gezeigt hat, verschwindet
die Hypersexualität i.d.R. nicht von selbst, kann sich 10 Jahre und länger halten,
u.U. auch bis weit ins Senium hinein. *Dosisreduktionen* der auslösenden
Medikamente bzw. gezielt Umstellungen helfen aber so gut wie immer.

So, wie sich die meisten zwischenmenschlichen Probleme und unnötigen
Selbstquälereien lösen lassen, wenn man nur einmal den ersten Schritt wagt und
darüber spricht, so verhält es sich auch hier: Allen Beteiligten sei hiermit
intensiv ans Herz gelegt, die Dinge beim Namen zu nennen und vor allem um
Hilfe von außen zu ersuchen; der behandelnde Arzt kann hier sicher an die
geeignete Stelle weiter vermitteln.

Literatur:

Ballivet et al. 1973, Barbeau 1969, Brown et al. 1978, Duvoisin und Yahr 1972,
Goodwin 1971, Imke, Seidman und Loftus: "Sexuality and gender issues in PD",
chapter 10, young Parkinson's handbook, Parkinson's web., Muenter 1970,
O'Brien et al. 1971, Quinn et al. 1983, Sacks 1990a, Schneider, in: Riederer et
al. 1999, Wermuth und Stenager 1992, 1995, Uitti et al. 1983, 1989.

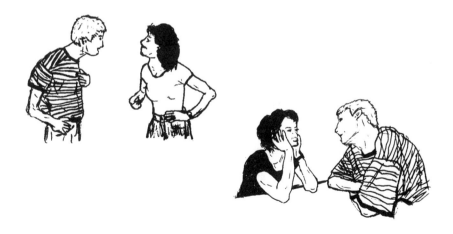

23. ♀ Sexualität: Schwangerschaft
und andere geschlechtsspezifische Aspekte
bei Parkinson-Patientinnen

Name:	*X. –Y. Parkie*
Diagnose:	*Parkinson-Syndrom*
Beruf:	*Gärtnerin*
Familienstand:	*ledig*
Körpergröße:	*173 cm*
Alter:	*28 Jahre*
Geschlecht:	*schwerbehindert*

"Sex can't be fireworks and earthquakes all the time"
(Imke/Seidman/Loftus)

Wie bei ihren männlichen Schicksalsgenossen kann es auch bei Frauen mit Parkinson-Syndromen zu krankheits- und/oder medikamentös-bedingten Störungen der Sexualität kommen, die manchmal nicht klar zu trennen sind von den ohnehin stattfindenden altersbedingten Veränderungen.

Das mit zunehmendem Alter immer häufigere Vorkommen von Inkontinenz (mehr oder weniger starker Ausprägung) ist bei Frauen ein altbekanntes, wenn auch leider immer noch zu selten vor den Facharzt gebrachtes Thema.
Ebenso kommt es v.a. während der Wechseljahre zu einigen auch das aktive Sexualleben und die Orgasmusfähigkeit beeinflussenden Veränderungen, die durchaus normal sind, durch die Parkinson-Krankheit aber evtl. verstärkt werden können.
Bei all diesen Fragen sollte der Gynäkologe/Urologe konsultiert werden, evtl. auch im Austausch mit dem Kollegen von der Neurologie.

Ein sehr wirksames, nebenwirkungsfreies Mittel gegen sowohl Inkontinenz und vielfältige andere Störungen im Bereich der weiblichen Geschlechtsorgane stellt die Beckenboden-Gymnastik dar, die allerdings ähnlich der Krankengymnastik, sehr konsequent, am besten täglich, durchgeführt werden muss, um richtigen Erfolg zu zeigen.
Inzwischen bieten sogar manche Krankenkassen entsprechende Kurse an, es gibt Handbücher, kostenlose Broschüren und sogar einfache mechanische Trainingsgeräte, so dass hier jede Frau die Möglichkeit hat, selbst aktiv etwas zu ihrer Gesundheit und ihrem Wohlbefinden/Sicherheitsgefühl beizutragen.
(Eine solch einfache und natürliche Behandlungsmethode steht dem männlichen Geschlecht übrigens nicht zur Verfügung.)

Da auch jede Frau ein Individuum ist und keine Parkinson-Krankheit der anderen gleicht, lassen sich – auch wie bei den Männern – keine allgemeinen Aussagen darüber machen, wie stark und in welcher Weise die Erkrankung auch die Sexualität jüngerer Patientinnen beeinflusst; hierüber ist noch weniger in der Literatur zu finden als über die Probleme der männlichen Betroffenen.

Im Durchschnitt – mit aller Vorsicht formuliert – scheinen die Parkinson-Patientinnen im Vergleich zu gesunden Gleichaltrigen eher ein reduziertes sexuelles Interesse und verminderte Libido zu besitzen, sowohl während des prä-klinischen Stadiums als auch z.t. im Verlaufe der Erkrankung. Von den körperlichen Beeinträchtigungen abgesehen, spielen hierbei auch teilweise depressive Gedanken, ein negatives Selbstbild (z.B. durch die Krankheit "unattraktiv" geworden zu sein), evtl. auch ein wenig verständnisvoller Partner oder eine gerade erfolgte Trennung vom Partner mit hinein.

Frauen sind zwar im allgemeinen weniger abhängig von geschlechts-spezifischen Klischees als Männer, doch dafür werfen sich andere Probleme auf, erst recht, wenn Kinder vorhanden oder gar noch "in Planung" sind – wenn die Betroffene im Krankheitsverlauf zunehmend mehr Schwierigkeiten hat, alle Aufgaben des täglichen Familienlebens zu bewältigen, es aber doch immer "allen recht und alles gut machen will" (so, wie ihre Rolle als Mittelpunkt der Familie es ihr vermeintlicherweise "vorgibt"). Gerade hier kann sich jene Form von Stress aufbauen, der sich auf den Krankheitsverlauf nicht gerade günstig auswirkt.

Berufstätige Parkinson-Patientinnen, ob Single oder nicht, erleben eine andere Art von Stress, der allerdings nicht minder belastend sein kann. Stress, Schlafmangel, Ängste und Sorgen aber setzen sexuelles Interesse und Libido ebenfalls herab – bei *beiden* Geschlechtern.

Wenn man die rein-neurochemische Seite betrachtet, dann ist bei einem Mangel an Dopamin (inkl. des daraus resultierenden umfassenderen Ungleichgewichtes der Neurotransmitter), der ja schon lange vor Manifestierung der motorischen Symptome besteht, tatsächlich ein geringeres sexuelles Interesse zu erwarten.

Dennoch scheint die L-Dopa-Substitution oder die Behandlung mit Dopamin-Agonisten nicht in jedem Falle die mit Dopaminmangel assoziierten psychischen (und kognitiven) Veränderungen umzukehren oder gar, bei *Über*dosierung, ins Gegenteil zu verkehren. Möglicherweise spielen hier zu viele andere Faktoren mit hinein, oder es ist einfach noch nicht genügend darüber bekannt.

Das im vorigen Kapitel ausführlich dargestellte Problem der Hypersexualität unter L-Dopa wird allerdings auch bei Frauen beobachtet (Ballivet et al. 1973, Uitti et al. 1989, Sacks 1990a), doch die Einzelfallberichte darüber sind extrem rar; seine Existenz ist aber zumindest in den Fachkliniken bekannt.
Da die Dopaminrezeptor-Sensitivität auch hormonellen Einflüssen unterliegt, könnte sich dieser Effekt anders oder weniger intensiv als bei Männern äußern, oder die Patientinnen gehen anders damit um, haben ihre Reaktionen eher unter Kontrolle (??), oder sie sprechen einfach weniger darüber/setzen andere Prioritäten.

Faktum ist jedenfalls, dass zu demjenigen Zeitpunkt des weiblichen Zyklus, zu dem lt. Theorie und praktischer Beobachtung die Dopaminrezeptor-Sensitivität, und damit auch die therapeutische Wirkung von L-Dopa und Dopamin-Agonisten, am geringsten ist – nämlich die Woche vor und während der ersten Tage der Menstruation – auch beim Gros aller gesunden Frauen das sexuelle Interesse am geringsten ausgeprägt bzw. auf dem Nullpunkt ist.
(Letzteres ist übrigens auch in unseren "sexuell revolutionierten" Tagen vielen Männern anscheinend unbekannt.)

Danach, bis zum Eisprung und darüber hinaus, steigt es wieder an (sofern nicht von anderen Einflüssen überlappt) – dito kommt es während dieses Zeitraumes bei denjenigen juvenilen und young-onset-Parkinson-Patientinnen, die zyklusgebundenen Fluktuationen unterliegen, zu einer deutlich verbesserten Motorik und Stimmungslage.

Dagegen verschlechtert sich die gesamte Parkinson-Symptomatik in den meisten Fällen deutlich jeden Monat vor Beginn der Menstruation. Wie eine Ärztin aus einem kalifornischen Parkinson-Institut beschreibt:
"Für diese Frauen scheinen die Parkinsonmittel zu der betreffenden Zeit einfach den Dienst zu quittieren" (zitiert in Imke et al., Parkinson's web, siehe Kapitelende).

Studien zum Thema: "Parkinson und Menstruation" stehen noch aus. Es wird überlegt, ob bei starken zyklusbedingten Fluktuationen zur Stabilisierung des Hormonhaushaltes (auch wenn nicht zur Schwangerschaftsverhütung benötigt) den Parkinson-Patientinnen orale Kontrazeptiva verschrieben werden sollten.

[Ein interessanter Tip aus den USA, dem ich bislang leider nicht nachgehen konnte, stellt ein Versuch mit Acetazolamid (Diamox®, USA) dar, welches angeblich nicht nur gegen die prämenstruellen Wassereinlagerungen im Gewebe, sondern auch gegen atypische Tremorformen helfen soll, wie sie bei jüngeren Patienten/innen häufiger vorkommen. (Imke et al., Parkinson's web, siehe Kapitelende).
Manchmal sollen auch geringe Dosen Anticholinergika helfen, oder auch eine Erhöhung der L-Dopa-Dosis vor der Menstruation.

Bekanntlich neigen Parkinson-Patienten zu Obstipation; in der Normalbevölkerung sind Frauen mehr als Männer davon betroffen, insbesondere vor und/oder während der Menstruation.

Man sollte daher zuerst einmal ausschließen, dass eine verzögerte Magen-Darm-Motilität den Transport der Medikamente verzögert bzw. deren Wirkung am falschen Ort verpufft. In dem Falle würde nämlich auch eine verdoppelte Dosis kaum Benefit bringen.]

Ein ebenfalls sehr exotisches, d.h. selten behandeltes Thema in der herkömmlichen Parkinson-Literatur stellt "Parkinson und Schwangerschaft" dar. Bei einer sehr jung erkrankten Patientin mag sich aber die Frage nach eigenem Nachwuchs durchaus stellen, vor allem wenn sie einen guten Partner hat und ihre Krankheit bisher einen benignen Verlauf zeigt, oder wenn sich die Schwangerschaft "ungeplant" einstellt oder zum Zeitpunkt der Parkinson-Diagnose bereits besteht.

Bei der Familienplanung ergeben sich viele Fragen, die man sehr gewissenhaft abklären sollte.

Dabei scheinen *genetische* Aspekte in dem Sinne kaum eine Rolle zu spielen, dass zu befürchten wäre, das Kind könne etwa die Parkinson-Krankheit "erben". Ausgenommen wären jene Sonderformen juveniler Parkinson-Syndrome mit meist autosomal-dominantem Erbgang, die man im Zweifelsfalle manchmal durch eine Gen-Analyse feststellen lassen bzw. anhand der in der Familie bekannten Fälle eruieren kann.

Außerdem sollte man sich gründlich überlegen, von etwaigen Risiken der Schwangerschaft für Mutter und/oder Kind abgesehen, ob eine gute Versorgung für das Kind auch dann über viele Jahre gewährleistet sein wird, falls sich die Erkrankung der Mutter dann doch einmal verschlechtern sollte. Stehen z.B. Eltern, Geschwister, andere Verwandte oder gute, verlässliche Freunde dem Paar im Bedarfsfall zur Seite? Welche Hilfe wäre im Notfall von öffentlichen Stellen her zu erwarten? Ist die finanzielle Absicherung geregelt?

Nun, im Prinzip sind das alles Vorkehrungen, die *jedes* Paar, auch ein kerngesundes, abchecken sollte, bevor es Nachwuchs in die Welt setzt, denn niemand ist vor Krankheit oder Unfall gefeit. Dennoch wäre es fahrlässig, eine chronisch-progrediente Erkrankung, wenn sie nun einmal *bekannt* ist, hier außer acht zu lassen.

Besteht nun ausdrücklicher Kinderwunsch, oder kommt es ungeplant zur Schwangerschaft, muss in Bezug auf die Schwangerschaft v.a. dreierlei erwogen werden:

- Schadet die Medikation der Mutter dem ungeborenen Kind?

- Könnte das Kind durch z.B. erhöhte Fallneigung der Mutter gefährdet werden – besonders falls die Mutter ihre Medikation oder einen Teil davon absetzt/umstellt?
- Könnte die Schwangerschaft die Parkinson-Erkrankung der Mutter negativ beeinflussen – direkt oder indirekt (letzteres durch den damit verbundenen Stress, die evtl. nötige Medikamente-Umstellung oder –Reduktion und evtl. das erhöhte, "unphysiologisch" verteilte Körpergewicht, welches evtl. zu vermehrten Koordinationsstörungen führen kann)?

Während das Risiko vermehrter Stürze der Mutter etc. natürlich nur in Bezug auf den jeweiligen Einzelfall abzuschätzen ist, können hinsichtlich der Medikamente und eventueller Schädigungen beim Ungeborenen nur bedingte Aussagen erstellt werden, die auf den wenigen Erfahrungen beruhen, die man bisher mit schwangeren Parkinson-Patientinnen gesammelt hat.

Die wichtigsten Übersichtsarbeiten und Fallberichte, die zusammengerechnet noch kein halbes Hundert Einzelfallbeschreibungen beinhalten (wovon die frühesten naturgemäß ohne die heute gebräuchlichen Medikationen waren), sollen hier im wesentlichen zusammengefasst werden:

Unter L-Dopa-Medikation kam es bisher beim Menschen *nicht* zu den im Tierversuch (unter wesentlich höheren als den therapeutisch üblichen Dosen) gelegentlich beobachteten Missbildungen am Embryo. Die Kinder von mit L-Dopa behandelten Müttern sind z.T. über mehrere Jahre nach der Geburt noch immer wieder auf etwaige körperliche, intellektuelle oder seelische Schädigungen/Störungen hin kontrolluntersucht worden; alle Kinder waren völlig gesund und normal altersgemäß entwickelt. Man hat zwar durch Messungen an Gewebeproben nachgewiesen, dass L-Dopa teilweise plazentadurchgängig ist, aber die relativ geringen Konzentrationen beim Kind scheinen keine schädlichen Auswirkungen zu haben.

Dies gilt vor allem für L-Dopa mit und ohne Decarboxylasehemmer, wobei manche Quellen empfehlen, im Falle der Schwangerschaft einem Präparat mit Carbidopa als Dopa-Decarboxylasehemmer den Vorzug vor einem mit Benserazid zu geben. Unter den Dopamin-Agonisten gilt Bromocryptin als relativ sicher für die Anwendung in der Schwangerschaft; für die anderen Agonisten liegen entweder keine Erfahrungen oder aber konkrete Hinweise auf schädigendes Potential vor, weshalb sie vor oder bei Eintreten einer Schwangerschaft unbedingt abgesetzt werden sollten.

Auch wenn ein Einzelfall einer problemlosen Schwangerschaft mit Geburt eines gesunden Kindes unter L-Dopa in Kombination mit Selegilin bekannt ist, raten Fachleute zum Absetzen von Selegilin, solange nicht sicher ist, ob die bei *nicht-*

selektiven MAO-Hemmern bekannte fruchtschädigende Wirkung nicht auch für selektive MAO-B-Hemmer gilt.

Für COMT-Hemmer liegen keine Erfahrungen vor; Absetzen ist indiziert. Amantadin sollte ebenfalls abgesetzt werden, v.a. während des ersten Trimesters, da es in einem Falle zu einer kardiovaskulären Missbildung beim Embryo gekommen ist. (Einzelne Autoren halten dagegen, dass andere Erfahrungen mit Amantadin ergeben haben, dass es nicht zwingend zu Missbildungen kommt.) Angesichts der heute üblichen medikamentösen Einstellung junger Parkinson-Patienten und der Tatsache, dass man bei schwangeren Patientinnen mit einigermaßen gutem Gewissen z.Zt. nur L-Dopa und Bromocryptin empfehlen kann, erwartet die Betroffene also zumindest eine *Umstellung* der Medikation.

Unter den bekannten Fällen von Schwangerschaften bei Frauen mit Parkinson-Syndrom kam es zu gelegentlichen Fehlgeburten; deren prozentualer Anteil entspricht aber dem Durchschnitt der auch bei gesunden Frauen vorkommenden Fehlgeburten; ein Zusammenhang mit der Erkrankung oder deren Medikation ist daher unwahrscheinlich.

Die Auswirkungen der Schwangerschaft auf die Patientinnen selbst können recht verschieden sein und mögen von der Art des Parkinson-Syndromes und der äußeren Bedingung abhängen. Es existieren Einzelfallberichte von Betroffenen, bei denen sich die Parkinson-Symptomatik während der Schwangerschaft verbessert hatte, um sich dann unmittelbar nach der Geburt zu verschlechtern.

Bei chronischer Encephalitis der Mutter oder relativ kurze Zeit zurückliegendem Debut von postencephalitischem Parkinsonismus hat man manchmal eine gravierende Verschlechterung, in einem Falle mit tödlichem Ausgang für die Mutter (bei kerngesundem Baby) beobachtet – aber auch problemlose oder gar sich während der Schwangerschaft verbessernde Parkinson-Symptomatik.

Wenn man die jungen Mütter mit idiopathischem Parkinson-Syndrom insgesamt betrachtet, findet sich ein gewisser Trend zur *Verschlechterung* der Parkinson-Symptomatik während der Schwangerschaft, wobei die Verschlechterung auch nach der Geburt persistiert.
[In Einzelfällen kam es infolge einer Schwangerschaft mit "traumatischem Geburtsvorgang" erst zum *Debut* des Parkinson-Syndromes (Murphy 1979).]

Diese Auswertung lässt aber angesichts der geringen Fallzahlen keine Prognose für die *einzelne* individuelle Patientin zu.
Es *muss nicht zwangsläufig* zu einer Verschlechterung der Parkinson-Symptomatik kommen, und selbst wenn, dann kann der *Grad* der Beeinträchtigung stark variieren und u.U. auch reversibel sein.

Fazit:

Einem Kinderwunsch bei einer Parkinson-Patientin ist also nicht grundsätzlich abzuraten, aber es gibt einige Aspekte, die man äußerst sorgsam einkalkulieren sollte.

Dass die veränderten Hormonspiegel *während* der Schwangerschaft die therapeutische Wirksamkeit von L-Dopa und Bromocryptin verändern können, ähnlich wie es bei der Menstruation und auch der Menopause bei Parkinson-Patientinnen vorkommt, ist zu erwarten, speziell wenn die Betroffene zu der Gruppe mit den Monatszyklus-bedingten Fluktuationen gehört.

Weshalb sich aber ein "Schwangerschafts-Benefit" nach der Entbindung meistens umkehrt, eine Verschlechterung während der Schwangerschaft aber auch *nach* der Entbindung persistiert, und warum andererseits Schwangerschaften von Parkinson-Patientinnen auch völlig unauffällig verlaufen können, ist noch nicht näher erforscht.

Für Schwierigkeiten rund um die Sexualität, Partnerschaft, Schwangerschaft, Menstruation etc. gilt dasselbe wie im vorigen Kapitel bereits eindringlich appelliert: Im Zweifelsfalle immer den (Fach-)Arzt konsultieren, der ggf. fachübergreifend mit den Kollegen zusammenarbeiten sollte – und generell: *miteinander sprechen!*

Literatur:

Allain et al. 1989, Ball und Sagar 1995, Ballivet et al. 1973, Benito-Leon et al. 1995, Brooke-Bland und Goldstein 1930, Canterbury et al. 1987, Cassady und Floss 1977, Cook und Klawans 1985, Frye 1983, Gehlen 1977, Von Graevenitz et al. 1996, Golbe 1987, 1994, Von Hartesveldt und Joyce 1986, Imke, Seidmann und Loftus: "Sexuality and gender issues in PD", chapter 10, young Parkinson's handbook, Parkinson's web., Jacquemard et al. 1990, Jorge 1921, Kanter und Klawans 1939, Kostic und Marinkovic 1993, Levy et al. 1991, Merchant et al. 1995, Murphy 1979, Nausieda et al. 1979, Rosa 1994, Sacks 1990a, Saunders-Pullmann et al. 1999, Schulman et al. 2000, Schwabe und Konkol 1992, Tobiassen et al. 1991, Uitti et al. 1989.

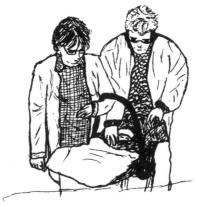

24. Der Schwerbehinderten-Ausweis:
Hilfe oder Hemmschuh?

"Nicht behindert zu sein ist wahrlich kein Verdienst, sondern ein Geschenk, das jedem von uns jederzeit genommen werden kann.
Lassen Sie uns die Behinderten und ihre Angehörigen auf ganz natürliche Weise in unser Leben einbeziehen. Wir wollen ihnen die Gewissheit geben, dass wir zusammen gehören."
(Richard von Weizäcker)

Wenn die Parkinson-Krankheit zur *Behinderung* führt, besteht die Möglichkeit, beim jeweils zuständigen Versorgungsamt einen Antrag auf Feststellung einer Schwerbehinderung zu stellen.

Wer zum ersten Mal davon hört, zuckt vielleicht vor dem Wort *"Schwerbehinderung"* zurück, weil man damit die Vorstellung von besonders deutlich sichtbaren Einschränkungen verbindet, doch davon sollte man sich nicht irritieren lassen.

Das Versorgungsamt stellt auf den Antrag hin, der am besten von einem guten Haus- oder Facharzt mit ausgefüllt und unterstützt werden sollte, fest, welcher *Grad der Behinderung* (GdB) vorliegt.
Manchmal ist dazu keine neue Untersuchung durch den Amtsarzt erforderlich, wenn anhand der miteingereichten Unterlagen (z.B. Abschlussbericht über einen Aufenthalt in einer Fachklinik) ersichtlich ist, wie stark der Patient durch die *körperlichen, geistigen, seelischen und sozialen* Auswirkungen der Erkrankung in seinen täglichen Funktionen beeinträchtigt ist.

Es handelt sich hier also *nicht* um eine Einschätzung der *Arbeits*fähigkeit o.ä., sondern der generellen Alltagsbewältigung auch unter Berücksichtigung von Einbußen der persönlichen *Lebensqualität*.

Jemand kann 100 GdB haben (fälschlich oft noch als "100% behindert" bezeichnet) und dennoch voll arbeitsfähig sein, wenn er einen entsprechenden Beruf hat.
So wird z.B. Blindheit immer mit 100 GdB eingestuft – ein blinder Mensch kann aber in Berufen wie Masseur, Telefonist oder in manchen Fällen auch als Hochschullehrer eine Vollzeit-Berufstätigkeit ausüben.
Ähnliches gilt für Querschnittsgelähmte, die einen rollstuhlgerechten Arbeitsplatz (einschließlich des dazugehörigen WC's) besitzen.

Dennoch ist es gerade in Bezug auf den Arbeitsplatz, der bei jüngeren Parkinson-Patienten noch eine größere Rolle spielt als bei älteren, eine wichtige Entscheidung, den Schwerbehindertenausweis zu beantragen, der ab 50 GdB ausgestellt wird.
(Antrag auf *Gleichstellung* mit Schwerbehinderten ist ab 30 GdB möglich). I.d.R. bringt die Einstufung als Schwerbehinderter einige Vorteile (s.g. "Nachteilsausgleiche")für den Betroffenen, auch in Bezug auf einzelne soziale und steuerliche Vergünstigungen, vor allem aber gewisse Rechte und Kündigungsschutz am Arbeitsplatz.

Ein schwerbehinderter Arbeitnehmer ist zwar nicht unkündbar, doch muss im Falle drohender Entlassung die *Hauptfürsorgestelle* (HFS) dies auf Antrag des Arbeitgebers hin erst bewilligen, was sie nur bei Vorliegen gravierender Gründe wird (vorsätzliche grobe Verstöße gegen bestehende Betriebs- und Arbeitsgesetzregeln, Firmendiebstahl etc.).

Die Behinderung selbst sollte lt. Gesetz dabei nie die Begründung für eine Kündigung sein. Wenn es dem Arbeitgeber aufgrund der Behinderung des Arbeitnehmers anderweitig nicht mehr zugemutet werden kann, diesen zu beschäftigen, auch nicht an einem anderen Arbeitsplatz im selben Betrieb, besteht die Möglichkeit, dass die HFS dem Arbeitgeber auf Antrag hin einen monatlichen Zuschuss und/oder die Bereitstellung von Hilfsmitteln gewährt, damit dem Schwerbehinderten der Arbeitsplatz erhalten bleibt.

Selbst wenn der Behördenweg zur Anerkennung der Schwerbehinderung sich über mehrere Monate oder gar Jahre (wenn man z.B. Widerspruch gegen eine unangemessen niedrige Einstufung einlegt bis hin zur Klage vor dem Sozialgericht) hinziehen kann, reicht es, wenn der Arbeitsplatz bedroht ist, den Antrag rechtzeitig abzuschicken (im Krisenfalle sicherheitshalber als Einschreiben mit Rückschein).
Der endgültige Bescheid zum Grad der Behinderung gilt immer *rückwirkend* ab Antragstelldatum, damit auch sämtliche mit dem Schwerbehindertenausweis verbundenen Rechte.

Für den Schutz am Arbeitsplatz und die meisten anderen Nachteilsausgleiche ist es unerheblich ob 50, 80 oder 100 GdB bestehen.

Je nach Art der Behinderung kann man auch s.g. *Merkzeichen* zugesprochen bekommen, die man am besten gleich mit beantragen sollte, wenn man selbst bzw. der behandelnde Arzt der Ansicht ist, Anspruch darauf zu haben.

Es gibt derzeit folgende Merkzeichen:

Bl – blind bzw. hochgradig sehbehindert
H – hilflos
G – gehbehindert
aG – außergewöhnlich gehbehindert
B – auf ständige Begleitung bei Benutzung von öffentlichen Verkehrsmitteln
   angewiesen
Rf – Rundfunkgebührenerlass – betrifft Behinderte, die ständig gehindert sind,
   an öffentlichen Veranstaltungen jeder Art teilzunehmen
1. Kl. Reisen 1. Klasse der Deutschen Bundesbahn – betrifft ausschließlich
   Schwerkriegsbeschädigte (wozu auch Wehrdienst-Unfallopfer zählen)

Mit diesen Merkzeichen sind weitere verschiedene Nachteilsausgleiche für
Schwerbehinderte verbunden, die letztendlich materieller Natur sind
(Ausnahme: das Recht, bei G und aG die Schwerbehinderten-Sitzplätze in
öffentlichen Verkehrsmitteln zu beanspruchen bzw. zusätzlich
Schwerbehinderten-Parkplätze bei aG).

Für Parkinson-Patienten kommen v.a. die Zeichen G, bei fortgeschrittener
Erkrankung auch aG und B, evtl. sogar H und Rf in Betracht.

Vor der Antragstellung sollte der Betroffene, wenn ihm seine Erkrankung
äußerlich noch kaum anzumerken ist, allerdings einiges beachten:
Der Kündigungsschutz am Arbeitsplatz ist nur günstig für denjenigen, der
bereits in einem Arbeitsverhältnis steht. Wer gerade dabei ist, sich um eine neue
Stelle zu bewerben oder sich noch in der Ausbildung befindet, ist normalerweise
nicht verpflichtet, dem neuen potentiellen Arbeitgeber von seiner Erkrankung zu
berichten – anders wäre das, wenn der Betroffene bereits vom Versorgungsamt
als Schwerbehinderter anerkannt ist und der Arbeitgeber konkret danach fragt:
Wird *dann* die Frage fälschlicherweise verneint, und der Arbeitgeber erfährt
später von der Schwerbehinderung, hat er das Recht, dem Schwerbehinderten zu
kündigen.

Der genaue GdB ist bei Parkinson-Syndromen besonders schwierig
festzustellen, da die Symptomatik bekanntlich von Stunde zu Stunde sehr
unterschiedlich ausgeprägt sein und auch noch längerfristigen Schwankungen
unterliegen kann – und sehr von der aktuellen Situation beeinflusst wird, z.B.
der Ausnahmesituation der Untersuchung durch den Amtsarzt.

Es wäre daher sehr zu begrüßen, wenn die Einstufung generell durch den
behandelnden *Fach*arzt geschehen könnte.

Leider kennen sich nicht nur Amtsärzte oft nicht hinreichend mit den einzelnen
Krankheitsbildern aus, sondern den Fachärzten ihrerseits sind nicht immer alle

Feinheiten des Schwerbehindertengesetzes/-rechtes geläufig, speziell solche, die sich auf die ärztliche *Gutachtertätigkeit* beziehen. Was für den Arzt in der Fachklinik ein sonnenklarer Fall von 80 GdB mit Merkzeichen G und B sein kann, muss daher noch lange nicht vom Versorgungsamt als solcher anerkannt werden. Die Argumentationsweise mancher Amtsärzte und Sachbearbeiter des Versorgungsamtes schlägt hierbei manchmal recht wunderliche Pfade ein ... Die in der folgenden Tabelle abgedruckten Zahlen gelten daher nur als *Anhaltswerte* für die GdB, die bei den verschiedenen Stadien der Parkinson-Krankheit zu erwarten sind. (Achtung: Es wird nur das als Beeinträchtigung gewertet, was *trotz Medikation u.a. Behandlungsformen* noch an Symptomatik vorhanden ist!)

Die Stadien-Einteilung I – V entspricht den nach der Skala von Hoehn und Yahr (eines von mehreren möglichen Klassifikations-Schemata zur Feststellung der Schweregrade bzw. Stadien von Parkinson-Syndromen).

Stadium	Symptomatik	GdB (*)
I	einseitig, keine bis geringe funktionelle Beeinträchtigung	0-20
II	geringe Symptomatik beidseitig, keine Gleichgewichtsstörungen	20-50
III	Unsicherheit beim Umdrehen als erste Anzeichen von gestörten Stellreflexen, der Patient kann das Gleichgewicht nicht halten, wenn er mit geschlossenen Augen stehend angestoßen wird, der Patient ist funktionell eingeschränkt, aber noch je nach Art der Arbeit teilweise arbeitsfähig, er kann sich selbst versorgen und unabhängig leben, die Behinderung ist gering bis mäßig stark	50-70
IV	voll entwickelte, stark beeinträchtigende Symptomatik, der Patient kann noch gehen und stehen, ist aber stark behindert	80-100
V	der Patient ist ohne Hilfe an den Rollstuhl oder das Bett gebunden	100 und Rechte nach dem Schwerbehindertengesetz (Pflegezulage, Begleitperson, Hilfsmittel etc.)

(*) Grad der Behinderung, dieser Wert sagt *nicht* aus, wie weit eine *verminderte Erwerbsfähigkeit* besteht (vor 2001 auch als Berufs- und Erwerbsunfähigkeit bezeichnet).

Bei der Parkinson-Krankheit bestimmen natürlich noch viele weitere Faktoren die Funktionen im Alltag und die persönliche Lebensqualität als nur die in der Tabelle beschriebenen grobmotorischen Behinderungen!
[Da die Versorgungsämter in den letzten Jahren dazu tendieren, pauschal jedem Antragsteller die GdB herunterzudrücken, als ob es ihnen dabei um das Geld im eigenen Portemonnaie ginge, sollte man also nicht versäumen, auf alle zusätzlich behindernden Symptome, Medikamente-Komplikationen und sekundären Auswirkungen der Erkrankung hinzuweisen und *deutlich, aber sachlich* erklären, wie eingeschränkt man dadurch jeweils ist, auch im sozialen Bereich.
Man sollte dabei weder übertreiben und um "Mitleid" heischen (die Erfahrung zeigt, das die meisten Parkinson-Patienten ohnehin nicht von dem Typ Mensch sind, der nach Mitleid jammert, im Gegenteil) noch etwas herunterspielen (ehrenhafte, übersteigerte "Tapferkeit" bringt in *diesem* Falle höchstens eine geringere GdB-Einstufung).]

Es gibt einige hervorragende Behinderten-Ratgeber im Buchhandel zu kaufen, die hier detaillierte Tips geben, auf was es bei Behörden ankommt, welche Paragraphen-Fußangeln überall existieren, und über alle mit der Schwerbehinderung verbundenen Rechte aufklären – inkl. den Kapiteln über die Pflegeversicherung, falls auch einmal an solche Schritte gedacht werden muss, und über Zuschüsse für Hilfsmittel, behindertengerechten Wohnungs(um)bau, Rente, Kur, Versicherungen, Patiententestament usw.

Wenn man sich anschaut, dass bei der GdB-Einstufung bereits Depressionen, Psychosen und diverse somnologische Erkrankungen jeweils als *separate* Behinderung mit 50 – 100 GdB eingestuft werden können, oder wie bei manchen Krankheiten Aspekte wie z.B. Schmerzen, Inkontinenz (z.B. absolute Harninkontinenz ohne sonstige Erkrankungen = 50 GdB) u.v.m. deutlich bei der GdB-Einstufung mit berücksichtigt werden, kann man guten Gewissens und ohne Scheu darauf hinweisen, dass all dies nur "Beiwerk" bei vielen Parkinson-Patienten darstellt.
(Gerade deshalb aber wird es vom Patienten vielleicht vergessen, wenn er vor dem Gutachter steht; Resultat: ein ungerechtfertigt geringer GdB.)
Achtung: Beim Vorliegen *mehrerer* Behinderungen addieren sich die einzelnen GdB nicht; vielmehr wird die gravierendste Behinderung als Grundlage genommen, alle weiteren Behinderungen fallen dann nur noch gering ins Gewicht, so dass selbst wenn die rein-rechnerische Summe der GdB für die *einzelnen* Behinderungen eigentlich weit mehr als 100 betragen würde, manchmal nur ein *Gesamt-GdB* deutlich unter 100 anerkannt wird.

Viel Stress und u.U. demütigende Prozeduren kann man sich evtl. ersparen, wenn man einen aussagekräftigen Bericht vom Facharzt oder der Fachklinik vorlegen kann. Geht das Versorgungsamt hierauf nicht angemessen ein, bleibt die Möglichkeit des *Widerspruches*. Wenn dieser mit ähnlichen Amtsfloskeln abgewiesen wird wie zuvor der Antrag, sollte man sich nicht scheuen, Klage vor dem *Sozialgericht* zu erheben.

Auf dieser Ebene geht es dann weniger um den Nachweis, wo und wie stark im Detail der Betroffene beeinträchtigt ist, sondern wer als Gutachter für diesen speziellen Patienten der *kompetentere* ist:
der Parkinson-Experte (der evtl. den Betroffenen persönlich diagnostiziert und eingestellt hat) oder der Amtsarzt.

Da bei solchen Verfahren bis zu mehreren Jahren Wartezeiten entstehen und nicht jedermanns Nervenkostüm dafür geschaffen ist, sollte man sich gut überlegen, ob der angestrebte GdB den Einsatz wert ist. (In dieser Instanz entstehen übrigens dem Kläger *keine* finanziellen Kosten.)

Der Streit um ein bestimmtes Merkzeichen lohnt sich meistens nicht, dito, wenn z.B. über die Frage 60 oder 70 GdB Uneinigkeit besteht.
Hier ist es meistens günstiger, nach einem Jahr einen Verschlechterungsantrag zu stellen (zumal die Parkinson-Symptomatik ohnehin dazu neigt, sich allmählich zu verschlechtern).
Wenn es aber um die kritische Grenze zu 50 GdB (= Schwerbehindertenstatus mit Ausweis geht) und vielleicht noch der Arbeitsplatz mit auf dem Spiel steht (oder die Chance, Hilfe für die der Behinderung angepasste Gestaltung des Arbeitsplatzes zu erhalten), oder wenn der Amtsbescheid 30 oder 50 Grad unter der vom behandelnden Arzt geschätzten Einstufung liegt, sollte kein Patient das so ohne weiteres hinnehmen.
Hier ist es von großem Wert, dass man sich rechtskundigen Beistand organisiert, wenn man sich nicht selbst gut mit den Gesetzen und den Praktiken der Ämter und deren Gutachter auskennt – denn "gesunder Menschenverstand" zählt nicht vor Gericht; dort gelten andere Spielregeln.

Die meisten Parkinson-Fachkliniken bieten ihren Patienten während ihres stationären Aufenthaltes auch eine professionelle Sozialberatung durch kompetente, stets über den aktuellen Stand der sich in diesem Staate schnell ändernden Gesetze informierte, sozialrechtskundige Spezialisten an. Optimal wäre, sich bereits vor der ersten Antragstellung dort individuell beraten zu lassen, da man dort genau über die Situation der Betroffenen und die vielen Aspekte/Besonderheiten der Parkinson-Erkrankungen informiert ist. Der Sozialberater hilft nicht nur bei Fragen und Formulareausfüllen betr. Schwerbehinderten-Ausweis, sondern auch betr. EU-Rente, Pflegeversicherung und –Einstufung sowieAnträgen auf Hilfsmittel-Kostenerstattung usw.

Kein Parkinson-Patient hat sich diese Krankheit ausgesucht – und *jeder* gäbe gewiss alle GdB dieses Landes wieder mit Kusshand an die Versorgungsämter zurück, wenn er dafür *gesund* sein könnte! Dies sollte man den betr. Amtspersonen stets klar machen.

Es ist manchmal leider so, dass man oft dafür kämpfen muss, damit aus Gesetz auch *Recht* wird!

25. Parkinson und das Führen von Kraftfahrzeugen – ein chronisch heißes Eisen

Was nutzt es uns, den Weltraum zu erobern,
wenn wir die kleinste Distanz von Mensch zu Mensch
nicht bewältigen können?
(Verfasser unbekannt)

Mach' langsam, dann bist Du schneller.
(alte Weisheit, zitiert vom Lehrwerkstattmeister der Verfasserin)

Ein immer wieder diskutiertes und ebenfalls für die jüngere Generation der Parkinson-Patienten wichtiges Thema stellt die Frage nach der Fahrtauglichkeit dar.
Schließlich sind viele nicht nur aus Gründen der Bequemlichkeit auf das Auto angewiesen: Einerseits ist für die Ausübung mancher Berufstätigkeiten die uneingeschränkte Fähigkeit zum Führen von Kraftfahrzeugen erforderlich (in diesem Fall wird es sehr kritisch, wenn man an Parkinson erkrankt), oder man benötigt das Auto, um täglich eine weiter vom Wohnort entfernte Arbeitsstelle zu erreichen.
Andererseits ist ein eigenes Kraftfahrzeug geeignet, die eingeschränkte körperliche Mobilität etwas zu kompensieren, besonders wenn kein Partner oder Angehöriger im Hause wohnt, der im Bedarfsfalle die Rolle des Chauffeurs übernehmen kann.

Die Haltung etlicher Parkinson-Experten zur Frage der Fahrtauglichkeit ist relativ großzügig, d.h. sie sehen keinen Grund dafür, Parkinson-Patienten pauschal-generell vom Fahren abzuraten (oder gar von staatlicher Seite her die Fahrerlaubnis entziehen zu lassen), v.a. nicht den geringer beeinträchtigten Patienten.

Unterstützt wird dies von der offiziellen Verkehrs-Unfallstatistik, die zeigt, dass Parkinson-Patienten im Vergleich zur jeweils altersentsprechenden Bevölkerung nicht mehr Unfälle verursachen, sondern im Gegenteil eher besonders gewissenhafte Fahrer sind, von denen viele (über 50%) das Autofahren freiwillig aufgeben, wenn sie bemerken, dass die Erkrankung sich dafür zu sehr verschlechtert hat.
Manchmal ist es hilfreich, das Fahrzeug behindertengerecht umzubauen und v.a. auf Automatikschaltung und Servolenkung zurückzugreifen, falls noch nicht vorhanden.
Betroffenen, die stabil eingestellt sind oder im Falle von Fluktuationen die "on"-Phasen immerhin noch sicher vorausberechnen können, kann somit noch **lange** Zeit eine zumindest zeitweilige selbständige Fahrmöglichkeit erhalten **bleiben**.

Bei abrupten, unvorhersehbaren Fluktuationen allerdings ist das Führen von Kraftfahrzeugen nicht mehr vertretbar. Dasselbe gilt für diejenigen Patienten, die unter heftigen Dyskinesien leiden, oder für solche, bei denen *plötzliche*, sich nicht durch vorherige Müdigkeit ankündigende, imperative Schlafattacken auftreten, egal ob unter der Behandlung mit Ropinirol (Requip ®) oder Pramipexol (Sifrol ®) o.a. Medikamente oder primär-krankheitsbedingt.

Warum ein *generelles* Fahrverbot unter diesen beiden Dopamin-Agonisten o.a. Parkinsonmitteln nicht indiziert ist, wird bereits im Kapitel "Zur Frage der plötzlichen imperativen Schlafattacken" ausführlich abgeklärt (Literatur-Referenzen siehe dort).
Ansonsten müsste man das Fahren unter *sämtlichen* das dopaminerge System beeinflussenden Medikamenten untersagen – und selbst dann wäre nicht gewährleistet, dass nicht doch imperative Schlafattacken auftreten, nämlich wenn diese in der Grunderkrankung selbst begründet liegen (wofür es zahlreiche Hinweise gibt).

[Außerdem: Auch das Begleitsymptom "Exzessive Tagesschläfrigkeit" (inkl. diurnale Schlafattacken) kann separat *behandelt* werden – dieses Faktum ist in der ganzen Pramipexol, Ropinirol & Co. – Diskussion überhaupt noch nicht zur Sprache gekommen, auch sonst nirgendwo, wenn es um das Thema "Fatigue bei Parkinson-Syndromen" geht (jedenfalls nicht in Deutschland).
Es gibt wirksame Medikamente, die speziell günstig für den *sporadischen* Gebrauch geeignet sind, z.B. als Bedarfsmedikation vor einer Autofahrt (nicht länger als 1 – 2 Std.!) oder einem Ereignis außer der Reihe, bei dem man unbedingt wach bleiben möchte/muss.

Diese stammen ursprünglich sogar aus der Behandlung von Parkinson-Syndromen [früher einziges Mittel gegen Akinese und postencephalitische Somnolenz und okulogyre Krisen, in den 60er Jahren auch zusammen mit L-Dopa, um dessen Wirkung zu verstärken (Barbeau 1969, Yahr und Duvoisin 1968), zumal L-Dopa damals sehr teuer war] und sind auch in der L-Dopa-Ära noch ab und zu bei Parkinson-Patienten eingesetzt worden – nicht nur gegen die Akinese, auch gegen die exzessive Tagesschläfrigkeit (Halliday und Nathan 1961, Nausieda 1987, Parkes et al. 1975).
Sie führen zwar schnell zur Gewöhnung und sind bei leeren Dopaminspeichern eigentlich nicht indiziert, könnten aber bei Patienten unter L-Dopa-*Substitution* (also nicht bei Monotherapie mit Dopamin-Agonisten, Amantadin, Abbau-Hemmern und Anticholinergika) durchaus als *gelegentliche* Zusatzmedikation eingesetzt werden [1 – 2mal/Woche, damit **kein** Wirkungsverlust auftritt und kein Raubbau an den Dopaminspeichern (Fornai et al. 1998) betrieben wird].

Natürlich erfordert dies zuvor eine gründlichere schlafmedizinische Untersuchung, um anderweitig zu behandelnde Erkrankungen der Schlaf-Wach-Regulation auszuschließen, zu testen, ob der Patient die "Weckmittel" verträgt und welche Dosis für ihn optimal ist.
Zur Wahl stehen z.B. Stimulantien wie Methylphenidat (Ritalin®), Ephedrinum hydrochloricum (kristallines Pulver, wird in der Apotheke in Kapseln à 25 mg oder 50 mg frisch hergestellt) u.ä. – zu empfehlen bei eher zu Hypotonie neigenden jungen, robusten Patienten ohne starken Tremor (der durch o.g. Mittel verstärkt werden könnte).

Eventuell könnte auch L-Threo-Dops eine Alternative darstellen (siehe Kapitel "Die Medikation des jungen Parkinson-Patienten") Cave! All diese Medikamente zeigen Wechselwirkungen im Sinne einer gegenseitigen Verstärkung; bei gleichzeitiger Einnahme von MAO-Hemmstoffen (auch Selegilin unter 10mg/Tag) und COMT-Hemmern (v.a. das zentral wirksame Tolcapon/Tasmar®) ist dies besonders zu berücksichtigen.]

Den o.g. Argumenten *Pro* das fortgesetzte Führen von Kraftfahrzeugen bei einer Parkinson-Erkrankung steht ein *Kontra* seitens der Grundlagenforschung entgegen:
Es lässt sich nun einmal nicht abstreiten, dass Parkinson-Patienten in ihren körperlichen, z.T. auch geistigen Reaktionen *verlangsamt* sind und dass auch bei jungen Betroffenen in der Frühphase der Erkrankung gewisse kognitive Defizite nachweisbar sind, die sich teilweise auf die Fahrtauglichkeit auswirken könnten.

Hinzu kommen immer wieder Studien, die auf eine *verminderte* Fahrtauglichkeit bei Parkinson-Patienten hinweisen (Heikkilä et al. 1998, Zesiewictz 2000). Es gibt jedoch kein Gesetz, das Fahrtüchtigkeit definiert; d.h. es bleibt vorerst weiterhin dem Gewissen des einzelnen Betroffenen überlassen, ob er sich ans Steuer setzt.
Zum Glück hat es sich gezeigt, dass die meisten Parkinson-Patienten sehr gewissenhafte Menschen sind, und dass sie, solange sie noch selbst Auto fahren, die krankheitsbedingten Defizite durch besonders vorsichtiges, defensives Fahren ausgleichen – hierzu lasse man die Zahlen der Unfall-Statistiken einmal für sich sprechen.

[Als ich einmal als Beifahrerin bei einem sichtbar betroffenen Parkinson-Patienten mitfuhr, fragte er, ob ich mich unsicher fühlte mit ihm am Steuer. Ich betrachtete, wie er den ruhig in der Straße liegenden Wagen die kurvenreiche, schmale Landstraße entlang lenkte, ohne dass es auch nur einmal zu einer brenzligen Situation gekommen wäre – in einem gemütlichen Tempo, welches etwas unter dem Durchschnitt der empfohlenen Geschwindigkeit lag – und antwortete wahrheitsgemäß: "Weißt du, ich fühle mich zehnmal sicherer, wenn ich bei einem besonnenen Parkie mitfahre, als bei einigen meiner Kollegen (v.a. den jüngeren), die ausschließlich aus Gründen des Imponiergehabes Straßen wie diese hier mit 50 km/h über der zulässigen Höchstgeschwindigkeit entlang preschen, dass die Reifen quietschen – oder nach dem Betriebsfest halb- bis stockbesoffen bar jeglichen Verantwortungsgefühles ihr Auto selbst nach Hause fahren!"]

Wer sich als Parkinson-Patient unsicher ist, ob er weiterhin ein Kraftfahrzeug führen kann, sollte entweder kritikfähige Beifahrer oder seinen Arzt um Einschätzung bitten, oder die Möglichkeit nutzen, anonym und unverbindlich seine Fahrtauglichkeit/Reaktionsfähigkeit testen zu lassen:

conTest, Zentrum für Psychometrie
TÜV Rheinland
Am Grauen Stein
51105 Köln
Tel. 0221 – 8062937

Das evtl. *kritischste* Argument der Fahrerlaubnis-Gegner mögen nicht einmal die Schlafattacken und kognitiven Defizite darstellen, sondern eine in o.g. Studie erneut postulierte mangelhafte Fähigkeit der Patienten (einschließlich deren Ärzte), ihre eigenen Fähigkeiten realistisch einzuschätzen (Zesiewictz 2000).

Da Überschätzung der eigenen Fähigkeiten tatsächlich hin und wieder v.a. in Einzelfallberichten beschrieben worden ist, entweder im Rahmen der Krankheitsverdrängung oder –Verleugnung oder einer medikamentös-induzierten Hypomanie, [bei der sich der Betroffene u.U. auch ohne Rücksicht auf die eigene Sicherheit oder die anderer Menschen ans Steuer setzte (Muenter 1970)], ist dieser Einwand nicht ganz unberechtigt, denn dem Arzt mag dies verborgen bleiben, da die "Ausnahmesituation Sprechstunde" und der kurze Zeitraum, während dem er den Patienten jeweils sieht, nicht repräsentativ ist.

Im Zweifelsfalle sollte die *Fahr*fähigkeit daher besser von einem *Fahrlehrer* statt von einem Arzt bewertet werden – während die Beurteilung der Fähigkeit zur Selbsteinschätzung in den Zuständigkeitsbereich eines auf Parkinson-Syndrome spezialisierten Psychologen/Neurologen fällt.

Die Entscheidung ist nicht immer leicht und eindeutig zu treffen. Fest steht aber: die Entscheidung muss auf jeden Fall aufs *Individuum* und dessen *aktuellen* med. Status bezogen sein – nicht aber auf die gesamte große und sehr heterogene Gruppe *aller* Parkinson-Patienten.

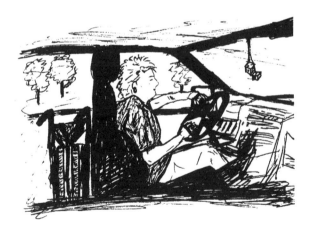

Stärker beeinträchtigte Parkinson-Patienten können durch das merkzeichen **aG** im Schwerbehindertenausweis besondere gekennzeichnete Parkplätze in Anspruch nehmen.

Zum Einblick in die bei Redaktionsschluss bestehende Rechtslage ist der folgende Text
>>Begutachtungs-Leitlinien zur Kraftfahrereignung (6. Auflage 2000)
Aus „Berichte der Bundesanstalt für Straßenwesen" Heft 15, S. 33<<
wörtlich abgedruckt.

3.9.3. Parkinsonsche Krankheit, Parkinsonismus und andere extrapyramidale Erkrankungen einschließlich zerebellarer Syndrome.

Wer unter einer extrapyramidalen (oder zerebellaren) Erkrankung leidet, die zu einer
herabgesetzten Leistungs- und Belastungsfähigkeit führt, ist nicht in der Lage, den gestellten
Anforderungen zum Führen von Kraftfahrzeugen der Gruppe 2 gerecht zu werden. Die
Fähigkeit, Kraftfahrzeuge der Gruppe 1 sicher zu führen, ist nur bei erfolgreicher Therapie
oder in leichteren Fällen der Erkrankungen gegeben.

Sie setzt die nervenärztliche/neurologische und, je nach den Umständen, psychologische
Zusatzbegutachtung voraus.
Nachuntersuchungen in Abständen von 1, 2 und 4 Jahren sind je nach den Befunden, die der
Einzelfall bietet, zur Auflage zu machen.

Begründung
Die meisten extrapyramidalen einschließlich der zerebellaren Störungen haben (wenn es sich
nicht um frühkindlich erworbene Schädigungssyndrome handelt) einen zeitlich
langgestreckten Verlauf. Ist die Symptomatik im Bewegungsbild erkennbar, so ist oft schon
die Leistungs- und Belastungsfähigkeit des Erkrankten so weit herabgesetzt, dass ihm das
Führen von Kraftfahrzeugen der Gruppe 2 nicht mehr zugemutet werden kann. In vielen
Fällen ergeben sich dabei aber noch keineswegs so schwere Leistungseinbußen (wie
Verlangsamung, grob störende unwillkürliche Bewegungsimpulse, Desintegration der
Motorik), dass Kraftfahrzeuge der Gruppe 1 nicht mehr verkehrssicher gefahren werden
könnten. In jedem Falle mit deutlichen extrapyramidalen Syndromen wird die Beurteilung
aber zurückhaltend zu erfolgen haben.

Diese Krankheiten können die Beherrschung eines Kraftfahrzeuges zulassen. Aber wenn sich
auch die Entwicklung des prozesshaften oder degenerativen Krankheitsgeschehens im
Einzelfall einigermaßen vorausberechnen lässt, so liegen die Schwierigkeiten der Beurteilung
in der Abschätzung der Belastbarkeit. Werden ihre Grenzen überschritten, so kann es in
unvorhergesehenen Situationen zum Zusammenbruch der motorischen Funktionen kommen.
Die Beurteilung darf darum auch nicht allein vom Ausprägungsgrad der extrapyramidal-
motorischen Symptome abhängig gemacht werden.

Auf jeden Fall setzt die Beurteilung der Voraussetzungen zum sicheren Führen eines
Kraftfahrzeuges in diesen Fällen die Untersuchung durch den erfahrenen
Nervenarzt/Neurologen und ggf. eine psychologische Zusatzuntersuchung voraus und bei
Fahrerlaubnisinhabern unter Umständen eine praktische Fahrprobe.
Da es sich (ausgenommen Residualsyndrome) um fortschreitende Erkrankungen handelt,
kann von Nachuntersuchungen, die wohl zeitlich unterschiedlich lang festgesetzt werden
können (abhängig vom Einzelfall), die aber doch regelmäßig erfolgen müssen, nicht
abgesehen werden.
Da extrapyramidale Erkrankungen auch mit organischen Psychosyndromen einhergehen
können, siehe Kapitel 3.10.2. (Demenz und organische Persönlichkeitsveränderungen).

26. Der Arbeitsplatz: Aktivierende Stimulation
oder destruktiver Stress?

Wer ein WARUM zu leben hat,
erträgt fast jedes WIE.
(Friedrich Nietzsche)

Wer ewig schluckt,
der stirbt von innen.
(Herbert Grönemeyer)

>>Auch wenn du trotz dem Gezappel noch keine Werkstücke kaputt gemacht
hast – aber man kann es den Kollegen nicht zumuten, sich das da
anzugucken...!<<
(Ausspruch der *Betriebsrätin* gegenüber der Verfasserin bezüglich ihrer Überbewegungen)

Die young-onset-Parkinson-Patienten trifft die Diagnose mitten im oder gerade
erst am Anfang ihres Arbeitslebens, die meisten juvenilen sogar, bevor sie
überhaupt Schule, Ausbildung oder Studium abschließen, im Extremfall nicht
einmal beginnen können.
Wer erst einmal 55 – 60 ist, hat i.d.R. schon so viele Arbeitsjahre bewältigt, dass
er sich weder aus materiellen noch aus Gründen des schlechten Gewissens gar
zu sehr Sorgen machen müsste, ob er die letzten Jahre des Arbeitslebens etwas
kürzer treten oder evtl. ein wenig früher als geplant in Rente gehen muss.
Da er mehrere Jahrzehnte Zeit hatte, sich innerlich darauf einzustellen, dürfte er
normalerweise nach dem Ausscheiden aus dem Arbeitsleben nicht in dem Maße
in ein "schwarzes Loch" fallen, wie das der Fall wäre, müsste er viel zu früh und
unerwartet mit 40 gehen – oder mit 20 erfahren, dass er kaum Chancen hat, mit
einer chronisch-progredienten Erkrankung noch von einem Betrieb eingestellt zu
werden, egal, ob die gerade bestandene Abschlussprüfung nur aus den Noten 1
und 2 besteht.
Oder, wie mag die junge Studentin, Mitte 20, die immer schon Lehrerin werden
wollte und dieses Ziel nun endlich in greifbarer Nähe sieht, sich ihre Zukunft
vorstellen, wenn der Arzt ihr erklärt, dass sich spätestens zum Ende ihrer
Referendarzeit wahrscheinlich auffällige, unwillkürliche "Zappelbewegungen"
einstellen werden, die bei den Schülern wohl mehr "Interesse" hervorrufen
werden als der eigentliche Unterrichtsstoff – abgesehen davon, dass sie mit ihrer
leisen Stimme sowieso ohne Mikrofon kaum gegen den Geräuschpegel der
Klasse ankäme?

Doch stop!

Nicht alle Beispiele von Parkinson-Patienten im Berufsleben sind so negativ; wie immer gibt es eine große Variabilität; jeder U 40er kann hierzu eine andere Geschichte erzählen.
Ganz am unteren Ende des Spektrums stehen Erlebnisse von Verspotten, Beschimpfungen, Herausekeln u.ä. [kurz: Mobbing von oben ("Bossing") und unter Gleichgestellten],
irgendwo danach kommt das gähnende Schweigen und Getratsche hinter dem Rücken des Betroffenen, auch wenn es ohne direkte böse Absicht geschieht –

dann die höfliche Gleichgültigkeit, die allmähliche Isolation des Betroffenen, weil man mit Krankheit möglichst nichts zu tun haben möchte ["verdirbt die gute Stimmung, wenn man sich das Elend anguckt" – aber dann daheim beim Abendbrot die Glotze laufen lassen mit Mord, Krieg, Hunger und Naturkatastrophen überall in der Welt ...],

dann das unsicher-irritiert-mitleidige Verhalten seitens eigentlich wohlwollender Menschen, deren Scheu und Angst, "etwas Falsches zu sagen oder fragen" sie aber von einem offenen näheren Kontakt abhält (was wiederum vom Patienten falsch als "Ausgrenzung" interpretiert werden kann),

und dann weit oben die positiven Erfahrungen.

[Da "outet" sich der Betroffene, gibt aber zu verstehen, dass vorerst einmal alles wie gewohnt weiter ablaufen wird – und er wird auch weiterhin "ganz wie der Alte" behandelt, ohne falsches Mitleid und übertriebene Schonung – aber wenn der "Kollege Parkie" mal eine sichtlich schlechte Phase hat, lässt man ihn einen Gang ruhiger schalten.
Da gibt es den tüchtigen Angestellten, dem der Chef einen höheren Posten überträgt, obwohl er von der Erkrankung weiß.
Ein guter Kollege erkundigt sich ohne Scheu oder nur geheucheltes Interesse nach Einzelheiten im Zusammenhang mit der Parkinson-Krankheit, und der Abteilungsleiter leiht sich sogar eine Patienten-Info-Broschüre aus, um noch besser mit dem erkrankten Mitarbeiter umgehen zu können.
Oder der Personalchef, der gerade von der Diagnose des Mitarbeiters erfahren hat, sucht diesen an dessen Arbeitsplatz auf, erkundigt sich, wie er z.Zt. dort zurecht komme, bietet freundlich an, dass er in Zukunft jederzeit den Personalchef oder Schwerbehindertenvertreter ansprechen könne, falls er irgendwelche Hilfsmittel o.a. Maßnahmen benötige.
Oder, da klopft der langjährige Vorarbeiter dem "Kollegen Parkie" auf die Schulter, "wir schaffen das schon, Kumpel!; selbst wenn's mal etwas langsamer geht als früher, wir lassen dich noch lange nicht auf die Invalidenbank abschieben – wenn's schwierig wird, schaffst du eben halbtags oder sowas; das kriegen wir schon irgendwie hin; nur keine Panik, du gehörst doch zu unserer Mannschaft!"
Auch solche guten Erfahrungen werden berichtet, die Realität liegt aber meistens irgendwo dazwischen, leider zu oft eher zum unteren Ende des Spektrums hin.]

Wie gut und wie lange ein Parkinson-Patient seinen Beruf – sofern er überhaupt einen hat, denn erst einen suchen ist ungleich schwieriger – noch weiter ausüben kann, hängt nicht nur vom individuellen Krankheitsverlauf und davon, ob er ein guter oder eher mäßiger Responder auf die Medikation ist, ab.

Je nach *Art der Tätigkeit* kann die Parkinson-Symptomatik schon sehr früh die Berufstätigkeit einschränken oder erst im fortgeschrittenen Stadium störend wirken.

[Man male sich einmal in der Fantasie aus, wie stark oder weniger stark sich die Erkrankung (Stichworte: Tremor, Bradykinese, Stimme, Mimik und Körpersprache, Reaktionsvermögen, "Äußerlichkeiten" wie starke Seborrhoe, Hypersalivation und starkes Schwitzen, Koordinationsstörungen, verringerte psychische Belastbarkeit, Hyperkinesien) bei z.b. diesen Berufen auswirkt:

Busfahrerin, Kellner, Friseurin, Akkordarbeiter, Designerin mit 24 Stunden-Gleitzeit im Großbetrieb, UNI-Professor, Geschäftsführerin eines Industriebetriebes mit ca. 1000 Mitarbeitern, Hausmann und Vater, Kinderkrankenschwester, Kundenberater bei einer Bank, Verkäuferin in einer Edel-Boutique, katholischer Priester, selbständige Bäckereimeisterin, freischaffender Künstler oder Schriftsteller, Landwirtin, Musiker im Staatsorchester, Archäologin, Dachdecker .....]

Manchmal noch gravierender als die eigentliche Tätigkeit wirkt sich das soziale *Umfeld* am Arbeitsplatz aus, sprich: die "lieben Kollegen", Vorarbeiter, Meister, Chefs, Betriebsräte oder – falls man selbst der Chef ist – die unterstellten Mitarbeiter und der nächsthöhere Chef.
Einerseits kann so z.B. eine aufgrund körperlicher Einschränkungen zunehmend schwieriger zu bewältigende Arbeit noch länger beibehalten werden, wenn das Verhältnis zu den direkten Kollegen und Vorgesetzten sehr harmonisch ist; man kann gar nicht genug betonen, *wie wichtig*, wie stimulierend sich dies auf den parkinsonkranken Arbeitnehmer auswirken kann.

Im Prinzip gilt dies für *jeden* Arbeitnehmer, auch den gesunden: Ein gutes Klima schafft Motivation, Loyalität und Schaffensfreude bei den Mitarbeitern. Resultat: *hohe Produktivität, hohe Qualität, geringe Ausschussrate – und deutlich weniger Krankmeldungen* (und solche Dinge sind es, auf die es einem Arbeitgeber letztendlich ankommt) als in schlecht geführten Abteilungen.

Nun ist "Kollege Parkie" um einiges empfänglicher als der Gesunde für die aufbauenden bzw. destruktiven Kräfte von Motivation bzw. Demotivation. Durch das positive, stimulierende Umfeld hält sich seine aktuelle Krankheitssymptomatik auf einem überdurchschnittlich guten Niveau – vielleicht wird sogar das generelle Fortschreiten der Erkrankung verlangsamt. Umgekehrt aber kann ein eigentlich noch in guter körperlicher Verfassung befindlicher Parkinson-Patient, der dank Medikation und benignem Krankheitsverlauf theoretisch noch fast voll arbeitsfähig in seinem Beruf wäre (was die Motorik, Konzentrationsfähigkeit u.a. angeht), durch ein extrem negatives Umfeld derart Tag für Tag demotiviert, ja regelrecht blockiert werden, dass er den Anforderungen nicht mehr gewachsen ist.

[So manch einer hat schon vorzeitig die Rente beantragt, weil es ihn z.B. belastete, dass Kollegen während der Arbeitsbesprechung auf seinen Ruhetremor starrten – nicht etwa, weil dieser Tremor ihn bei den für die Ausführung seiner Arbeit benötigten Handgriffen behinderte – ein Ruhetremor schränkt schließlich die Aktionen nur unwesentlich ein, da er ja verschwindet, sobald die Bewegung ausgeführt wird! Ähnlich verhält es sich mit den Dyskinesien: Diese stören i.d.R. nur die Angehörigen oder das sonstige Umfeld, weniger den Betroffenen, der sich in diesem Zustand immer noch wohler als in der Akinese fühlt! Allerdings stellen ausgeprägtere Überbewegungen meist eine schlecht in den Griff zu bekommende Behinderung betr. feinmotorischer Tätigkeiten dar, da sie eine Tendenz zeigen, sich bei solchen Aktionen (oder bereits bei der bloßen Intention dazu) u.U. um ein Vielfaches zu verstärken.]

Für "Kollegin oder Kollegen Parkie" ist es selten die *eigentliche* Arbeit, die auf dem Schreibtisch, der Werkbank oder der Maschine liegt, die negativen Stress verursacht.
Jene Form von Stress, die eher positiv-stimulierend wirkt, auch als "Eustress" bezeichnet, stellt sogar eine Art Therapie für viele Parkinson-Patienten dar: Bewegungs-, Ergo- und Psychotherapie in einem sozusagen.
Arbeit an sich, sofern es nicht arg zuviel oder zu vielerlei gleichzeitig wird und für hinreichend Erholungspausen zwischendurch gesorgt ist, stellt in vielen Berufen *nicht* das Problem dar.

Oft ist es der "künstliche Stress drumherum", auch als "Distress" bezeichnet, den die Menschen sich selbst bzw. ihren Mitmenschen bereiten (und wie er sogar in mit ihrem täglichen Arbeitspensum anscheinend nicht ausgelasteten Pavian- u.a. Affenherden beobachtet wird), der dem Betroffenen das Rückgrat bricht – zumindest in Hinsicht auf das aktive Berufsleben.

Jeder Mensch braucht in seinem Alltag auch positive Erlebnisse, Respektierung seiner Person, kleine Herausforderungen und das befriedigende Gefühl, diese Herausforderungen bewältigt zu haben.
Jeder Arbeiter braucht zumindest ab und zu einmal die Bestätigung, dass seine abgelieferte gute Arbeit auch tatsächlich als positiv *anerkannt*, vielleicht auch geschätzt wird.

Es gibt Kurse für Führungskräfte, in denen solche Erkenntnisse als Grundlagen für moderne Menschenführung und Mitarbeitermotivation dienen; gar zu viele traurige Patientengeschichten zeugen allerdings davon, dass leider immer noch viele Betriebe existieren, in denen weitaus fossilere Ansichten zu gelten scheinen und ein "Chef" außer dem Befehlen und die nach ihm folgende Rang- und Hack-Ordnung den Untergebenen zu überlassen keine weiteren Aufgaben und Pflichten zu erfüllen zu haben vermeint.
"Kollege Parkie", der positive Stimulation genauso benötigt wie das Dopamin und die Luft zum Atmen, der eigentlich "aus therapeutischen Gründen" ununterbrochen motiviert, kleine Erfolgserlebnisse verschafft bekommen und zum Lachen gebracht werden müsste (und dann wesentlich weniger

Medikamente benötigen würde), verkümmert in einem Arbeitsalltag ohne jegliche Freude und Anerkennung (dafür mit Mobbing offener oder mehr subtiler Art) noch eher als ein gesunder Arbeitnehmer.

Dies ist nur als jammerschade zu bezeichnen: So mancher Betroffene wird dadurch vor der eigentlich aus medizinischen Gründen nötigen Zeit in die Frührente getrieben, was nicht nur Frustrationen und Minderwertigkeitsgefühle beim Betroffenen schafft und eine Belastung der öffentlichen Kassen darstellt, sondern es mag dem Betrieb auch eine qualifizierte und gewissenhafte Arbeitskraft verloren gehen, die durch ihre Motivation die krankheitsbedingten Funktionseinschränkungen vielleicht mehr als kompensiert hätte.
[Anmerkung: Mit "Betrieb" kann hier genau so gut eine Behörde, eine Institution o.ä. gemeint sein; Mobbing gibt es auf allen Ebenen, nicht nur im Fabrik- oder Handwerksbetrieb!]

Es ist wie bei vielen anderen Behinderungen auch: Viele Arbeitsplätze könnten mit nur wenig Aufwand "behindertengerecht" gestaltet bzw. *erhalten* werden. Bei Parkinson-Patienten bedarf es dabei oft nicht einmal kostspieliger technischer Umbauten und Hilfsmittel – nur ein wenig Offenheit, Toleranz und vor allem *Informieren* des engeren Arbeitsumfeldes.

Diejenigen Betroffenen, die die oben aufgezählten *positiven* Erfahrungen am Arbeitsplatz berichten, haben dies stets über die Vorgehensweise – *informieren, erklären, Mitleid ablehnen, Unterstützung bei Bedarf gerne annehmen und für alle Fragen offen sein* – erreicht.
(Ein halbwegs ansprechbares Umfeld ist allerdings hierbei Voraussetzung.)
Versteckspiel, Verleugnen oder sich schämen über die Krankheit bringt außer zusätzlichem Stress überhaupt nichts ein.

Wer zu sich und seiner Erkrankung steht, der strahlt diese Sicherheit auch aus und wird eher Respekt erhalten als jemand, der sich so verhält, als habe er etwas zu verbergen oder einen Grund, sich für etwas "schuldig" oder beschämt zu fühlen.
Für etliche Betroffene sind all solche schönen Worte und Tips leichter gesagt als verinnerlicht und in Praxis umgesetzt.
Manches Umfeld ist derart lebensfeindlich (es reichen dafür 1 –2 Personen aus, die es wirklich übel meinen), dass auch ein starker "Kollege Parkie" kaum Chancen hat.
In solchen Fällen wäre entweder professionelle oder gesetzliche Hilfe angesagt; leider erweisen sich die für derartige Schwierigkeiten zuständigen Stellen häufig als inkompetent (Psycho-sozialer Dienst, Verwaltungsstelle von HFS oder Versorgungsamt etc. – positive Ausnahmen mögen die Regel bestätigen).
Wie sollte ein parkinsongerechter Arbeitsplatz aussehen? Da dies von dem jeweiligen Betroffenen und der Arbeit abhängt, hier nur ein paar grundsätzliche Aspekte:

- Nicht zu viele Anforderungen, nicht zu wenige – wie bei der Medikation.
- Keinen künstlichen Druck machen; der "Kollege Parkie" macht sich selber schon genug Druck.
- Ausreichend Verschnaufpausen zwischendurch ermöglichen, evtl. auch für ein spontanes Nickerchen, zur Gewährleistung regelmäßiger Medikamenten-Einnahme, viel Trinken zwischendurch, WC-Besuch evtl. etwas öfter als üblich etc.
- Unnötigen Stress durch Anstarren, Ablenken oder "von-mehreren-Seiten-gleichzeitig-auf-einen-einreden" vermeiden.

Sehr günstig:

- Freie Zeiteinteilung bei der Arbeit, damit wichtige Arbeiten in "on"-Zeiten erledigt werden, schlechte Phasen zum Ausruhen genommen werden können. Je großzügiger diese Gleitzeitregelung ist, nach dem Motto "Hauptsache, die Arbeit *wird* erledigt, egal wann, und wenn es nachts oder sonntags ist", umso besser für den Parkinson-Patienten und das erzielte Arbeitsresultat!
- Viele U 40-er wünschen sich verstärkt *PC-Arbeitsplätze* für zu Hause (oder zumindest teilweise-daheim). Die Tastatur eines PC kann auch von stärker behinderten Betroffenen noch gut bedient werden; außerdem entfallen eventuelle Probleme durch Artikulationsschwierigkeiten, das Einhalten von starren Arbeitszeiten (die nicht immer mit den guten Phasen der Betroffenen korrelieren), den Umgang mit intoleranten Kollegen oder Kunden, und niemand stößt sich an irgendwelchen Tatter- oder Zappelbewegungen oder wenn man mal mitten in einer Bewegung "einfriert".

[Anmerkung: *Keine* Kollegen sind sicher immer noch besser als *mobbende* Kollegen. Ein Arbeitsplatz zu Hause stellt für viele wohl eine schonende Alternative dar; die Gefahr der sozialen Isolation durch Wegfall des täglichen Kontaktes zu möglicherweise ja auch *verständnisvollen, kameradschaftlichen* Kollegen sollte allerdings nicht ganz außer acht gelassen werden.]

Es seien daher hiermit ausdrücklich alle potentiellen interessierten Arbeitgeber sowie Arbeitsämter und weiteren zuständigen Behörden dazu aufgerufen, sich einmal Gedanken zu machen, wo sie solche PC-Projekte mit an Parkinson-Syndromen erkrankten jungen, motivierten (oder auch ein wenig älteren, dafür umso erfahreneren!) Arbeitnehmern integrieren könnten.

Sicher gibt es Möglichkeiten, solche Arbeitsplätze auch über die HFS oder Arbeitsämter finanziell fördern zu lassen.

*"Kollege Parkie" kann sehr viel, wenn man ihn nur **lässt**, v.a., wenn man **ihm** seine **Zeit** und ihn zu **seiner** Zeit lässt!*

27. Frührentner mit 30 oder 40 – oder so lange weitergehen wie der "Krug zum Brunnen"?

Um wach zu bleiben, um gut zu funktionieren, da muss es erst etwas geben, für das es sich lohnt, gut zu funktionieren und wach bleiben zu wollen.
(Ausspruch eines Patienten)

Niemand wird sich die Entscheidung leicht machen, schon gar nicht in so jungen Lebensjahren, die Frührente zu beantragen, und das nicht nur aus finanziellen Gründen.

Von einem guten Arbeitsplatz und lieben Kollegen fort zu müssen, weil es aus medizinischen Gründen einfach nicht mehr geht, wird mehr das Gefühl der Traurigkeit hinterlassen – während ein Ausscheiden aufgrund von Mobbing und seelischem Stress (der bei Parkinson-Patienten immer auch in *körperlicher* Symptomverschlechterung resultiert) bei eigentlich noch recht gutem Parkinson-Status eher zu Bitterkeit (und evtl. mit Selbstvorwürfen, mit schuld zu sein) führen mag.

So oder so: kein Grund zum Feiern.

Manche Patienten berichten zwar, nach der Pensionierung, ohne diesen überfordernden Stress, haben sie sich wieder richtig erholt, und es gehe ihnen jetzt besser.

Früher führte, auch auf Anraten des Arztes hin, die Diagnose "Parkinson" fast stets zur baldigen Berentung. Man war der Ansicht, man müsse jeglichen Stress, jegliche Unruhe inkl. eines Großteiles der sozialen Kontakte, von den Patienten fernhalten, weil aller Stress zu einer Verschlechterung der Erkrankung führte.

Inzwischen ist man eher gegenteiliger Ansicht: Solange die Arbeit nicht überfordert und den im vorigen Kapitel geschilderten *Distress* verursacht, bedeutet sie wichtige Stimulation, fast eine "Therapie" für den Betroffenen.

So, wie zum Thema Medikamente, Dyskinesien, Apparatemedizin, Führen von Kraftfahrzeugen, Akzeptanz von Hilfsmitteln etc. wird man auch hier sehr unterschiedliche Ansichten und konkrete Empfehlungen hören, sowohl in Patientenkreisen als auch von den zuständigen Ärzten.

Von "sofort Antrag auf Erwerbsunfähigkeitsrente stellen" bis "so lange arbeiten wie es eben geht" reicht das Spektrum.

Beide Extreme sind unklug und ohne hinreichendes Nachdenken ausgesprochen.

Man muss immer den jeweiligen *Einzel*fall betrachten: das menschliche Individuum, dessen spezielles Parkinson-Syndrom, seine berufliche Situation (Art der Tätigkeit, soziales Umfeld) und auch sein privates Umfeld (Single oder mit Partner, Kinder, Eltern oder sonstige Verwandte und Freunde).

Wenn die Lage am Arbeitsplatz eher ungünstig ist: Was kann evtl. geändert werden, um eine Berufstätigkeit noch weiter aufrecht zu erhalten (Umgestaltung des Arbeitsplatzes, Gespräch mit zuständigen Vorgesetzten/Kollegen, innerbetriebliche Versetzung, Umschulung, ggf. Verkürzung der Wochenarbeitszeit von Vollzeit- auf ¾- oder ½-Stelle)?

Manchmal wird einem die Entscheidung auch abgenommen, indem die Firma in Konkurs geht, der Arbeitgeber kündigt oder solange der Betroffene noch keinen Antrag auf Anerkennung als Schwerbehinderter gestellt hat, o.ä.

In dem Falle, dass ein Konkurs o.ä. im voraus abzusehen ist, wäre es manchmal klüger, den Antrag auf Erwerbsunfähigkeitsrente *vorher* zu stellen; die Bearbeitung kann hier lange dauern, die Entscheidung gilt aber rückwirkend ab Antragstelldatum.

Arzt und Patient sollten gemeinsam überlegen:
Wie wirkt sich die Berufstätigkeit auf den Patienten und die Krankheit aus?
Wo liegt seine persönliche Grenze, ab der aus stimulierender Aktivität nur noch zerstörerischer, jeden Schwung nehmender Stress wird?
Gibt die Arbeit mehr Lebensenergie als sie nimmt, oder umgekehrt?
Manche Ärzte, v.a. solche, die nach dem Abitur gleich in die Universität und von dort gleich in die Klinik gegangen sind, können sich nicht immer vorstellen, wie es vor Ort in manchen Firmen zugeht – und dass man von einigen Mitmenschen nicht gar zu viel erwarten darf. (Es gibt viele goldene Ausnahmen; leider aber reichen oft 1 – 2 Unruhestifter aus, um "Kollege Parkie" das Leben zu vergällen.) Würden diese Ärzte einmal ein "Praktikum" in einem Industriebetrieb machen oder den Patienten einmal eine Woche mit versteckter Kamera begleiten können, kämen solche Pauschalaussagen zum Thema "Arbeit oder Rente" wie die o.g. nicht zustande.

Bei der Antragstellung auf EU-Rente [im neuen Rentengesetz wird nicht mehr wie früher zwischen s.g. *Berufs*unfähigkeit (BU) und *Erwerbs*unfähigkeit (EU) unterschieden] sollte man wenn möglich die Sozialberatung in der Parkinson-Fachklinik wahrnehmen.

Wenn nun tatsächlich der Schritt vollzogen und der Antrag auf EU-Rente gestellt und durchgekämpft wird (manchmal auch ohne Kampf), muss, wiederum je nach Lebenssituation und Gesundheitsstatus, überlegt werden, wie der junge Rentner sein Leben zukünftig ausfüllen und gestalten wird.
Wer eine eigene Familie mit Kindern hat, wird sich über "Leerlauf" sicher nicht beklagen. Manche Parkinson-Patienten widmen sich ganz ihrer neu- oder wiederentdeckten künstlerischen Ader, andere engagieren sich in den U 40-Selbsthilfegruppen oder surfen im Internet in den Parkinson-web-Seiten u.a.
[>>Grenzen des Daseins waren schon immer und sind eine Herausforderung zur Weiterentwicklung.

Behinderung, die täglich neu zu erfahrende und zu bewältigende oder hinzunehmende Grenze, ist eine Herausforderung an die Kräfte im Menschen. Nicht von ungefähr ist unter den Menschen, die wichtige Beiträge vor allem zur kulturellen Entwicklung und zum Geistesleben der Menschheit erbracht haben, die Zahl derer mit einer oft schweren Behinderung oder chronischen Krankheit überproportional groß. Körperliche Fesseln können innere Freiheit schaffen. Natürlich ist nicht jeder ein Beethoven oder Nietzsche, aber viele leisten trotz Behinderung Unschätzbares für die Menschheit. Wer sich vor Augen hält, wieviel Energie ein Mensch aufbringen muss, der jeden Tag aufs Neue wegen einer körperlichen Behinderung Stunden braucht, um sich anzuziehen, sich zu waschen, sich für den Berufsalltag vorzubereiten, auf andere Menschen freundlich zuzugehen, ungeachtet vieler Schmerzen, der ist nicht schwach, sondern stark, der bringt eine große Leistung.<<
(Alexandra Jall, >>Was bedeutet Behinderung für ein Menschenleben?<< in: Kellnhauser et al. 2000)]

Wenn alle Abläufe verlangsamt sind und man auch gewisse Zeit in Training und Aufrechterhaltung seiner Funktionen investieren muss, kann der Tag auch recht schnell herumgehen, ebenso, wenn man abwechselnd stundenlang von seinen Hyperkinesien bis zur Erschöpfung getrieben wird und dann stundenlang im "off" liegt und nur noch mühsam nach Luft schnappt; da bleibt gar keine Zeit mehr übrig außer "zum simplen Überleben".
Hier muss, wieder einmal, jeder seinen eigenen Weg finden – möglichst mit einigen Menschen zusammen, die ihn dabei begleiten.

[Zur Veranschaulichung, warum man als Patient, Angehöriger oder Arzt solche Entscheidungen wirklich gut abwägen sollte, hier ein Auszug aus einer Patienten-Fallgeschichte (Sacks 1990a):

>>Miron V. (....)
1970 besserte sich sein Zustand, woran sich die heilenden Kräfte von Arbeit und Liebe in aufsehenerregender Weise zeigten. Durch einen tragischen Umstand verlor er dann Arbeit und Liebe und damit die wohltuende Stabilität dieser Jahre. (....)
Was geschah, war schrecklich – und es trat schlagartig ein. Miron V. verfiel in Melancholie, regredierte und entwickelte erneut einen gravierenden Parkinsonismus mit Katatonie. Es schien, als habe das L-Dopa plötzlich jegliche Wirkung verloren, ganz gleich, welche Dosis wir verabreichten. Wir erhöhten die Dosis auf 6g pro Tag, wir hätten – beobachtet man die Wirkung – auch Kreide geben können. (....)
Vielleicht hätte all das gelindert werden können, hätte ein Unglück nicht das andere nach sich gezogen. Als Miron V. in dieser schrecklichen Zeit, wie nie zuvor, die größte Liebe und Unterstützung brauchte, wurde er im Grunde auch von seiner Frau und seinem Sohn verlassen. (........)
Wir setzten das L-Dopa ab, gaben es wieder. Wir versuchten es mit Sinemet, Symmetrel, Bromokriptin, Apomorphin. Alles war vergeblich. Sein Zustand verbesserte sich nicht. Was er brauchte, war Leben – ein Grund zu leben, und das konnte nicht aus einem Fläschchen geholt werden (.....).<<]

28. Über Abhängigkeit, Ängste und Absicherungen für Krisensituationen – damit nicht andere über mein Schicksal entscheiden

Glaubst du,
dass von allen Leben auf der Welt
eines
wertvoller ist als deins?
(Xavier Naidoo/Sabrina Setlur; aus: >>Ich will frei sein<<
Single-Hit 1998)

Auch wenn ein Mensch so schwer behindert ist,
dass er sich nicht mehr bewegen kann,
so mag sein Inneres bewegt sein, sein Standhalten eine großartige Leistung,
ein wichtiger Beitrag für die Gesellschaft sein.

Behinderung bedeutet Hemmnis, eine Grenze. Aber ist das etwas Fremdes?
Ist unser Leben nicht eingebunden in die ständige Auseinandersetzung
mit zahllosen Grenzen?
Wer ist schon ganz gesund?
Wer besitzt schon alle Fähigkeiten, die er gerne hätte?
Wer hat nicht schon an dem Gefühl der Hilflosigkeit gelitten?
Wer hat nicht Angst vor der Abhängigkeit von anderen Menschen?
(Alexandra Jall, "Merksätze für Pflegepersonen")

Die Angst, eines Tages von anderen Menschen abhängig zu sein, hat eigentlich jeder.
Menschen, die an einer chronisch-progredienten Erkrankung leiden, kommen solche Gedanken wahrscheinlich etwas öfter als gesunden Altersgenossen. Das hat nichts damit zu tun, sich etwa in etwas "hineinzusteigern" im Sinne einer sich verselbständigenden Angsterkrankung – aber dadurch, dass man täglich (und nächtlich dazu) mit seinen Symptomen konfrontiert wird (und sei es anfangs nur durch die regelmäßige Tabletteneinnahme), bleiben solche gelegentlichen Gedanken nicht aus.

Jeder mag seine Art haben, mit seinen Ängsten umzugehen, doch in den meisten Fällen hat es sich gezeigt, dass es, statt sie ständig zu verdrängen, besser ist, sich ihnen zu stellen, sich mit ihnen auseinander zu setzen – und in gewisser Weise mit ihnen *fertig* zu werden.

[In der psychotherapeutischen Behandlung von immer wieder zurückkehrenden Alpträumen, wie sie v.a. Kinder oft haben, (aber auch Erwachsene), geht man ganz ähnlich vor:

Allein dadurch, dass man jemandem von dem nächtlichen Horror erzählt, die vagen Ängste in greifbare Worte kleidet, verliert der Alptraum einen Teil seines Schreckens. Die Therapie geht noch weiter: Der Betroffene soll seinen Traum aufschreiben oder in Bildern aufzeichnen, sich also auf die Konfrontation mit dem Schrecken direkt einlassen.
Dann soll er sich eine ihm angenehme Lösung ausdenken, die er gerne träumen würde, damit der Horror besiegt wird, und diese dann ebenfalls dokumentieren.
Dieses verblüffend einfach anmutende Konzept funktioniert fast immer, oft sogar ohne ausgebildeten Therapeuten, und auch auf andere Lebensbereiche übertragen, in denen diffuse Ängste eine Rolle spielen.]

[Die Angst vor der Abhängigkeit ...
hier sollte man sich zuerst einmal vor Augen halten, dass *jeder* Mensch "abhängig" ist: Ein Herrscher ohne Volk ist kein Herrscher – er ist also vom Volk "abhängig", auch wenn es zuerst nicht so scheinen mag.

Sind manche Menschen *mehr* abhängig als andere?
Diese Frage mit einem "ja, natürlich!" zu beantworten, wäre vorschnell.

Bereits die Neanderthaler pflegten ihre Alten und Kranken, wie Knochenfunde von hochbetagten Steinzeitmenschen beweisen, die von diversen Alterserkrankungen sowie noch zu Lebzeiten wieder verheilten Knochenbrüchen zeugen.
Diese z.t. schwer behinderten Neanderthaler waren *abhängig* davon, dass sie von ihrem Stamm gepflegt und ernährt wurden: alleine hätten sie in jenen harten Zeiten nicht überleben können. (Trinkaus 1983, Trinkaus und Shipman 1993, Schmitz und Thissen 2000)
Aber war der Stamm seinerseits auch abhängig vom Leben der Alten? Viele Erklärungen sind denkbar. Wer weder in der Lage war zu jagen noch Früchte und Wurzeln zu sammeln, der konnte vielleicht das Feuer und die Vorräte bewachen, kleinere Arbeiten an den Werkzeugen durchführen; vielleicht mögen diese Behinderten als Lehrer für die Kinder und als Bewahrer von Wissen, bei den fortgeschritteneren Cro-Magnon-Menschen dann vielleicht auch als jene Künstler fungiert haben, von denen wir heute noch fantastische Höhlenmalereien bewundern können – denn wer draußen jagen, sammeln und hart arbeiten konnte, mag wenig Zeit und Kräfte übrig gehabt haben.

In diesem Denkmodell sieht die Sache mit der Abhängigkeit schon etwas anders aus.
Natürlich: Der alte Neanderthaler wäre ohne seine Sippe baldigst gestorben, während die Sippe auch *ohne* den Alten hätte weiter existieren können.
Aber *langfristig* gesehen hat der Mensch nur überlebt und sich weiterentwickelt, weil er Wissen und Kultur bewahrte und an die nachfolgenden Generationen weitergab – und soziale Lebensgemeinschaften bildete, die durch Aufgabenteilung und Spezialisierung des Einzelnen immer effektiver (manchmal leider etwas *zu* effektiv) in ihrer Gesamtheit wurde.

Das aber, was uns wirklich zum *Menschen* gemacht hat, der für seinesgleichen sorgt, wenn diese es selbst nicht können, die Alten und Kranken ebenso wie die Kinder [keine andere Art hat derart lange nach der Geburt hilflos bleibenden Nachwuchs wie der Mensch – der im Laufe seines Lebens auf so wenig angeborenes Wissen bzw. "Instinkte" zurückgreifen, dafür aber mehr *erlernen* kann (und muss), das bringt uns auch heute noch immer dazu, uns um Schwache und Hilflose zu kümmern, Gesetze zum Schutze des Lebens – des ungeborenen wie des sterbenden – zu erlassen.

Die Menschheit ist letztendlich *abhängig* davon, für den Erhalt des Lebens auch der kranken Artgenossen zu sorgen – selbst wenn diese der Gesellschaft auf den ersten Blick gar keinen

Nutzen mehr bringen, weil "weise Alte" bei uns z.Zt. nicht gerade in Hochkonjunktur stehen – denn würde sie von diesem Pfad abweichen, würde sie ihr Menschsein verlieren.

Eine Gesellschaft ohne Menschlichkeit (im ursprünglichen Sinne des Wortes), aber ausgerüstet mit dem intellektuellen know-how der Menschheit, wäre langfristig nicht überlebensfähig.
Eine solche Gesellschaft würde sich irgendwann selbst zerstören, aussterben ...oder umkehren.
(Wenn man die jüngsten Entwicklungen in Medizin und Technik betrachtet, fragt man sich allerdings, ob all die klugen Köpfe an der Spitze von Wissenschaft und Grundlagenforschung während ihres langen akademischen Studiums nichts mehr von der Weisheit mitbekommen haben, die uns der oben beschriebene vor 60.000 Jahren verstorbene, schwer behinderte "Alte von Shanidar" (benannt nach der Fundstätte) mitteilt:
Heilt, was ihr heilen könnt, aber nur um des Menschen willen und nicht um irgendwelcher anderer Zwecke!
Und gebt acht, dass ihr niemals das einzig Wichtige verliert, was euch erst zum Homo *sapiens* macht!)

Ist es nicht erstaunlich, dass sowohl religiös orientierte Menschen als auch manche eher wissenschaftlich-nüchtern-"nachrechnende" Naturphilosophen zum selben Resultat kommen?

Wer jetzt immer noch glaubt, sich wegen seiner nicht einmal selbst verschuldeten Krankheit *schämen* zu müssen, als "Ballast" oder gar "lebensunwertes Leben" (cave!), dem sei hier etwas ironisch vor Augen gehalten: *Heute* sind die Menschen von den Alten, Kranken und Behinderten sogar in weitaus größerem Maße abhängig als der Neanderthaler-Stamm von seinem verkrüppelten Lehrer oder Feuerhüter:

Gäbe es plötzlich keine Kranken mehr, dann wären auch die Pfleger und Ärzte dieser Kranken arbeitslos; "Fälle fürs Sozialamt", so, wie es einst manche ihrer Patienten waren. Und erst der gigantische Wirtschaftszweig namens Pharma-Industrie: alles ohne jede Daseinsberechtigung!

Die Frage nach der "mehr-oder-weniger"-Abhängigkeit ist bereits im Ansatz falsch gestellt, denn sie geht von einer Beziehung "Wirt – Schmarotzer" aus, die es in der urtümlichen menschlichen Gesellschaft nicht gibt.
Der Begriff "Symbiose" wäre hier angebrachter.]

Eine weitere Angst, die viele Menschen im Zusammenhang mit Abhängigkeit haben, ist die, einmal in eine Situation zu kommen, in der sie sich, aus welchen Gründen auch immer, nicht mehr selbst mitteilen können, nicht mehr fähig sind, über ihr eigenes Schicksal zu entscheiden.

Die meisten, ob jung oder alt, schieben solche Gedanken schnell wieder fort, wenn man versucht, ihnen nahezubringen, dass man für solche Fälle mit Hilfe einer s.g. *Patientenverfügung* (Patiententestament) und ggf. zusätzlich einer *Betreuungsverfügung* vorbeugen kann.

Nein, mit solch düsteren Dingen möchte man sich lieber nicht befassen.

Kurioserweise pflegen die meisten Menschen, z.T. auch schon jüngere, ihre *materiellen* Angelegenheiten für den Fall ihres Ablebens sehr genau zu regeln (das übliche Testament).

Viele lehnen es ab, im Falle des Hirntodes oder auch nur im Falle schwerster Verletzungen/Krankheit, wenn Weiterleben nur noch mit gravierenden bleibenden Schäden möglich wäre, durch Maschinen am Leben erhalten zu werden.
[Häufig hört man solche Aussagen wie:
"Meine Frau weiß Bescheid, dass sie mich in so einem Falle abschalten sollen ..." oder:
"Meine Haltung zu dieser Frage ist ja bekannt!"

Angenommen, die Ehefrau hat nicht sowieso z.B. im selben Unfallwagen gesessen wie der oben zitierte Herr – wenn keinerlei schriftliche Dokumente vorliegen, aus denen der Wille des Betroffenen klar hervorgeht, hat auch keine Ehefrau, kein Bruder, keine Mutter und kein Kind etwas mitzureden, wenn der verantwortliche Arzt anordnet, dass die Maschine *ein*geschaltet bleiben wird – 10 Jahre lang, wenn es sein muss, oder noch länger!]

Abgesehen von der Geschichte mit der "lebenserhaltenden Maschine" gibt es eine ganze Menge anderer Situationen, in denen man möglicherweise nicht mehr entscheidungsfähig sein könnte – und in denen es nicht einfach nur um "Abschalten – ja oder nein?" geht.

Es mag Situationen geben, in denen man sogar *vollen Bewusstseins* mitkommt, wie andere Menschen über einen reden, beratschlagen, wie mit dem Patienten weiter verfahren werden soll – aber der Betroffene selbst kann nicht gefragt werden (bzw. könnte keine Antwort geben, sei es wegen verlorener Sprachfähigkeit, wegen vollständiger Lähmung oder aufgrund geistiger Verwirrung – auch im letztgenannten Falle schließt das nicht aus, dass man nicht *doch* etwas vom Sinn der Unterhaltung der anderen mitbekommt; v.a. können diejenigen, die *von außen* den Zustand beurteilen, selten genau erkennen, *wie* wenig oder viel der Betroffene wirklich versteht!).

Wahrscheinlich können sich Parkinson-Patienten in solche Zustände eher hineinversetzen als Personen, die sich nie näher mit solchen Themen befasst und noch nie selbst ein solches Gefühl der Hilflosigkeit erlebt haben.

Auch wenn es nur Sekunden oder wenige Minuten andauert: Wie hilflos fühlt man sich in dem Moment, in dem man plötzlich nicht mehr vom Fleck kommt, weil der "Freezing"-Effekt die Füße am Boden festnagelt ... immerhin kann man dann meistens noch *sprechen*.

Oder wer hat nicht schon einmal eine totale Sprach-Blockierung gehabt, bzw. einen derart verhaspelten "Hänger", so dass das Umfeld kein Wort verstand und einen für geistig behindert, psychisch gestört oder betrunken hielt?

Hier funktionierte vielleicht noch die Grobmotorik, aber sich fremden Leuten gegenüber verständlich zu artikulieren gelang trotzdem nicht.

Wer hat evtl. bereits erlebt, wie man sich in einer akinetischen Krise fühlt, sei es als besonders stark ausgeprägtes "off", als Resultat von zu abruptem Medikamenten-Entzug oder Verabreichung kontraindizierter Infusionen, weil der Not- oder Krankenhausarzt nicht informiert war, dass er einen Parkinson-Patienten unter L-Dopa – Medikation vor sich liegen hatte, oder auch infolge eines extremen Schocks oder einer OP-Narkose?

Es gibt kaum eine schlimmere Erfahrung als die, bei wachem Verstand zu sein, sich weder verbal noch mittels Gesten mitteilen zu können – höchstens noch durch Augenbewegungen (die aber keiner bemerkt), und mitzubekommen, wie Leute um einen herum stehen, über einen sprechen, völlig falsche Schlüsse betr. der Lage und des eigenen Bewusstseinszustandes ziehen – und dann vielleicht sogar Maßnahmen veranlassen, die einem eher schaden als nützen werden.

[Die eigenen Gedanken rufen doch scheinbar so laut: "Wartet doch! Ich bin doch wach! Ich verstehe jedes Wort! Seht doch in meine weit aufgerissenen Augen, in denen die Angst brennt! Ich bin bei klarem Verstand, kann nur nicht sprechen!"
Immer verzweifelter schreit die innere Stimme: "Bitte – ruft doch einen meiner Angehörigen an, oder einen Arzt, der mich kennt! Nein, ich habe keine Drogen genommen, ich habe nur Parkinson! Guckt doch in der Tasche nach, irgendwo hab' ich so' nen Ausweis, da steht alles drin!
Bitte, ich brauche nur meine Medikamente, nein, bitte *nicht* das, was der Notarzt in solchen Fällen normalerweise gibt ..., wenn schon, dann versucht's doch mit einer Amantadin-Infusion – nein, bitte kein Reserpin, keine Phenotiazine
geben ..."

Nun, meistens wird der Ausweis dann irgendwann gefunden, oder ein Angehöriger doch noch rechtzeitig gerufen, und das schreckliche Erlebnis ist vorbei.]

Man stelle sich vor, solch ein Zustand, während dem sowieso jegliches Zeitgefühl verloren zu gehen scheint, würde *länger* andauern – vielleicht lebenslänglich?!

Es gibt Möglichkeiten, hier vorzusorgen – und sei es nur, wie in der anfangs beschriebenen Alptraum-Bewältigungstherapie, um nicht mehr mit vager Angst vor allen möglichen zukünftigen Schicksalsschlägen – die ja vielleicht niemals eintreffen werden – herumlaufen zu müssen, also Vorbeugung und Gegenwartsbewältigung zugleich:

In der *Patientenverfügung* kann man solche Punkte festhalten wie:

- lebensverlängernde Maßnahmen

- Behandlung starker Schmerzen, selbst wenn dadurch der Tod früher eintreten könnte
- Einwilligung oder Ablehnung, ggf. auch neue, noch nicht zugelassene Medikamente und neue operative o.a. Behandlungsmethoden an sich vornehmen zu lassen
- im Todesfalle: Einwilligung oder Ablehnung zur Entnahme von Organen zur Transplantation (ggf.: *welche* Organe)
- Einwilligung oder Ablehnung, den Körper im Todesfalle zu wissenschaftlichen Zwecken zur Verfügung zu stellen (an dieser Stelle sei darauf hingewiesen, dass die Parkinson-Forschung großes Interesse an s.g. "Hirnspendern" hat)
- spezielle erwünschte oder unerwünschte Behandlungen in Bezug auf die eigene Grunderkrankung

In der *Betreuungsverfügung* kann man einen oder mehrere alternative Personen benennen, die im Falle der eigenen Entscheidungsunfähigkeit für einen sprechen dürfen, sofern zu bestimmten konkreten Punkten nicht bereits der schriftlich dokumentierte eigene Wille vorliegt.

Man kann auch bestimmen, wer *ausdrücklich nicht* für einen entscheiden darf (z.B. ein naher Angehöriger, der nicht das Vertrauen des Betroffenen besitzt, aber ggf. mangels anderer Ansprechpartner von Arzt oder Behörden gefragt werden könnte).
Einzelne Entscheidungsbereiche können auch auf jeweils verschiedene Personen verteilt werden.

Darüber hinaus ist es möglich, hier konkrete Wünsche aller Art betr. weiterer Behandlung und Pflege festzuhalten. Im Idealfall sollte man den Text so verfassen, dass auch eine *fremde* Person, z.B. ein amtlich bestimmter Betreuer, daraus eindeutig den Willen des Betroffenen ersehen kann – schließlich kann ja auch die in der Betreuungsverfügung bestimmte Person des Vertrauens einmal ausfallen.

Wichtig ist, auch wenn es manchen schwer fallen mag, dass diese Verfügungen von Hand geschrieben und/oder vom Notar beglaubigt sind; dann haben sie die beste Chance, dass sie auch beachtet werden.
(Manche kirchlichen u.a. Organisationen bieten auch Vordrucke zu Patientenverfügungen an; diese sind allerdings wenig flexibel und werden evtl. weniger anerkannt als eine handschriftliche individuell verfasste Verfügung.)

Die Verfügungen müssen mindestens vom Betroffenen selbst, die Betreuungsverfügung auch von der als bevollmächtigten Betreuer benannten Person unterzeichnet werden.

Möchte man die Verfügungen später abändern, ist dies ohne weiteres möglich; es gilt jeweils diejenige der formell korrekten Verfügungen, die jüngeren Datums entstammt.

Diese Dokumente sollten so hinterlegt werden, dass sie im Bedarfsfalle auch *gefunden* werden, am besten in Kopie auch bei ein oder zwei guten Freunden oder Angehörigen.

Es erfordert etwas Überwindung, diese Schriftstücke zu verfassen; mag sein, dass einem die Tränen kommen oder man zumindest einmal hart schlucken muss, während man sich mit diesem Thema auseinandersetzt, doch danach wird man sicher ein Stückchen leichter durchs Leben gehen in dem Bewusstsein, dass man nun vorgesorgt hat für den Fall der Fälle – und dass, egal was kommen mag, keine fremden Menschen gegen den eigenen Willen über die persönliche Zukunft entscheiden werden.

Das Thema "Betreuungs- und Patientenverfügung" geht nicht nur alte Menschen, auch nicht nur die erkrankten oder behinderten unter den jüngeren etwas an. Schon morgen kann auch der Gesundeste in eine solche Lage kommen. Es betrifft *alle!*

[Ein wichtiger Tip für alle Parkinson-Patienten, vor allem diejenigen, die oft allein unterwegs sind: Ein "Parkinson-Pass", wie man ihn in Fachkliniken oder von verschiedenen Pharma-Firmen kostenlos erhalten kann, ist schon eine wichtige Sache; allein wegen des Narkose-Problems sollte man ihn stets bei sich tragen, am besten mit individuellen Angaben zum "eigenen" persönlichen Parkinson, zum aktuellen Medikationsschema und evtl. durch ein Passfoto ergänzt.

Noch sicherer und sehr empfehlenswert ist es, zusätzlich zum Parkinson-Pass den s.g. Parkinson-L-Dopa-"Narkose-Anhänger" (erhältlich über die deutsche Parkinson-Vereinigung) an einem Kettchen um den Hals zu tragen, da dieser noch mehr Chancen hat, vom Arzt oder Sanitäter gefunden und beachtet zu werden.
Auch diese Form der "Vorsorge" kann dem Betroffenen ein angenehmes, beruhigtes Gefühl vermitteln, welches ihn "draußen" vielleicht ein wenig sicherer und zuversichtlicher ausschreiten lässt.]

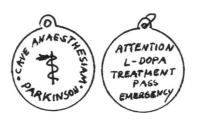

29. Club U 40 – seine Geschichte, seine Mutter und seine Bedeutung in der Unterstützung junger Parkinson-Patienten

Ein Mensch mit einer Idee ist stärker
als neunundneunzig mit bloßen Interessen.
(Leopold Bertsche)

Ein Mensch kann bei fast allem erfolgreich sein,
wenn er eine unbegrenzte Begeisterung mitbringt.
(Charles Schwab)

Welchen unschätzbaren Wert die Patienten-Selbsthilfegruppen für viele Betroffene besitzen, das wird auch seitens der Medizinerkreise inzwischen anerkannt und hervorgehoben; manchmal sind es die Fachkliniken sogar selbst, die Patienten dazu ermutigen, eine Selbsthilfe-Organisation zu gründen – so geschah es auch im Falle der deutschen Parkinson Vereinigung (dPV), als die Chefärztin der Paracelsus-Elena-Klinik in Kassel, Frau Dr. Gudrun Ulm, damals 1981 den Patienten Hans Tauber anregte, eine bundesweite Parkinson-Selbsthilfegruppe zu gründen.
Es war für die damals noch weniger als heute bekannten juvenilen und young-onset-Patienten manchmal schwierig, in den immer zahlreicheren neu gegründeten Regionalgruppen der dPV, die es heute fast in allen etwas größeren Städten gibt, die Art von Austausch zu finden, die sie sich gewünscht hätten.

Natürlich schafft es bereits viel Gemeinsamkeit, wenn man an derselben Krankheit leidet, egal in welchem Alter, und gewiss haben auch manche 25-jährige und 80-jährige Betroffene sich gegenseitig einiges zu erzählen – und ein "älterer" young-onset-Patient ist mit 41 auch nicht mehr so weit vom "jüngeren" Altersparkinson"-Patienten von 55 Jahren entfernt, als dass es besonders ins Gewicht fiele.
Dennoch, alles in allem ist es nicht ganz dasselbe wie wenn man mit Gleichbetroffenen aus der eigenen Generation reden kann. Wie die vorigen Kapitel aufgezeigt haben, gibt es doch zahlreiche kleinere und größere Unterschiede in Bezug auf die Erkrankung, Interessen und Prioritäten.

Da nun einmal die unter 40 erkrankten Betroffenen nur ca. 10% aller Parkinson-Patienten darstellen, in den meisten Regionalgruppen der dPV aber mit noch weitaus weniger Mitgliedern als 10% repräsentiert sind, war der einzelne oft allein auf weiter Flur, Großstädte vielleicht ausgenommen.

Irgendwann 1987 schrieben dann zwei junge Patienten, 31 und 34 Jahre alt, einen Aufruf an andere unter 40 Jahren erkrankte Betroffene zur Bildung einer eigenen Gruppe innerhalb der dPV – wobei von Anfang an bis heute betont wird, dass hierbei die Zahl 40 Jahre keine starre Grenze darstellt und auch ältere, interessierte und/oder junggebliebene Betroffene inkl. Angehörige stets willkommen sind.

Die Mutter eines der sehr früh erkrankten Parkinson-Patienten ergriff dann ganz besonders engagiert die Initiative, so dass es im April 1988 in Karlsruhe zum ersten offiziellen Treffen und der Gründung des "Club U 40" kam – damals noch in so kleinem Kreise, dass das Treffen im Wohnzimmer zu Hause bei Frau Eva Schmoeger stattfinden konnte.

Zum Club U 40, seinen Aktivitäten, Zielen und Wünschen für die Zukunft, sei hier dessen offizieller Programm-Text zitiert:

>>Die mitten im Leben stehenden jungen Betroffenen haben ein weit stärker zukunftsgerichtetes Schicksalspanorama als die älteren, die bislang den Kreis der Parkinson-Betroffenen bildeten:

- Besonders im Hinblick auf die Partnerprobleme der Jüngeren und auch wegen der am Anfang ihres Lebens stehenden Kinder jüngerer Betroffener ist ein erheblicher Aufwand an therapeutisch-sozialer Betreuung zwingend erforderlich; wird der Patient entlastet, so mildern wir auch den Druck auf dessen Kinder!
- Die Betreuung der jungen Menschen in Form der Hilfe durch Selbsthilfe hebt nicht nur deren Lebensqualität, sondern entlässt auch in erheblichem Umfang (was Kosten und Zeitaufwand betrifft) die Allgemeinheit aus ihrer Fürsorgepflicht.
- Da die noch jungen Betroffenen über mehr Eigeninitiative und Energie verfügen, als die Älteren üblicherweise für die Schicksalsbewältigung aufbringen können, müssen sie darin bestärkt und unterstützt werden. Die Jungen haben noch vitalere Reserven. Zudem dürfen sie auf künftige Bewältigung der Krankheit dank wissenschaftlicher Neuentwicklungen hoffen.
- Der psychischen und sozialen Vereinsamung von jungen Patienten mit jungem Partner kann und muss im verständigen Kreis von Gleichgesinnten entgegengewirkt und die Erkenntnis von Hilfsmöglichkeiten verbreitet werden.

Dies scheint ein anspruchsvolles Programm zu sein – wir sind es ganz bescheiden angegangen. Als wir uns an jenem Apriltag 1988 in Karlsruhe trafen, da waren es zehn Patienten und acht Angehörige, die gemeinsam mit Frau Dr.

Ulm von der Paracelsus-Elena-Klinik in Kassel das erste Memorandum entwarfen. Seitdem *arbeitet* der Club U 40. Man traf und trifft sich in lockerer Folge, oft mit der Mühe weiter Anfahrtswege, weil das Bedürfnis, sich zu sprechen und mit den neu gewonnenen Freunden zusammen zu sein, sehr groß ist. Es kam zur Gründung weiterer U 40-Clubs, die alle das gleiche Ziel haben; den Früherkrankten zu helfen, in ihrem Alltag mit seinen spezifischen Problemen besser zurecht zu kommen.

Die Zahl der jungen Menschen, die an unseren Aktivitäten teilnehmen wollen, wächst ständig. In Karlsruhe wird die U 40-Interessenliste von ganz Deutschland geführt. Von da aus gehen auch die bundesweiten U 40-Aktionen. 1990 wurde vom dPV Bundesverband die Arbeit der U 40-Clubs anerkannt und in den dPV-Satzungen offiziell verankert. Mitgliedschaft, Finanzierung und Organisation wurden klar geregelt. Mit einer Bundesbeauftragten für U 40 im Vorstand der dPV war eine Interessenvertretung geschaffen, die offiziell die bundesweiten Aktivitäten der jüngeren Patienten koordiniert. Bislang konnte so manches aufgebaut und realisiert werden.

- So finden unter der Leitung der regionalen Clubs Treffen statt, die Geselligkeit, Information, Therapien, Angehörigengespräche und Medizinerbefragung, je nach lokalen Bedürfnissen und Möglichkeiten anbieten. Die Chance, in seiner Nähe einen Ansprechpartner/in und Freund/in für den persönlichen Kontakt zu finden, wird reichlich genutzt.
- Bei den Seminaren des Clubs U 40 treffen sich Patienten und ihre Angehörgen aus der ganzen Bundesrepublik. Die Atmospäre dort ist eine therapeutische: Fachärzte, Psychologen und Spezialisten helfen diese Treffen zu gestalten. Man lernt, diskutiert, lacht und hat Freude. Die Finanzierung der Seminare ist durch Spenden gewährleistet,so dass für den Einzelnen die Teilnahme erschwinglich ist. Ärzte, Therapeuten und Psychologen helfen, diesen Seminaren ein gewisses Niveau zu verleihen.
- Die Wochenendtreffen im Jugendgästehaus sind aus dem Wunsch, die gewonnenen Freunde öfter zu sehen, entstanden. Hier ist die Teilnehmerzahl nicht beschränkt, der Schwerpunkt dieser Treffen ist ein anderer.
- Wir haben Kontakt aufgenommen zu den Junioren der ausländischen Parkinson-Vereinigungen, und neben der Teilnahme ausländischer junger Patienten an den Seminaren gibt es den persönlichen Briefwechsel und die Besuche im Ausland mit dem so wichtigen Gedankenaustausch.
- Das "Parkinson-Team" entstammt der Idee einiger junger Patienten, die krankheitsbedingt ihren Beruf nicht mehr ausüben können, die aber etwas gelernt haben und also ihre Fähigkeiten ihren Mitmenschen zur Verfügung stellen. Sie bieten ihre Dienste an für geringes Entgelt, helfen

damit ihren Mitbürgern und finden ihrerseits selbst die notwendige Selbstbestätigung und Freude am Tun.

- Den Künstlern in unseren Reihen bieten wir durch die Einrichtung unseres "Parkinson-Marktes" die Möglichkeit, ihre handwerklichen Kreationen zu verkaufen und ein bißchen dazu zu verdienen. Dabei geht es weniger um die kommerzielle Seite dieser Einrichtung als um die Ermutigung, aktiv und tätig zu bleiben und trotz ihrer Erkrankung an die eigenen Fähigkeiten zu glauben und vor allem: sich nicht aufzugeben und nicht zu resignieren.

- Der Club U 40 treibt vermehrte Öffentlichkeitsarbeit durch gezielte Veranstaltungen in der Presse und Sendungen im Hörfunk und Fernsehen. Wir weisen natürlich auf die Probleme der jungen Patienten von manchmal 18 oder 20 Jahren hin, was unseren Mitmenschen und auch den Institutionen ans Herz geht. Aber wir machen damit gleichzeitig Werbung für alle Parkinson-Kranken, ob jung oder alt, sowie für unsere Interessenvertretung dPV. Für den jungen Patienten ist es besonders wichtig, dass die Symptome des Morbus Parkinson in der Öffentlichkeit bekannt werden, da er, aus Unwissenheit seitens seiner Umwelt, häufig wegen seiner "komischen" Bewegungen ausgelacht und angepöbelt wird. Durch unsere Aufklärungsarbeit wollen wir ihn davor bewahren und Verständnis fördern. Dies ist ein Beitrag zur sozialen Integration der Betroffenen. Trotz mancher Erfolge haben wir noch viele unerreichte Ziele. Wir wollen u.a. erreichen:

- dass mehr Grundlagenforschung betrieben wird, sowohl auf medizinischem wie auf biochemischem Sektor, das heißt auch, dass mehr Gelder zur Verfügung gestellt werden;

- dass eine Computervernetzung der Patienten möglich gemacht wird, damit auf diesem Wege eine Kommunikation und die Möglichkeit einer geistigen Tätigkeit auch im fortgeschrittenen Krankheitszustand gewährleistet ist. Denn wenn die Schreibmotorik versagt, wenn die Sprache aussetzt und die Mimik ausdruckslos geworden ist, dann kann das Hilfsmittel Computer als Verständigungs- und Arbeitsgerät dem geistig fähigen und wachen Patienten die Chance einer Betätigung und der Kontaktaufnahme im persönlichen Bereich geben, also Lebensqualitäten erhalten.

- Ein wünschenswertes Ziel des Club U 40 wäre auch die Schaffung von Parkinson-Wohnhäusern, sowohl für Singles als auch für junge Parkinsonfamilien. Durch die gegenseitige Stützung im Alltag wäre das Leben des Einzelnen sicherer, angstfreier, wärmer, weniger einsam und geborgener – wobei jedem seine Selbständigkeit und Individualität bewahrt bliebe.<<

Eva Schmoeger wurde damals die Bundesbeauftragte des Clubs U 40 für ganz Deutschland – und ist es bis heute, Jahr 2000, geblieben!

Aktiv und engagiert wie eh und je, als hätten weder die Zeit noch die vielen Rückschläge (die jeder erleben muss, der sich öffentlich bei Behörden etc. für eine gute Sache einsetzt) noch die umfangreiche ehrenamtliche und oft nicht angemessen gedankte Arbeit ihre Spuren hinterlassen – setzt sie alle verfügbaren Kräfte für das Wohl ihrer Parkinsöhne und –Töchter ein.

"Unsere Mutter der U 40" nennen Insider sie liebevoll. Für jeden einzelnen hat sie ein offenes Ohr, wie schon viele "Neulinge" erfahren konnten. "Die Eva" kümmert sich um alles, verliert auch nach 8 Tagen Seminarleitung und Gesprächen mit Patienten, Ärzten und Referenten von morgens am Frühstückstisch bis kurz vor Mitternacht (wenn es nötig erscheint, auch später), wenn die letzten Teilnehmer den Aufenthaltsraum verlassen, nicht die Geduld.

[Anmerkung: Im Club U 40 ist es ein ungeschriebenes Gesetz, dass sich alle duzen und beim Vornamen nennen.]

Inzwischen hat unsere U 40-Mutter reichlich "Nachwuchs" bekommen: Aus ihren 10 "Par-k-indern" jenes denkwürdigen Tages im April 1988 sind inzwischen 820 in ganz Deutschland geworden, Tendenz steigend. Diese verteilen sich auf bundesweit 18 Regionalgruppen; darüber hinaus existiert inzwischen auch ein Club U 40 Internet-Treff. (Adressen und Nummern siehe Anhang.)

Wenn man aber bedenkt, dass es hierzulande etwa 20- bis 25.000 juvenile und young-onset-Parkinson-Patienten geben müsste, erkennt man den großen Handlungsbedarf.
Es mag nicht jedermanns Sache sein, an Selbsthilfegruppen-Treffen oder – Seminaren teilzunehmen:

Wer nur die in so vielen deutschen Vereinen anzutreffende "Vereinsmeierei" befürchtet, dem sei versichert, dass man selten so wenig davon antrifft wie auf den U 40-Regionaltreffs und –Seminaren.
Manche Patienten scheuen aber auch deshalb den Kontakt zu Mitbetroffenen, weil sie noch eine Angst vor solch einem Schritt haben, der ihnen wie ein Stückchen weg vom Leben der "Normalen" hin zu den "Behinderten" vorkommen mag, mit denen sie sich noch nicht so recht identifizieren können; ein "Zugeständnis" an die Parkinson-Krankheit, das sie noch nicht zu geben bereit sind.

Andere wiederum denken, sie könnten es nicht ertragen, Betroffene zu sehen, denen es *schlechter* geht als ihnen selbst, weil sie sich dann unwillkürlich sagen müssen: "*So* sehe ich in ein paar Jahren vielleicht aus!"
Doch spätestens in einer Fachklinik werden sie sich dann der direkten Konfrontation mit Parkinson-Patienten aller Alters- und Krankheitsstufen stellen müssen!

[Was man ebenfalls nicht übersehen sollte:
Der Schritt "weg vom bisherigen Leben als perfekt-Gesunder" wird so oder so vollzogen –
auch in Bezug auf das private soziale Umfeld: ob die Kumpels vom Sportverein, von der
freiwilligen Feuerwehr des Kuhdorfes, vom Kegelclub etc., andere Freunde und Bekannte,
und vielleicht sogar ein einstmals geliebter Partner ziehen sich zurück; nicht alle – aber zu
viele.
Gar zu groß ist die Zahl der frustrierenden Geschichten, die man diesbezüglich in der
Selbsthilfegruppe oder den Parkinson-Kliniken von Mitpatienten erzählt bekommt.]

Der Weg in die Selbsthilfegruppe kann auch den Weg zu einem ganz neuen
Bekannten- und vielleicht auch Freundeskreis bedeuten.
(Im Club U 40 haben sogar einzelne Betroffene ihren neuen Ehepartner
gefunden.)

Gerade für diejenigen jungen Parkinsonkranken, die weder in ihrer Familie noch
im Freundeskreis oder auf der Arbeitsstelle die nötige Unterstützung erhalten,
die der Hausarzt mit nichts außer Rezepten für Medikamente abspeist – die sich
schämen und sogar ihre Tabletten nur verstohlen-heimlich einzunehmen wagen
(welch einen unsagbaren Stress bereiten sie sich dadurch!), kann die
Selbsthilfegruppe eine unverzichtbare Stütze bedeuten.

Aber auch diejenigen, die "von Hause aus" mehr Glück haben: Jeder findet im
Kontakt mit seinen "Parkie-Brüdern und -Schwestern" eine Art von Verständnis
und Vertrauen, wie man es wahrscheinlich nicht einmal beim liebsten
Angehörigen und seit Jahrzehnten gekannten Freund erfahren kann.
Letzteren fehlt einfach die Erfahrung, die man sich nicht in Patienten-Ratgebern
und Fachaufsätzen anlesen kann:
Wie es sich *anfühlt, Parkinson zu haben*; wie diese Erkrankung durch und durch
Körper, Denken und Fühlen durchdringt; dies betrifft in ganz besonderem Maße
diejenigen, die bereits an deutlichen Fluktuationen leiden.

Das Erkennen, *man ist nicht allein mit dieser Krankheit*, da gibt es noch viele
andere, die – jeder auf seine Weise – so sind wie man selbst – und die einen
verstehen ohne lange Erklärungen, vermeintlich nötige Rechtfertigungen und
Entschuldigungen, allein das ist schon die beste "Psychotherapie".

Während man mit gleicherweise Betroffenen zusammen ist, spürt man: >>hier
darf ich sein, wie und wer ich *bin*<< und fühlt sich für den Moment fast wieder
"normal"– und kehrt gestärkt in den oft merklich unharmonischeren Alltag
zurück.
Außer solchen eher gefühlsmäßig erfassbaren Aspekten bieten U 40 – Treffs
besonders den Neulingen viele nützliche Tips und konkrete Hilfen für den
Alltag, Umgang mit Behörden etc., die die erfahreneren Mitglieder zur
Verfügung stellen.

Auch *Angehörige* sind gern gesehene Gäste auf den U 40-Treffen und anderen Veranstaltungen, inzwischen werden sogar spezielle Familienseminare angeboten. In manchen Fällen haben es die Angehörigen nötiger als der Parkinson-Patient, einmal solche Zusammenkünfte zu besuchen: Wenn sie "live" erleben, wie viele andere Betroffene es gibt, wenn sie dieselben "komischen" und z.T. fast "unglaubwürdigen" Symptome (vom Typ: "der/die macht ja nur Affentheater, der/die könnte schon, wenn er wollte" etc.) auch bei den anderen Parkies beobachten können, deren persönliche Erfahrungen und Lebensgeschichten – jede auf ihre Weise einzigartig und bewegend – direkt aus deren eigenen Berichten hören – all dies kann manchmal mehr zum Nachdenken und Verstehen anregen (und letztendlich auch zur Verbesserung der Situation für *alle* Involvierten beitragen) als "trockene Theorie" aus dem Mund des Arztes oder der Info-Broschüre – oder gar die konfusen Schilderungen und Verhaltensmuster ihres eigenen erkrankten Angehörigen.

[Hier zur Veranschaulichung eine grobe Auflistung der wichtigsten *überregionalen* Veranstaltungstermine des Clubs U 40 für das Jahr 2001, abwechslungsreich und auch mit der Tendenz "nicht immer, aber immer öfter":

Januar:	8-tägige Winterfreizeit im Bayrischen Wald
April:	9-tägiges Seminar in Königsfeld/Schwarzwald
April:	5-tägiges Familienseminar in Günne
Mai:	3-tägiges Sportwochenende in Bad Salzuflen
Juni:	3-tägiges Net-Park-Treffen in Bad Hersfeld
Juni:	3-tägige Schulung der Club U 40-Leiter in Bad Hersfeld
September:	3-tägiges Seminar in Oberwesel bei Koblenz (= unser "Jahreshauptseminar")
Oktober:	4-tägiges alpenländisches Treffen in Bozen/Südtirol/Italien
Oktober:	5-tägiges Seminar "Mit Parkinson leben" bei Zwickau]

[Allen, die der gemeinsamen Sache der Club U 40er helfen, die zu ihrem Erhalt und Wachsen beitragen, sei hier mein großer Respekt und Dank ausgedrückt.

Ein Dank ganz besonderer Art geht an *Herrn* Eberhard Schmoeger – dafür, dass er seine Frau so oft von den U 40ern hat "ausleihen" bzw. in Beschlag nehmen lassen, und all diese Aktivitäten mit einem liebenswerten Lächeln gutheißt und unterstützt.*
Und, ich denke, im Namen aller jungen Parkies, vielen, vielen lieben Dank an Eva, Mutter der U 40, ohne die es den Club U 40, so wie er heute existiert, nicht gäbe!]

*[Unmittelbar vor Redaktionsschluss erreichte uns die Nachricht, dass Eberhard Schmoeger nach seiner Krankheit in Frieden gestorben ist.
Wir alle, die wir lange Zeit mit Euch gebangt und gehofft hatten, trauern mit Dir, liebe Eva und Deiner Familie. Ich bewundere Deine Tapferkeit zutiefst und danke Dir, dass Du trotz allem niemals ans "Aufgeben" oder "U 40 Aufhören" denkst.]

30. "Parkinsonne" und "Schneckenhaus"
Zum Nachahmen dringend erwünscht!

Der Langsamste, der sein Ziel nicht aus den Augen verliert,
geht immer noch geschwinder
als der ohne Ziel umherirrt.
(G.E. Lessing)

"Die Möglichkeit, betreut wohnen zu können,
nimmt mir eine große Last,
wenn ich an die Zukunft denke."
(Tobias, junger Parkinson-Patient)

Gut ist: Leben erhalten, Leben fördern, entwicklungsfähiges Leben auf seinen
höchsten Wert bringen.
Böse ist: Leben vernichten, Leben beeinträchtigen, entwicklungsfähiges Leben
hemmen. Das Leben als solches ist das geheimnisvoll Wertvolle, dem ich in
Gedanken und Tun Ehrfurcht zu erweisen habe.
(Albert Schweitzer)

Die Probleme junger Parkinson-Patienten in der Familie oder Partnerschaft sind
weiter vorne beschrieben worden, darunter auch die Schwierigkeiten, die sowohl
der Pflegende als auch der Gepflegte mit der Situation hat: Die gesunden
Familienmitglieder müssen die durch die Krankheit entstehenden Belastungen
aller Art mittragen, auf ein Stück des eigenen Lebens, so, wie sie es sich
vorgestellt gehabt hatten, verzichten – auch wenn sie das für einen geliebten
Angehörigen *gerne* hinnehmen und auch positive Seiten daran entdecken
mögen.

Der Erkrankte auf der anderen Seite sieht sich in der Rolle des Hemmschuhs,
fühlt sich vielleicht nur noch "bemuttert" oder "aus Mitleid mitgeschleppt",
meint, er müsse nun der ewig-Dankbare sein, hat Probleme damit, abhängig zu
sein, den anderen etwas zu "schulden" – selbst wenn diese das aus völlig freien
Stücken und in ehrlicher Liebe zu geben bereit sind (letzteres ist leider auch
nicht immer der Fall – gänzlich unverträglich wird die Situation dann, wenn der
Parkinson-Patient "vorgerechnet" bekommt, in welcher Weise er die Familie
belastet und wie sich die anderen für ihn regelrecht "aufopfern").

Doch wie sieht es aus für den "Single-U 40-Parkie"? Einen, der weder Partner
noch Kinder, der vielleicht noch Eltern hat, bei denen er wohnt oder im Notfall
wohnen könnte – mit der nötigen Einsicht, dass die Eltern mit den Jahren auch

nicht fitter und ihm irgendwann auch nicht mehr helfen können werden, weil sie dann vielleicht selbst Hilfe benötigen oder nicht mehr da sein werden.

Abgesehen davon ist Rückkehr zu oder Bleiben auf Dauer bei den Eltern oft aus Gründen der Räumlichkeiten oder der zwischenmenschlichen Kommunikation nicht möglich oder wünschenswert.

Ob Single "aus Überzeugung", ob notgedrungen nach einer (Ehe-)Scheidung, oder ob sich "einfach noch nichts ergeben hat" [weil man aufgrund präklinischen Dopaminmangels sich auch nicht sonderlich um das andere (oder das gleiche?) Geschlecht bemüht hat?], nach der Diagnose mag man so manches Mal alleine in der Wohnung sitzen und sich überlegen, wie es weitergehen soll, falls man tatsächlich eines Tages einmal nicht mehr ganz ohne fremde Hilfe auskommen oder gar pflegebedürftig würde...

Dem "Single-Parkie" bleiben viele Probleme und Sorgen erspart, die man jetzt mit einem eventuellen Partner oder betreffend der Frage hätte, ob man noch lange genug für die Kinder da sein können wird.

[Diese Erkenntnis kann zeitweise tatsächlich sehr erleichternd sein: Wenigstens sind keine Kinder da, die unter der Erkrankung mit leiden müssten. Oder wenn man man sich anschaut, wie viele Ehen überhaupt schon so, *ohne* behinderten Partner, in die Brüche gehen ...Oder die böse Geschichte, neulich wieder auf dem Selbsthilfegruppentreffen gehört, wo der eine Partner abgehauen ist, gerade als der/die Erkrankte sie/ihn am nötigsten gebraucht hätte ...

Doch man muss auch die vielen positiven Beispiele sehen: Es läuft doch nicht gleich jeder davon, bloß weil der Partner Parkinson bekommen hat (und wenn, dann war's nicht schade drum), und sogar Kinder können durch das Zusammenleben mit einem chronisch-kranken oder behinderten Familienmitglied viel Positives lernen – und sind "draußen" dann oft robuster und tapferer, als man es ihnen zutrauen möchte.

Der Single hat einerseits weder die Probleme noch andererseits die Unterstützung, die eine eigene Familie ihm geben könnte.

Solange er/sie gut allein zurecht kommt, ist es in Ordnung; sozialen Kontakt verschiedener Art kann man ja trotzdem haben, und in Bezug auf die Parkinson-Krankheit findet man Gesprächspartner, Hilfe und vielleicht einen neuen Freundeskreis im Club U 40 ...]

Doch was wäre, wenn ..., dies fragen sich auch die Eltern der juvenilen und young-onset Parkinson-Patienten besorgt. Man kann doch so einen jungen Menschen nicht ins Alten- oder Pflegeheim stecken?!

Oder, es muss ja nicht gleich vom Schlimmsten ausgegangen werden: Welche Optionen gibt es, wenn der Betroffene noch ziemlich selbständig ist und nur ein *bisschen* Hilfe benötigt?

Es existieren verschiedene Möglichkeiten des s.g. "betreuten Wohnens", wie sie für körperlich, geistig und/oder psychisch Behinderte aller Art und Altersstufen von Diakoniezentren o.a. Einrichtungen angeboten werden.

Dies kann in Form von wöchentlich-stundenweisen Besuchen von
Sozialarbeitern o.ä. in der eigenen Wohnung des Patienten stattfinden, evtl. mit
gemeinsamem Ausgehen zum Einkaufen o.a.,
bis hin zu s.g. "Außenwohngruppen" oder auch in sich geschlossenen
Wohnanlagen mit ständiger medizinischer Betreuung und Pflege.
Für junge Parkinson-Patienten findet sich auch hierunter nicht immer eine
geeignete Lösung.

Als sehr positive, aber bislang leider viel zu selten in die Tat umgesetzte
Beispiele, haben sich solche Projekte wie die "Parkinsonne" (Essen) oder das
"Schneckenhaus" (Florstadt-Staden) erwiesen.
Hier hat jeder Bewohner seinen eigenen, abgeschlossenen Wohnbereich,
während einige Räume gemeinschaftlich genutzt werden. Für das individuell
unterschiedliche Ruhebedürfnis ist also ebenso gesorgt wie für Gesellschaft, und
es hat sich gezeigt, dass die Solidarität und das gegenseitige Verstehen innerhalb
der "Parkinson-Gemeinde" sehr groß ist, eben weil sie sich besser als alle
anderen in einen von derselben Krankheit betroffenen Mit-Patienten
hineinfühlen können.

[Der Leitspruch der "Schneckenhaus"-Initiative "Komm 'raus aus deinem Schneckenhaus"
spiegelt auch die sich allmählich durchsetzende Haltung der jüngeren Behinderten-
Generationen schlechthin wider, die sich wegbewegt von der ehemaligen Rolle der
"schwachen und hilfsbedürftigen" Mitglieder der Gesellschaft, der Almosenempfänger und
bestenfalls Mitleidsobjekte. (Siehe auch der neue, mir persönlich sehr zusagende Name
"Aktion Mensch" für eine Organisation, die einmal "Aktion Sorgenkind" hieß.
Mit letzterem verbinde ich seit jeher das typische, fast "klassische" Bild eines sichtbar
behinderten Kindes, z.B. mit Down-Syndrom, das niedlich, strahlend und vor allem "dankbar"
lächelt, wenn es auf den im "Geistigbehinderten-Einheits-Topfschnitt" frisierten Haarschopf
getätschelt wird und ein dickes Zuckerbonbon wie einen Schnuller in den (sabbernden) Mund
gestopft bekommt.)
>>Junge behinderte Menschen sagen: "Wir sind unsere eigenen Experten auf dem Weg zum
selbstbestimmten Leben! Wir nehmen unsere Sache selbst in die Hand in aktiver Partnerschaft
zwischen behinderten und nichtbehinderten Menschen."
Ihr Anliegen ist es, Beziehungen ohne gegenseitige Abhängigkeiten und ohne Bevormundung
zu erleben. Sie sagen auch: "Wir möchten Menschen begegnen, die uns nicht in Abhängigkeit
halten und bevormunden, sondern uns als *Persönlichkeit wertschätzen* und so ein Beispiel für
ein tolerantes und von gegenseitiger Wertschätzung geprägtes Miteinander für die
Gesellschaft geben."
Dabei ist es oft erstaunlich, dass behinderte Mitmenschen oft mehr Courage in der ersten
Kontaktaufnahme zeigen und wir Nichtbehinderten in diesem Fall die "Behinderten" sind.<<
(Zitat aus: Alexandra Jall, "Behinderte Menschen in unserer Gesellschaft" in: Kellnhauser et
al. 2000)]

Einzelne Fachkliniken planen Wohngemeinschaften/Wohnanlagen, z.T. auch für
Patienten mit Familie, in unmittelbarer Nähe der Klinik, um im Bedarfsfall auch
qualifizierte, fachtherapeutische Hilfe anbieten zu können, auch den Betroffenen
die Möglichkeit zu geben, verschiedene Aktivitätsangebote der Klinik zu nutzen
(Tanzabend, gemeinsames Singen, Gruppen-Physiotherapie, Musiktherapie,

Logopädie und Entspannungstraining, evtl. auch Schwimmen, sowie
verschiedene Sonderveranstaltungen und Feiern im Jahresverlauf).

Das "Parkinson Wohnmodell Schneckenhaus e.v." geht auf die unermüdliche
Initiative eines einzelnen Patienten und seiner inzwischen verstorbenen
Lebensgefährtin zurück und verdient große Achtung.
Nach vielen arbeitsreichen Jahren des behinderten- oder parkinsongerechten
Umbaues eines alten Bauernhauses und dem Bemühen um die Finanzierung des
Projektes konnten 5 mehr oder weniger der täglichen Hilfestellungen bedürfende
junge Parkinson-Patienten dort einziehen.

Zusammen mit dem "Schneckenhaus"-Initiator und den Bewohnern der
"Parkinsonne" sind das mal gerade ca. ein Dutzend solcher optimalen Plätze für
"Parkie-Singles" in Deutschland.

[Der Begriff "optimal" ist etwas zu optimistisch gewählt: Da Projekte wie das
"Schneckenhaus" auf privater Initiative gegründet sind, stellt nicht nur die Finanzierung ein
großes Problem dar (Spenden werden dankbar angenommen und werden dringend benötigt!).
Solche kleinen Gemeinschaften besitzen auch keinen (Pflege-) Heimstatus und erhalten daher
unangemessen wenig Unterstützung durch staatliche Pflegeleistungen und –Fachkräfte. So
kommt es, dass die in Relation weniger behinderten Bewohner oft als "Hilfs- und
Pflegepersonal" für die Schwerstpflegebedürftigen fungieren; auch dieser Zustand bedarf
dringend einer zufriedenstellenderen Lösung.
In diesem Zusammenhang möchte ich meiner Bewunderung und Respekt für den Einsatz von
Herrn Hermann Terweiden und aller Helfer und Förderer des Projektes "Parkinson-Wohn-
und Begegnungsstätte Schneckenhaus e.V." Ausdruck verleihen.]

Wie viele Betroffene mit juvenilem und young-onset-Parkinson-Syndrom gibt es
hierzulande...?

Wieder einmal: Es gibt sehr viel zu tun!

Möge dies von allen als eindringlicher Aufruf verstanden werden, nach
Initiativen und Finanzierungsmöglichkeiten für solche Projekte wie die o.g.
Ausschau zu halten. Wenn ich die Möglichkeiten hätte, würde ich gerne dazu
beitragen, den Grundstein für die nächste "Wohnhöhle" oder ein weiteres
„Parki-N-est" des "Parkie-Clans" zu legen.

WER HILFT MIT?!

Fachkliniken für Parkinson-Patienten
(Stand Dezember 1998 – aus Broschüre von Hoffmann-La Roche AG)

Paracelsus-Elena-Klinik
Klinikstraße 16
34128 Kassel
Telefon 0561/6009-0
Fax 0561/6009-126

Ärztl. Leitung: Frau Dr. med. Gudrun Ulm

Paracelsus Nordseeklinik
Invasorenpfad
27498 Helgoland
Telefon 04725/803-0
Fax 04725/803-34

Ärztl. Leitung: Frau Dr. med. Anne Rose
van den Berg-Mantkowski

Gertrudis-Klinik Biskirchen
Parkinson-Zentrum
Karl-Ferdinand-Broll-Str. 2-4
35638 Leun-Biskirchen
Telefon 06473/305-0
Fax 06473/305-57

Ärztl. Direktor: Herr Dr. med. Ferenc Fornadi
Chefarzt: Herr Dr.med. Michael Werner

Schlossberg-Klinik
Wittgenstein
Schlossstraße 40
57334 Bad Laasphe
Telefon 02752/101-143
Fax 02752/101-407

Ärztl. Leitung: Herr Prof. Dr. med. Hayo Ihnken
Schipper

Klinik Ambrock-
Klinik für Neurologie
Universität Witten/Herdecke
Ambrocker Weg 60
58091 Hagen
Telefon 02331/974316
Fax 02331/974312

Ärztl. Leitung: PD Dr. med. W. Greulich

Parkinson-Klinik Bad Nauheim
Fachklinik für Neurologische
Rehabilitation
Franz-Groedel-Str. 6
61231 Bad Nauheim
Telefon 06032/781-0
Fax 06032/781-100

Ärztl. Leitung: Frau PD Dr.med. Alexandra
Henneberg

Parkinson-Klinik Wolfach   Ärztl. Leitung: Herr Dr. med. Gerd Fuchs
Neurologisches Krankenhaus
Kreuzbergstr. 12-16
77709 Wolfach/Schwarzwald
Telefon 07834/9710
Fax 07834/4930

Fachklinik   Chefarzt: Herr Dr. med. Joachim Durner
Ichenhausen
Krumbacherstr. 45
89335 Ichenhausen
Telefon 08223/99-1034
Fax 08223/99-3036

Waldklinik Bernburg GmbH   Ärztl. Leitung: Frau Dr. med. Irene Gemende
Neurologische Klinik-   Herr Dr. med. Georg Gemende
Behandlungszentrum für
Parkinsonkranke
Keßlerstr. 8
06406 Bernburg
Telefon 03471/365-0
Fax 03471/365-200

Landesfachkrankenhaus   Ärztl. Leitung: Herr Dr. med. U. Polzer
Stadtroda – Abtl. Neurologie
mit Fachbereich f. Parkinsonkranke
Bahnhofstr. 1a
07646 Stadtroda
Telefon 036428/56377
Fax 036428/56390

Selbsthilfegruppe Club U 40

Bundesbeauftragte:

Eva Schmoeger
Friedrich-Naumann-Str. 37
76187 Karlsruhe
Tel. und Fax 0721 – 71439

U 40 Clubs in Deutschland:

Berlin
Ingo Schellberg
12167 Berlin
signum@snafu.de

Mittelstr. 23A
Tel. 030-7935226

Chemnitz/Erzgebirge
Josef Hoffner
09224 Mittelbach

junge-parkis@abo.freiepresse.de

Hofer Str. 5F
Tel. 0371-8101524
Fax 0371-8101526

Franken
Christine Conrad
95445 Bayreuth
KCo1098@aol.com

Stolzingerstr. 165
Tel. und Fax 0921-13439

Hamburg/Schleswig-Holstein
Rolf Muruszach
21031 Hamburg

Maikstr. 11
Tel. 040-7249475

Leipzig
Wolfgang Vinz
04275 Leipzig

Lößniger Str. 29
Tel. 0341-3017521

München
Sybille Illfeld
81673 München

St.Veit Str. 70
Tel. 089-492747

Niederrhein
Manfred Latzke
47445 Moers
Manfred.Latzke@t-online.de

Im Schommer 26
Tel. und Fax 02841-46889

Nordhessen
Egon Koch
34128 Kassel

Wolfhager Str. 306
0561-883689

Pfalz
Günter Schwarz
67752 Wolfstein

Am Herrenacker 2
Tel. und Fax 06304-1636

Rhein-Erft-Kreis
Raphael Müller
50374 Erftstadt
raphael.mueller@t-online.de

Heidebroicher Str. 65
Tel. und Fax 02235-430890

Ruhrgebiet
Ulrich Rudolph
46049 Oberhausen

Ulmenstr. 8
Tel. und Fax 0208-205 6847

Saar
Gerda Horras-Kreuzer
66424 Homburg

Virchowstr. 34
Tel. und Fax 06841-65352

Sachsen-Anhalt
Bärbel Fahlberg
39124 Magdeburg

Bebertaler Str. 10
Tel. 0391-2523152, Fax 0391-2580484

Sauerland
Ursula Schieseck
59823 Arnsberg

Erlenweg 9
Tel. und Fax 02937-2915

Südhessen
Gisela Steinert
65843 Sulzbach
st0601@bigfoot.de

(kommissarisch)
Hohlweg 10
Tel. 06196-73396

Süd-West
Eva Schmoeger
76187 Karlsruhe

Friedrich-Naumann-Str. 37
Tel. und Fax 0721-71439

Thüringen
Christel Stetzler
99625 Kleinneuhausen

Ringstr. 68
Tel. und Fax 036372-90396

Westfalen
Georg Wriedt
33619 Bielefeld

Wellensick 42
Tel. 0521-163486

Club U 40 im Internet

Alois Baumgartner

Tel. 089-41901307
Fax 089-41901308
Parkinson@Selbsthilfetreff.net

www.Selbsthilfetreff.net/Parkinson

Spendenkonto: dPV "Club U 40"
Sparkasse Karlsruhe   **Konto Nr. 9 409 129 – BLZ 660 501 01**

Parkinson-Selbsthilfegruppe Schneckenhaus e.V.
Entenfang 7, 61197 Florstadt-Staden
Tel. 06035-970306   Fax 06035-970307
Homepage: www.parkinsonweb.com
E-mail: parkinsonweb@t-online.de

Spendenkonto Schneckenhaus: Sparkasse Wetterau, Friedberg
Konto Nr. 9700 1650 – BLZ 518 500 79

Spendenkonto Hilde-Ulrichs-Stiftung für Parkinsonforschung:
Deutsche Bank 24 AG, Konto Nr. 7777 808 – BLZ 500 700 24

LITERATUR

ACTON PD, MOZLEY PD, KUNG HF (1999): Logistic discriminant parametric mapping: a novel method for the pixel-based differential diagnosis of Parkinson's disease. *Eur. J. Nucl. Med. 26 (11)*: 1413 – 1423.

ADIE WJ (1929): Idiopathic narcolepsy: a disease sui Generis; with remarks on the mechanism of sleep. *Brain 49*: 257 – 306.

ÄRZTEZEITUNG (2000): Vitamin K ist für den Knochenstoffwechsel wichtig. *Ärztezeitung 2. Mai, Nr. 79 (19)*: 16.

AGUNDEZ JAG, JIMÉNEZ-JIMÉNEZ FJ et al.(1995): Association between the oxidative polymorphism and early onset of Parkinson's disease. *Clin. Pharmacol. Ther. 57 (3)*: 291 – 298.

ALDRICH MS, NAYLOR MW (1989): Narcolepsy associated with lesions of the diencephalon. *Neurology 39*: 1505 – 1508.

ALDRICH MS (1994): Sleep disorders associated with parkinsonism. *Neurobase, Arbor Publishing*: 1 – 9.

ALLAIN H, BENTUE-FERRER D et al. (1989): Pregnancy and parkinsonism. A case report without problem. *Clin. Neuropharmacol. 12 (3)*: 217 – 219.

ALLAIN H, POLLAK H et al. (1993): Symptomatischer Effekt von Selegilin bei neu diagnostizierten Parkinson-Patienten. *Mov. Disorder 8:* 39 – 44.

ALVAREZ B et al. (1992): The delayed sleep phase syndrome: clinical and investigative findings in 14 subjects. *J. Neurolog. Neurosurg. Psychiatry 55 (8)*: 665 – 670.

ALVES RS, BARBOSA ER, SCAFF M (1992): Postvaccinal parkinsonism. *Mov. Disord. 7 (2)*: 178 – 180.

AMMON PT (Hrsg.)(1987): Psychostimulantien. *In: Verspohl: Arzneimittelneben- und Wechselwirkungen, Wissenschaftl. Verlags GmbH Stuttgart.* 242 – 250.

ANGELINI L, NARDOCCI N et al. (1981): A perplexing case of juvenile extrapyramidal disease. *Ital. J. Neurol. Sci. 2 (2)*: 135 – 138.

L-dopa/benserazide 配合剤にて治療中に妊娠・出産した
若年性パーキンソニズム

新井　洋[1][2]　篠遠　仁[1]　服部　孝道[1]

[ARAI H, SHINOTOH H, HATTORI T (1997): L-dopa/benserazide during pregnancy in a patient with juvenile parkinsonism. *Rinsho Shinkeigaku 37*: 264 – 265.]

AREVALO GG, JORGE R et al. (1997): Clinical and pharmacological differences in early-versus-late onset Parkinson's disease. Mov. Disord. 12 (3): 277 – 284.

197

ARNDT K (1996): Leistungssteigerungen durch Aminosäuren. *Novagenics Verlag Arnsberg.*

ARNULF I; BONNET A-M, DAMIER P (2000): Hallucinations, REM sleep, and Parkinson's disease. A medical hypothesis. *Neurology 55*: 281 – 288.

ASCHENBRENNER E (1999): Der Wildkräutergang mit Eva Aschenbrenner durch's Jahr. *SM Verlagsgesellschaft mbH, Wessobrunn.*

ASKAR/TREPTOW (1986): Biogene Amine in Lebensmitteln. *Ulmer, Stuttgart.*

ASKENASY JJM (1981): Sleep patterns in extrapyramidal disorders. *Int. J. Neurol. 15*: 62 – 76.

ASKENASY JJM, YAHR MD (1985): Reversal of sleep disturbances in Parkinson's disease by antiparkinsonian therapy: a preliminary study. *Neurology 35*: 527 – 532.

ASKENASY JJM, MENDELSON L et al. (1990): Juvenile Parkinson's disease and its respond to L-dopa therapy. *J. Neurol. Transm. Park. Dis. Dement. Sect. 2 (1)*: 23 – 30.

AUDEN GA (1922): Encephalitis lethargica and mental defiency. *British Medical Journal 1*: 165.

BAAS H, DEUSCHL G et al. (1996): Modification of levodopa's pharmacokinetics/pharmacodynamics by dopamine-agonists. *Mov. Disord. 11 (Suppl. 1) 180*: 672.

BAAS H, DEUSCHL G, POEWE W (1997): Medikamentöse Therapie der Parkinsonkrankheit. *Deutsche Apotheker Zeitung 137. Jahrgang, Nr. 11*: 66-72.

BALL MC, SAGAR HJ (1995): Levodopa in pregnancy. *Mov. Disord. 10 (1):* 115.

BALLARD PA, TETRUD JW, LANGSTON JW (1985): Permanent human Parkinsonism due to 1-methyl-4-phenyl-1,2,3,6–tetrahydropyridine (MPTP): seven cases. *Neurology 35*: 949 – 956.

BALLIVET J; MARIN A, GISSELMAN A (1973): Aspects de l'hypersexualité observée chez le Parkinsonien lors du traitment par la L-dopa. *Annales Medico-psychologiques 2*: 515 – 522.

BALZEREIT F, MICHLER M (1982): "Psychische Störungen beim Parkinson-Syndrom und ihre Bedeutung für die familiäre und berufliche Situation des Kranken" *In: Fischer P-A (Hrsg): Psychopathologie des Parkinson-Syndroms, Editiones <Roche>, Basel*: 241 – 251.

BARBEAU A (1969): L-dopa-therapy in Parkinson's disease: A critical review of nine years' experience. *Canad. Med. ass. J. 101*: 59 – 68.

BARBEAU A, ROY M (1984): Familial subsets in idiopathic Parkinson's disease. *Can. J. Neurolog. Sci. 11*: 144 – 150.

BARKER RA, CAHN AP (1988): Parkinson's disease: an autoimmune process. *Int. J. Neurosci. 43*: 1 – 7.

198

BARNERT J, WIENBECK M (1996): Motilitätsstörungen im Verdauungstrakt. *Dtsch. Ärzteblatt 93 (4)*: 176 – 185.

BARONE JA (1999): Domperidone: A peripherally acting dopamine 2-receptor antagonist. *Ann. Pharmacotherapy 33*: 429 – 440.

BAUER F (1997). Ratgeber für Behinderte. *Verlag Gesundheit, Ullstein Buchverlage GmbH Berlin.*

BECKER G (1978): Nahrungsmittel als Störfaktoren in der Pharmakotherapie. *Med. Welt 29*: 1163 – 1166.

BENITO-LEON J, BERMEJO F, PORTA-ETESSAM J (1999): Pregnancy in Parkinson's disease: a review of the literature and a case report. *Mov. Disord. 14 (1)*: 194.

BENECKE P (1998): Logopädie – Sprechübungen für Parkinson-Patienten. *Pharmacia & Upjohn GmbH, Erlangen.*

BEN-SHACHAR D, RIEDERER P, YOUDIM MBH (1991): Iron-Melanin Interaction and lipid peroxidation: implications for Parkinson's disease. *J. of Neurochem. 5*: 1609 – 1614.

BERKOWITZ BA, TARVER JH, SPECTOR S (1971): Release of norepinephrine in the central nervous system by theophylline and caffeine. *Europ. J. Pharmac. 10*: 64 – 71.

BERKOWITZ A, SPECTOR S, POOL W (1971): The interaction of caffeine, theophylline and theobromine with monoamine oxidase inhibitors. *Europ. J. Pharmacology 16*: 315 – 321.

BERRY EM, GROWDON JH et al. (1991): A balanced carbohydrate: protein diet in the management of Parkinson's disease. *Neurology 41*: 1295 – 1297.

BHATT M, SNOW BJ, MARTIN WRW et al. (1991): Positron emission tomography suggests that the rate of progression of idiopathic parkinsonism is slow. *Ann. Neurol. 29*: 673 – 677.

BICKERSTAFF ER, CLOAKE PCP (1951): Mesencephalitis and rhombencephalitis *Br. Med. J. i.i.*: 77 – 81.

BIRKMAYER W, DANIELCZYK W (1996): Die Parkinson-Krankheit. *TRIAS Thieme Hippokrates Enke, Stuttgart.*

BIRKMAYER W, RIEDERER P, YOUDIM MBH (1979): Distinction between benign and malignant type of Parkinson's disease. *Clin. Neurol. Neurosurg. 81 (3)*: 158 – 164.

BLIN J, BONNET AM, AGID Y (1988): Does Levodopa aggravate Parkinson's disease? *Neurology 38*: 1410 – 1416:

BLIN J, DUBOIS B et al. (1991): Does ageing aggravate parkinsonian disability? *J. Neurol. Neurosurg. Psychiatry 54 (9)*: 780 – 782.

BOCK K, GÖTZ W (1995): Hilfe und Selbsthilfe bei Parkinson. *Govi-Verlag, Pharmazeutischer Verlag GmbH, Frankfurt am Main/Eschborn.*

BOSTANTJOPOULOU S, LOGOTHETIS J et al. (1991): Clinical observations in early and late onset Parkinson's disease. *Funct. Neurol.* 6: 145 – 149.

BOXALL J (1994): Early onset Parkinson's disease. Part 2: Physician's viewpoint. *Can. Fam. Physician 40*: 513 – 515.

BOYCE S, RUPNIAK NM et al. (1990): Nigrostriatal damage is required for induction of dyskinesias by L-dopa in squirrel monkey. *Clin. Neuropharmacol. 13 (5)*: 448 – 458.

BRAUN AR, TANNER CM et al. (1983): Respiratory distress due to pharyngeal dystonia: a side effect of chronic Dopamine Agonism. Neurology 33 (suppl. 2): 220.

BRINGMANN G, FREDRICH H, FEINEIS D (1992): Trichlorharmanes as a potential endogenously formed inducers of Morbus Parkinson: synthesis, analytics, and first in vivo-investigations. *J. Neural. Transm. Suppl.38.*

BRINGMANN G, GOD R, FEINEIS D et al. (1995): The Ta Clo concept: 1-trichloromethyl-1,2,3,4-tetrahydro-ß-carboline (TaClo'), a new toxin for dopaminergic neurons. *J. Neural. Transm. (Suppl. 46)*: 235 – 244.

BRINGMANN G, FEINEIS D et al (1998): *in: Pharmacology of endogenous neurotoxins. A. Moser (ed.), Birkhäuser, Basel*: 151 – 169.

BRINGMANN G, GOD R et al. (1999): Idendification of the dopaminergic neurotoxin 1-trichloromethyl-1,2,3,4-tetrahydro-ß-carboline (TaClo') in human blood after intake of the hypnotic chloral hydrate. *Analytical Biochemistry 270*: 167 – 175.

BROOKE-BLAND P, GOLDSTEIN L (1930): Pregnancy and parkinsonism – Report of a case. *J.A.M.A. 95*: 473 – 476.

BROWN E, BROWN GM, KOFMAN O, QUARRINGTON B (1978): Sexual function and affect in Parkinsonian men treated with L-dopa. *Am. J. Psychiatry 135*: 1552 – 1555.

BUEE-SCHERRER V u. L, LEVEUGLE B et al. (1997): Pathological tau proteins in postencephalitic parkinsonism: comparison with Alzheimer's disease and other neurodegenerative disorders. *Ann. Neurol. 42 (3)*: 356 – 359.

BUNDESMINISTERIUM FÜR ARBEIT UND SOZIALORDNUNG (1995): Ratgeber für Behinderte. *W.E. Weinmann-Druckerei GmbH, Filderstadt.*

BUIJS RM (1996): Hypothalamic integration of circadian rhythms. *Prog. Brain Res. Vol. III, chapter 21*: 321 – 342.

BURK A, BURK E (1997): Augenheilkunde. *Georg Thieme Verlag; Stuttgart, New York.*

BURR LW (1925): Sequelae of Encephalitis lethargica without preceding acute illness. *Arch. Neurol. Psychiat. 14*: 20.

BUSHMANN M, DOBMEYER SM et al. (1989): Swallowing abnormalities and their response to treatment in Parkinson's disease. *Neurology 39*: 1309 – 1314.

BUTTERFIELD PG, VALANIS BG et al. (1993): Environmental antecedents of young-onset Parkinson's disease. *Neurology 43*: 1150 – 1158.

CALNE DB; STERN GM et al. (1969): L-Dopa in postencephalitic parkinsonism. *The Lancet 1/April 12th*: 744 – 746.

CALNE DB, LEES AJ (1988): Late progression of Post-Encephalitic Parkinson's Syndrome. *Can. J. Neurol. Sci. 15*: 135 – 138.

CALNE DB (1992): The free radical hypothesis in Idiopathic Parkinsonism: evidence against it. *Ann. Neurol. 32*: 799 – 803.

CAMILLERI M (1990): Disorders of gastrointestinal motility in neurological diseases. *Mayo. Clin. Proc. 65*: 825 – 844.

CANTERBURY RJ, HASKINS B et al. (1987): Postpartum psychosis induced by bromocriptine. *South. Med. J. 80 (11)*: 1463 – 1464.

CANTELLO R, GILL M et al. (1986): Mood changes associated with "end-of-dose deterioration" in Parkinson's disease: a controlled study. *J. Neurol. Neurosurg-Psychiatry 49*: 1182 – 1190.

CAPARROS-LEFEBVRE D, CABARET M et al. (1998): PET study and neuropsychological assessment of long-lasting post-encephalitic parkinsonism. *J. Neural. Transm. 105*: 489 – 495.

CARLIER G, DUBRU JM (1979): Familial juvenile parkinsonism. *Acta Paediatr. Belg. 32*: 123 – 127.

CARTER JH, STEWART BJ et al. (1998): Living with a person who has Parkinson's disease: the spouse's perspective by stage of disease. *Mov. Disord. 13 (1)*: 20 – 28.

CASSADY JM, FLOSS HG (1977): Ergolines as potential prolactin and mammary tumor inhibitor. *LLoydia 40 (1)*: 90 – 106.

CATZ A, MENDELSOHN L, ASKENASY JJM (1989): Sleep tonus inversion: a feature of juvenile dystonic parkinsonism. *Acta Neur. Scand. 80*: 472 – 475.

CEDARBAUM JM, GANDY SE, MC DOWELL FH (1991): „Early" initiation of levodopa treatment does not promote the development of motor response fluctuations, dyskinesias, or dementia in Parkinson's disease. *Neurology 41*: 622 – 629.

CELESIA GG, BARR AN (1970): Psychosis and other psychiatric manifestations of levodopa therapy. *Arch. Neurol. 23*: 193 – 200.

CHIBA S, MATSUMOTO H et al. (1995): A correlation study between serum adenosine deaminase activities and peripheral lymphocyte subsets in Parkinson's disease. *J. Neurol. Sci. 132*: 170 – 173.

CHINI V (1935): Sindrome nervosa extrapiramidale di natura malarica. *Il Policlinico (Sez. med.) 42 (7)*: 389 – 404.

CLARENBACH P, HAJAK G et al. (1998): Schering Lexikon Schlafmedizin, 2. Auflage, *Medizin Verlag München.*

CLARK EC, FEINSTEIN B (1977): The on-off-effect in Parkinson's disease treated with levodopa with remarks concerning the effect of sleep. *Adv. Exp. Med. Biol. 90*: 175 – 182.

CLARKE CE (1993): Mortality from Parkinson's disease in England and Wales 1921 – 1989. *J. Neurol. Neurosurg. Psychiatry 56*: 690 – 693.

COLE SA, WOODARD JL et. al. (1996): Depression and disability in Parkinson's disease. *J. Neuropsychiatry Clin. Neurosci. 8 (1)*: 20 – 25.

COLEMANN M (1970): Preliminary remarks on the L-Dopa therapy of dystonia. *Neurol. 20*: 114 – 121.

CONRAD B, CEBALLOS-BAUMANN AO (1996): Bewegungsstörungen in der Neurologie. *Georg Thieme Verlag Stuttgart-New York.*

COOK DG, KLAWANS HL (1985): Levodopa during pregnancy. *Clin. Neuropharmacol. 8 (1)*: 93 – 95.

COTZIAS GC, VAN WOERT MH, SCHIFFER LM (1967): Aromatic amino acids and modification of parkinsonism. *N. Engl. J. Med. 276*: 374 - 379.

COTZIAS GC, PAPAVASILIOU PS, GELLENE R (1969): Modification of parkinsonism: Chronic treatment with L-Dopa. *N. Engl. J. Med. 280 (7)* : 337 – 345.

COTZIAS GC, PAPAVASILIOU PS et al. (1973): L-Tyrosine and Parkinsonism. *YAMA Vol. 223*: 83.

COUSINS R, HANLEY JR et al. (2000): Understanding memory for faces in Parkinson's disease: the role of configural processing. *Neuropsychologia 38 (6)*: 837 – 847.

CURRIE LJ; BENNET JP et al.: (1997): Clinical correlates of sleep benefit in Parkinson's disease. *Neurology 48*: 1115 – 1117.

DA PRADA M, KETTLER R et al. (1987): Inhibition of decarboxylase and levels of Dopa and 3-0-methyldopa: A comparative study of benserazide versus carbidopa in rodents and of Madopar standard versus Madopar HBS in volunteers. *Eur. Neurol. 27 (suppl.1)*: 9 – 20.

DE LOORE I; VAN RAVENSTEYN H (1979): Domperidone drops in the symptomatic treatment of chronic paediatric vomiting and regurgitation. A comparison with metoclopramide. *Postgrad. Med. J. 55 (suppl. 1)*: 40 – 42.

DE LOOSE F (1979): Domperidone in chronic dyspepsia: a pilot open study and a multicentre general practice crossover comparison with metoclopramide and placebo. *Pharmather. 3 (3):* 140 – 146.

DE MARINIS M, STOCCHI F et al. (1991): Alterations of thermoregulation in Parkinson's disease. *Funct. Neurol. 6*: 279 – 283.

DEONNA T (1986): DOPA-sensitive progressive dystonia of childhood with fluctuations of symptoms - Segawa's syndrome and possible variants. *Neuropedriatrics 17*: 81-85.

DESITIN ARZNEIMITTEL GmbH (1998): Amindan® 5mg. *Fachinformation und Wissenschaftliche Produkt-Information.*

DEUSCHL G, OERTEL W, POEWE W (1994): Früh- und Differential-Diagnose des Parkinson-Syndroms. *Dtsch. Ärztebl. 91 (16)*: 1115 – 1124.

DEUSCHL G (1995): Alpha-Dihydroergocryptin - ein neuer Dopamin-Agonist. *Georg-Thieme-Verlag, Stuttgart.*

DEUTSCHE APOTHEKERZEITUNG (1998 a): Morbus Parkinson — Die Behandlung ist trotz vieler Therapieoptionen unbefriedigend. *DAZ, Jhrg. 138, 37*: 34 – 43.

DEUTSCHE APOTHEKER ZEITUNG (1998 b): Rückruf: Tasmar Filmtabletten 100 mg und 200 mg. *DAZ 48 (26.11.)*: 12 – 14.

DEUTSCHE APOTHEKER ZEITUNG (1998 c): Entacapon: peripher wirksamer COMT-Hemmer. *DAZ 48 (26.11.)*: 28 – 29.

DEUTSCHE FORSCHUNGSGESELLSCHAFT FÜR LEBENSMITTELCHEMIE (1991): >>Souci-Fachmann-Kraut<< Lebensmitteltabelle für die Praxis. *Wissenschaftliche Verlagsgesellschaft mbH.*

DEUTSCHE PARKINSON VEREINIGUNG Hrsg. (1995): Morbus Parkinson – Leben mit einer Krankheit. *dPV Neuß.*

DJALDETTI R, ZIV I, MELAMED E (1998): Extreme anticipation in young-onset Parkinson's disease. *Mov. Disord. 13 (3)*: 599 – 600.

DICHGANS J, SCHULZ JB (1999): Altern in Teilen? Systemalterungen des Nervensystems. *Nervenarzt 70 (12)*: 1072 – 1081.

DOBYNS WB, OZELIUS LJ et al. (1993): Rapid-onset dystonia-parkinsonism. *Neurology 43 (12)*: 2596 – 2602.

DU PONT PHARMA GmbH (Hrsg.) (2000): Parkinson im Dialog. *Bad Homburg: Heft 1/2000.*

DUVOISIN RC (1963): Parkinsonism before and since the epidemic of encephalitis lethargica. *Arch. Neurol (Chicago) 9*: 232 – 236.

DUVOISIN RC, YAHR MD (1965): Encephalitis and parkinsonism. *Arch. Neurol. (Chigago) 12: 227.*

DUVOISIN RC, LOBO-ANTUNES J, YAHR MD (1972): Response of patients with postencephalitic Parkinsonism to levodopa. *J. Neurol. Neurosurg. Psychiatry 35 (4)*: 487 – 495.

DUVOISIN RC, YAHR MD (1972): Behavioral abnormalities occuring in parkinsonism during treatment with L-Dopa. *In: L-Dopa and behaviour (ed. S. Malitz). New York:Raven Press*: 57 – 72.

DWORK AJ, BALMACEDA C et al. (1993): Dominantly inherited, early- onset parkinsonism: neuropathology of a new form. *Neurology 43 (1)*: 69 – 74.

EBADI M, SRINIVASAN SK, BAXI MD (1996): Oxidative stress and antioxidant therapy in Parkinson's disease. *Progr. Neurobiol. 48*: 1 – 19.

EBERHARD-METZGER C, RIES R (1995): Viren. *Wilhelm Heyne Verlag München.*

EBMEIER KP, MUTCH WJ et al. (1989): Does idiopathic parkinsonism in Aberdeen follow intrauterine influenca? *J. Neurol. Psychiatry 52 (4)*: 911 – 913.

ECONOMO C VON (1917): Encephalitis lethargica. *Wiener Klin. Wochenschrift 19*: 582 – 584.

ECONOMO C VON (1923a): Encephalitis lethargica.*Wiener Med. Wochenschrift 17*: 777 – 782.

ECONOMO C VON (1923b): Encephalitis lethargica. *Wiener Med. Wochenschrift 18*: 835 – 838.

ECONOMO C VON (1923c): Encephalitis lethargica. *Wiener Med. Wochenschrift 24*: 1113 – 1117.

ECONOMO C VON (1923d): Encephalitis lethargica. *Wiener Med. Wochenschrift 27*: 1243 – 1249.

ECONOMO C VON (1923e): Encephalitis lethargica. *Wiener Med. Wochenschrift 29*: 1334 – 1338.

ECONOMO C VON (1929): Die Encephalitis lethargica - Ihre Nachkrankheiten und ihre Behandlung. *Verlag Urban & Schwarzenberg, Berlin - Wien.*

ELIZAN TS, SCHWARTZ J et al. (1978): Antibodies against arboviruses in postencephalitic and idiopathic Parkinson's disease. *Arch. Neurol. (Chicago) 35*: 257 – 260.

ELIZAN TS, MADDEN DVM et al. (1979): Viral antibodies in serum and CFS of parkinsonian patients and controls. *Arch. Neurol. (Chicago) 36*: 529 – 534.

ELIZAN TS, TERASAKI PI, YAHR MD (1980): HLA-B14 antigen and postencephalitic Parkinson's disease. Their association in an American-Jewish ethnic group. *Arch. Neurol. (Chicago) 37*: 542 – 544.

ELIZAN TS, CASALS J (1991): Astrogliosis in von Economo's and postencephalitic Parkinson's diseases supports probable viral etiology. *J. Neurol. Sci. 105*: 131 – 134.

ELIS J et al. (1967): Modification by Monoamine oxidase inhibitors of the effect of some sympathomimetics on blood pressure. *Brit. Med. J. II*: 75 – 78.

ELSWORTH JD, SANDLER M et al. (1982): The contribution of amphetamine metabolites of Deprenyl to its antiparkinsonian properties. *J. Neur. Transm. 54*: 105 – 110.

EMILE J, POUPLARD A et al. (1980): Maladie de Parkinson, dysautonomic et auto-anticorps dirigés contre les neurones sympathiques. *Rev. Neurol. (Paris) 136(3)*: 221 – 233.

ENZENSBERGER W, OBERLÄNDER U, STECKER K (1997): Metronomtherapie bei Parkinsonpatienten. *Nervenarzt 68 (12)*: 972 – 977.

ERIKSSON T, GRANÉRUS A-K, LINDE A, CARLSSON A (1988): "On-off" phenomenon in Parkinson's disease: relationship between dopa and other large neutral amino acids in plasma. *Neurology 38*: 1245 – 1248.

ERLENMEYER E Jr., HALSEY JT (1897): Ueber eine neue Synthese von Tyrosin. *Ber. chem. Ges. XXX:* 2981 – 2982.

ESIRI MM, KENNEDY PGE (1997): Viral diseases. *Greenfield's Neuropathology, sixth edition edited by Graham and Lantos, published by Arnold and Oxford University Press 2*: 3 – 64.

ESPIR MLE, SPALDING JMK (1956): Three recent cases of Encephalitis lethargica. *Br. Med. J. 1*: 1141 – 1144.

EVANS M, BROE G et al. (1981): Gastric emtying rate and the systemic availability of levodopa in the elderly parkinsonian. *Neurology 31*: 1288 – 1294.

EVRARD A, SPIELEWOY C et al. (1999): Sleep-wakefulness cycles and circadian rhythms in mice lacking the dopamine transporter. *in: Schulz H. Parmeggiani PL, Chase MH (eds): Sleep Research Online, Vol. 2 (suppl. 1)*: 602.

FACTOR SA, MC ALARNEY T et al. (1990): Sleep disorders and sleep effect in Parkinson's disease. *Movement disorders 5*: 280 – 285.

FACTOR SA, MOLHO ES et al. (1995): Parkinson's disease: drug-induced psychiatric states. *Adv. Neurol. 65*: 115 – 138.

FAHN S (1977): Secondary parkinsonism. *In: Scientific approaches to clinical neurology, Goldensohn ES, Appel SH (eds.): Philadelphia, Lea and Febiger, Vol. 2*: 1159 – 1189.

FAHN S, BRESSMAN SB (1984): Should levodopa therapy for Parkinsonism be started early or late? Evidence against early treatment. *Can. J. Neurol. Sci. 11(suppl. 1)*: 200 – 205.

FAHN S, COHEN G (1992): The oxidant stress hypothesis in Parkinson's disease: evidence supporting it. *Ann. Neurol. 32*: 804 – 812.

FAHN S (1997): Levodopa-induced neurotoxicity: Does it represent a problem for the treatment of Parkinson's disease? *CNS Drugs 8 (5)*: 376 – 393.

FAHN S (1998): Videotapes of motor complications of encephalitis lethargica. *Mov. Disord. 13 (4)*: 752 – 753.

205

FANN WE (1966): Use of methylphenidate to counteract acute dystonic effects of phenothiazines. *Am. J. Psychiatry 122*: 1293 - 1294.

FAUST V, HOLE G, WOLFERSDORF M (1985): Nebenwirkungen von Antidepressiva. *Med. Mo. Pharm. 8*: 336 – 340.

FAZZIOLI E (2000): Des Kaisers Apotheke. Die altchinesische Kunst, mit Pflanzen zu heilen. *Bechtermünz-Verlag, Augsburg.*

FINDLEY LJ (1988): Tremors — Differential diagnosis and pharmacology. *In: Jankovic J, Tolosa E (eds.): Parkinson's disease and movement disorders. Urban & Schwarzenberg, Baltimore – Munich*: 243 – 261.

FINNEY JS, KINNERSLEY N, HUGHES M (1998): Meta-analysis of antisecretory and gastrokinetic compounds in functional dyspepsia. *J. Clin. Gastroenterol 25 (4):* 312 – 320.

FISH DR, SAWYERS D et al. (1991): The effect of sleep on the dyskinetic movements of Parkinson's disease, Gilles de la Tourette Syndrom, Huntington's disease, and Torsion dystonia. *Arch. Neurol. 48*: 210 – 214.

FISCHER PA (Hrsg.) (1997): Parkinson-Krankheit - Entwicklungen in Diagnostik und Therapie. 10. Frankfurter Parkinson-Symposion am 8. und 9. März 1996. *Editiones <Roche>, Basel/Grenzach-Wyhlen.*

FISZER U, MIX E et al. (1994): Parkinson's disase and immunological abnormalities: increase of HLA-DR expression on monocytes in cerebrospinal fluid and of CD 45 RO + T cells in peripheral blood. *Acta Neurol. Scand. 90 (3)*: 160 – 166.

FLEXNER S (1928): Obvious and obscure infections of central nervous system. *JAMA 91*: 21.

FORNADI F, WERNER M : Parkinson in der hausärztlichen Praxis. *Gertrudis-Klinik Biskirchen – Parkinson-Zentrum.*

FORNAI F; ALESSANDRI MG et al. (1998): Noradrenergic modulation of methamphetamine-induced striatal dopamine depletion. *Ann. Ny Acad. Sci. 844*: 166 – 177.

FRANKEL JP, LEES AJ et al. (1990): Subcutaneous apomorphine in the treatment of Parkinson's disease. *J. Neurol. Neurosurg. Psychiatry 53*: 96 – 101.

FRIEDMANN A (1980): Sleep patterns in Parkinson's disease. *Acta Med. Pol. 21*: 193 – 199.

FRIEDMANN A (1994): Old-onset Parkinson's disease compared with young-onset disease: clinical differences and similarities. *Acta Neurol. Scand. 89 (4)*: 258 – 261.

FRIELLE DW, HUANG DD, YOUNGNER JS (1984): Persistent infection with influenza A virus: evolution of virus mutants. *Virology 138*: 103 – 117.

FRIES W, LIEBENSTUND I (1992): Krankengymnastik beim Parkinson-Syndrom. *Pflaum Verlag München.*

FROMMELT P, GRÖTZBACH H (Hrsg.) (1999): Neuro-Rehabilitation. *Blackwell Wissenschafts-Verlag, Berlin-Wien.*

FRYE PE (1983): Dopamine-modulating drugs; amenorrhea, galactorrhea and neuropsychiatric illnesses. *W.V. Med. J. 79 (8)*: 161 – 164.

FUHR P, MARITZ D et al. (1995): Die Initialsymptomatologie der Parkinsonkrankheit. *Schweiz. Arch. Neurol. Psychiatr. 146 (4)*: 175 – 179.

FURUKAWA Y, MIZUNO Y, NARABAYASHI H (1996): Early-onset parkinsonism with dystonia. Clinical and biochemical differences from hereditary progressive dystonia or DOPA-responsive dystonia. *Adv. Neurol. 69*: 327 – 337.

GALLAGHER BB (1971): Regulation of cortisol secretion in Parkinson's syndrome and narcolepsy. *J. Clin. Endocrinol. Metab. 32 (6)*: 796 – 800.

GANEZ AREVALO G, JORGE R et al. (1997): Clinical and pharmacological differences in early–versus late-onset Parkinson's disease. *Mov. Disord. 12*: 277 – 284.

GARDNER WN, LANGDON N, PARKES JD (1986): Breathing in Parkinson's disease. Adv. Neurol. 45: 271 – 274.

GAUS W, HINGST V, MATTERN R et al. (1999): Ökologisches Stoffgebiet. *Hippokrates Verlag Stuttgart im Georg Thieme Verlag.*

GEDDES JF, QUINN NP, DANIEL SE (1993): Juvenile parkinsonism caused by chronic meningoencephalitis: a clinicopathological study. *Clin. Neuropathol. 12 (1)*: 19 – 24.

GEHLEN W (1977): Iatrogene Schädigungsmöglichkeiten bei der medikamentösen Therapie neurologischer und psychiatrischer Erkrankungen. *Med. Klin. 72*: 1288 – 1300.

GÉLINEAU J (1880): De la narcolepsie. *Gaz. Hop. (Paris) 53*: 626 – 628 *und 54*: 635 – 637.

GERBER W-D; BASLER H-D, TEWES U (1994): Medizinische Psychologie. *Urban & Schwarzenberg; München-Wien-Baltimore.*

GERLACH M, GEBHARDT B, KUHN W, PRZUNTEK H (1988a): Pharmacokinetic studies with sustained-release formations of levodopa in healthy volunteers. *J. Neural. Transm. (suppl.) 27*: 211 – 218.

GERLACH M, GEBHARDT B, KUHN W, PRZUNTEK H (1988b): Die Abhängigkeit der Resorption des L-Dopa von Galenik und veränderter Magensaftsekretion des Parkinson-Patienten. *In: Fischer PA (ed.): Spätsyndrome der Parkinson-Krankheit. Editiones Roche, Basel*: 271 – 279.

GERSHANIK OS, LEIST A (1986): Juvenile onset Parkinson's disease. *Advances in Neurology 45*: 213 - 216.

GIBB WRG, LEES AJ (1987): The progression of idiopathic Parkinson's disease is not explained by age-related changes. Clinical and pathological comparisons with post-encephalitic parkinsonian syndrome. *Acta Neuropathol. (Berl.) 73 (2)*: 195 – 201.

GIBB WRG; LEES AJ (1988): A comparison of clinical and pathological features of young- and old-onset Parkinson's disease. *Neurology 38 (9)*: 1402 – 1406.

GIBBELS E (1967): Zum Problem der Ornithose-Enzephalitis. *Fortschr. Neurol. Psychiatr. Grenzgeb. 35 (10)*: 540 – 553.

GILBERT JC, WILLER JC et al. (1976): Narcolepsie — Suppression du sommeil paradoxial par la l-dopa. *La Nouvelle Presse Médicale*: 1309 – 1310.

GIOVANNINI P, PICCOLO I et al. (1991): Early-onset Parkinson's disease. *Mov. Disord. 6 (1)*: 36 – 42.

GIROUD M, FLANDROIS R et al. (1974): L'hypoventilation alvéolaire primaire "malédictions d'ondine". Aspects nouveaux de l'exploration fonctionnelle. Étude de la régulation ventilatoire et des troubles de la vigilance. *Poumon. Coeur. 30 (2)*: 101 – 108.

GLASS J (1983): Untersuchungen zur Bedeutung chemischer Noxen in der Ätiologie des Parkinson-Syndroms. *In: Pathophysiologie, Klinik und Therapie des Parkinsonismus. Roche, Basel*: 103 – 107.

GLENK W, NEU S (1998): Enzyme. *Heyne-Verlag GmbH & Co. KG, München.*

GESELL W, JÖRG J, PRZUNTEK H (Hrsg.) (1997): Schering Lexikon – Morbus Parkinson. *Aesopus Verlag Stuttgart.*

GOETZ CG, VOGEL C et al. (1998): Early dopaminergic drug-induced hallucinations in parkinsonian patients. *Neurology 51(3)*: 811 – 814.

GÖTZ M-L, RABAST U (1987): Diättherapie. *Georg Thieme Verlag; Stuttgart-NewYork.*

GOLBE LI (1987): Parkinson's disease and pregnancy. *Neurology37 (7)*:1245 – 1249.

GOLBE LI; FARELL TM, DAVIS PH (1988): Case-controlled study of early-life dietary factors in Parkinson's disease. *Arch. Neurol. 45*: 1350 – 1353.

GOLBE LI, FARELL TM, DAVIS PH (1990): Follow-up study of early-life protective and risk factors in Parkinson's disease. *Mov. Disord. 5 (1)*: 66 – 70.

GOLBE LI (1991): Young-onset Parkinson's disease: a clinical review. *Neurology 41*: 168 – 173.

GOLBE LI (1993): Risk factors in young-onset Parkinson's disease. *Neurology 43 (9)*: 1641 – 1643.

GOLBE LI (1994): Pregnancy and movement disorders. *Neurol. Clin. 12 (3)*: 497 – 508.

GOODWIN FK, MURPHY DL et al. (1970): L-Dopa, catecholamines and behaviour: a clinical and biochemical study in depressed patients. *Biol. Psychiatry 2*: 314 - 366.

GOODWIN FK, FREDERICK K (1971): Psychiatric side effects of levodopa in man. *JAMA 218*: 1915 – 1920.

GREENOUGH A, DAVIS JA (1983): Encephalitis lethargica: Mystery of the past or undiagnosed disease of the present? *The Lancet i* : 922 - 923.

GREGORY DM SOVETTS D, CLOW CL et al. (1986): Plasma free amino acid values in normal children and adolescents. *Metabolism 35*: 967 - 969.

GROSSMANN M (1922): Sequels of acute epidemic encephalitis. *J.A.M.A. 78 (13)*: 959 - 962.

GUEHL D, BEZARD E et al. (1999): Trichloroethylene and parkinsonism: a human and experimental observation. *Eur. J. Neurol. 6*: 609 - 611.

GUGGENHEIM M (1913a): Dioxyphenylalanin, eine neue Aminosäure aus Vicia faba. *Z. physiol. Chem. 88*: 276 - 284.

GUGGENHEIM M (1913b): Proteinogene Amine. *Therap. Monatsheft 27*: 508 - 511.

GULMANN NC, PEDERSEN HE (1980): Parkinsonisme efter akut encefalopati. Encephalitis lethargica - en forsvunden sygdom? *Ugeskr. Laeger. 142 (15)*: 960 - 961.

HAESKE - DEWICK HC (1996): Are perception and memory for faces influenced by a specific age at onset factor in Parkinson's disease? *Neuropsychologia 34 (4)*: 315 - 320.

HAFNER U, MÜLLER WE (1997): Länger leben mit Selegilin? *Deutsche Apotheker Zeitung 137. Jahrgang, Nr. 42*: 59 - 70.

HAGBERG B, KYLLERMAN M, STEEN G (1979): Dyskinesia and Dystonia in neurometabolic disorders. *Neuropädiatrie 10 (4)*: 305 - 320.

HAJAK G, RÜTHER E (1995): Insomnie. *Springer-Verlag, Berlin, Heidelberg*: 58 - 61.

HALL AJ (1923): Encephalitis lethargica. *Lancet 1*: 731 - 740.

HALLIDAY AM, NATHAN PW (1961): Methylphenidate in Parkinsonism. *British Med. J. 1*: 1652 - 1655.

HALLIDAY AM (1967): The clinical incidence of myoclonus. *Mod. Trends Neurol.17 (4)*: 69 - 105.

HALSTEAD LS (1998): Das Post-Polio-Syndrom. *Spektrum der Wissenschaft 6/98*: 32 - 38.

HALTER F, STAUB P; HAMMER B et al. (1997): Study with two prokinetics in functional dyspepsia and gord: domperidone vs. cisapride. *J. Physiol. Pharmacol. 48 (2)*: 185 - 192.

HANSER H, SCHOLTYSSEK C (Hrsg.) (2000): Lexikon der Neurowissenschaft, Band 1 - 4. *Spektrum Akademischer Verlag, Heidelberg, Berlin.*

HAPP WM, BLACKFAN KD (1920): Insomnia following acute Epidemie (Lethargic) Encephalitis in children. *J.A.M.A. 75 (20)*: 1337 - 1339.

HARDER A; JENDROSHA K et al. (1999): Novel twelve-generation kindred of fatal familial insomnia from Germany representing the entire spectrum of disease expression. *Am. J. Med. Genet. 87 (4)*: 311 – 316.

HARINGTON CR, Mc CARTNEY W (1927): Note on the Erlenmeyer amino-acid-synthesis. *Biochem. J. 21*: 852 – 856.

HARINGTON CR, RANDALL SS (1931): Synthesis of the DL- and L- 3:4-dihydroxyphenylalanines. *Biochem. J. 25*: 1028 – 1031.

HARRER G (Hrsg.) (1970): Therapie mit Jatrosom – Symposion in Salzburg am 21. März 1969. *Georg Thieme Verlag, Stuttgart.*

マラリアによると思われる片側パーキンソニズムの例

市川 精一・　馬田 太三　小口喜三夫
柳沢 信夫　塚越 正*

[HARUTA S, MANOME T et al. (1978): Hemi-parkinsonism, probably due to malaria. *Rhinso Shinkeigaku 18*: 103 – 107.]

HAYASE Y, TOBITA K (1997): Influenza virus and neurological diseases. *Psychiatry Clin. Neurosci. 51 (4)*: 181 – 184.

HAYES L (1994): Early onset Parkinson's disease. Part 1: The patient's story. *Can. Fam. Physician 40*: 506 – 508.

HEATH R, HODES R (1952): Induction of sleep by stimulation of the caudate nucleus in macaqus rhesus and man. *Trans. Am. Neurol. Assoc. 77*: 351 – 379.

HEIKKILÄ VM, TURKKA J et al. (1998): Decreased driving ability in people with Parkinson's disease. *J. Neurol. Neurosurg. Psychiatry 64*: 325 – 330.

HELLENBRAND W, VIEREGGE P et al. (1993): Die Ätiologie des Morbus Parkinson – Eine epidemiologische Perspektive mit möglichen Implikationen für die Prävention. *Nervenarzt 64*: 770 – 786.

HELLENBRAND W, SEIDLER A et al. (1996): Diet and Parkinson's disease: A possible role for the past intake of specific foods and food groups. *Neurology 47*: 636 – 643.

HELY MA, MORRIS JGL et al. (1995): Age at onset: the major determinant of outcome in Parkinson's disease. *Acta Neurol. Scand. 92 (6)*: 455 – 463.

HELY MA, MORRIS JGL et al. (1999): The Sydney multicentre study of Parkinson's disease: progression and mortality at 10 years. *J. Neurol. Neurosurg. Psychiatry 67 (3)*: 300 – 307.

HENNEBERG A (Hrsg.) (1997): Parkinson - Zu neuem Gleichgewicht finden. *Verlag Herder, Freiburg i.B.*

HENNEBERG A (Hrsg.) (2000): Parkinson-Lexikon für Patienten. *Ellyott Medizin Verlag.*

HENSCHLER D (Hrsg.) (1996): Gesundheitsschädliche Arbeitsstoffe, toxikologisch-arbeitsmedizinische Begründungen von MAK-Werten. *Wiley VCH.*

HERISHANU Y, NOAH Z (1973): On acute encephalitic parkinsonian syndrome. Case report and review of the recent literature. *Eur. Neurol. 10:* 117 – 124.

HERTZMANN C, WIENS M et al. (1990): Parkinson's disease: A case-control study of occupational and environmental risk factors. *Am. J. Indust. Med. 17:* 349 – 355.

HERTZSCH M (1953): Die krankengymnastische Behandlung beim Parkinson (Paralysis agitans) und postencephalitischem Parkinsonismus. *Krankengymnastik 11:* 160 – 162.

HIERHOLZER J, SCHRAG A, CORDES M et al. (1996): Magnetresonanztomographie bei Patienten mit Morbus Parkinson und Parkinson-Plus-Syndromen. *Fortschr. Röntgenstr. 165 (1):* 43 – 51.

HIETANEN M, TERÄVÄINEN H (1988): The effect of age of disease onset on neuropsychological performance in Parkinson's disease. *J. Neurol. Neurosurg. Psychiatry 51 (2):* 244 – 249.

HILLER K, MELZIG MF (1999): Lexikon der Arzneipflanzen und Drogen. Band 1 und 2. *Spektrum Akademischer Verlag; Heidelberg-Berlin.*

HINSHAW VS, OLSEN CW et al. (1994): Apoptosis: a mechanism of cell killing by influenza A and B viruses. *J. Virol. 68:* 3667 – 3673.

HINTERLEITNER R (1995): Mein Leben in der Einbahnstraße. *Verlag Denkmayr, Linz.*

HIRSCH EC, FAUCHEUX B et al. (1997): Neuronal vulnerability in Parkinson's disease. *J. Neural. Transm. 50 (suppl.):* 79 –88.

HO DY, SAPOLSKY RM (1998): Konzepte zur Gentherapie des Zentralnervenystems. *Spektrum der Wissenschaft 1/98:* 46 - 52.

HOC S (1997): COMT-Hemmung mit Tolcapone. *Deutsche Apotheker Zeitung 137. Jahrgang, Nr. 6:* 33- 34.

HODGE JV, NYE ER, EMERSON GW (1964): Monoamine-oxidase inhibitors, broad beans, and hypertension. *Lancet i (I):* 1108 – 1109.

HÖGL BE, GOMEZ-AREVALO G, GARCIA S et al. (1998): A clinical, pharmacologic, and polysomnographic study of sleep benefit in Parkinson's disease. *Neurology 50:* 1332 – 1339.

HÖGL BE, PERALTA CM et al. (1999): The effect of sleep deprivation on motor performance in patients with Parkinson's disease. in: *Schulz H. Parmeggiani PL, Chase MH (eds): Sleep Research Online, Vol. 2 (suppl. 1):* 535.

HOEHN MM, YAHR MD (1967): Parkinsonism: onset, progression and mortality. *Neurology 17 (5):* 427 – 442.

HOLDEN WA (1921): The ocular manifestations of Epidemic Encephalitis. *Arch. Ophth. 50 (2):* 101 –108.

HOLINKA B, RUFF H, SKODDA S, GEHLEN W (1998): Wirkung von retardierten L-Dopa-Präparaten auf den Nachtschlaf von Parkinson-Patienten. *Bochum; in: Abstrakt Buch zur Jahrestagung der DSGM, Marburg*: 63.

HOLINKA B, MALAK J et al. (1999): Memory performance in sleep-impaired patients with Parkinson's disease. *in: Schulz H, Parmeggiani PL, Chase MH (eds): Sleep research Online, Vol. 2 (suppl. 1)*: 231.

HOSHI H, KUWABARA H, LÉGER G et al. (1993): 6-[18F]-fluoro-L-DOPA metabolism in living human brain: a comparison of six analytical methods. *J. Cereb. Blood. Flow. Metab. 13*: 57 – 69.

HOVESTADT A, BOGAARD D et al. (1989): Pulmonary function in Parkinson's disease. *J. Neurol. Neurosurg. Psychiatry 52*: 329 – 333.

HOWARD RS, LEES AJ (1987): Encephalitis lethargica: a report of four recent cases. *Brain 110*: 19 – 33.

HUBBLE JP, KOLLER WC (1995): The Parkinsonian personality. *Adv. Neurol. 65*: 43 – 48.

HUBLIN C, PARTINEN M, HEINONEN E et al. (1994): Selegiline in the treatment of narcolepsy. *Neurology 44*: 2095 - 2101.

HUDSON AJ, RICE GPA (1990): Similarities of Guamanian ALS/PD to post-encephalitic parkinsonism/ALS: possible viral cause. *Can. J. Neurol. Sci. 17*: 427 – 433.

HUGHES AJ, BEN-SHLOMO YJ et al. (1992): What features improve the accuracy of the clinical diagnosis in Parkinson's disease: a clinicopathologic study. *Neurology 42*: 1142 – 1146.

HUNTER R, JONES M (1966): Acute lethargica-type encephalitis: *Lancet 11*: 1023 – 1024.

ICHINOSE H, OHYE T et al. (1995): GTP cyclohydrolase I gene in hereditary progressive dystonia with marked diurnal fluctuation. *Neurosci. Lett. 196*: 5 – 8.

ILLI A; SUNDBERG S, KOULU M et al. (1994): COMT inhibition by high-dose entacapone does not affect hemodynamics but changes catecholamine metabolism in healthy volunteers at rest and during exercise. *Int. J. Clin. Pharmac. Therap. 32 (11)*: 582 – 588.

INDO T, TAKAHASHI A (1989): Should levodopa therapy for Parkinson's disease be started early or late? Clinical course of the major tetrad in 122 parkinsonian patients treated with levodopa over 14 years. *Jpn. J. Med. 28 (1)*: 30 – 33.

INNIS RB, SEIBYL JP et al. (1993): Single photon emission computed tomographic imaging demonstrates loss of striatal dopamine transporters in Parkinson's disease. *Proc. Natl. Acad. Sci. USA 90*: 11965 – 11969.

INZELBERG R, KORCZYN AD (1996): Concerning "visual control of arm movement in Parkinson's disease". *Mov. Disord. 11 (1)*: 115.

ISGREEN WP, CHUTORIAN AM, FAHN S (1976): Sequential parkinsonism and chorea following "mild" influenza. *Trans. Am. Neurol. Assoc. 101*: 56 – 59.

ISHIKAWA A, MIYATAKE T (1993): Effects of smoking in patients with early-onset Parkinson's disease. *J. Neurol. Sci. 117*: 28 - 32

ISHIKAWA A, TAKAHASHI H (1998): Clinical and neuropathological aspects of autosomal recessive juvenile parkinsonism. *J. Neurol. 245 (suppl. 3):* 4 – 9.

JANKEL WR (1983): EEG polysomnography and basal ganglia disorders. *Am. J. EEG Technol. 23*: 93 – 106.

JANKOVIC J, FAHN S (1980): Physiologic and pathologic tremors: diagnosis, mechanisms, and management. *Ann. Int. Med. 93*: 460 – 465.

JANKOVIC J (1984): Parkinsonian disorders. *In: Appel SH ed.: Current Neurology, vol. 5. New York: John Wiley and Sons*: 1 – 49.

JANKOVIC J, CALNE DB (1987): Parkinson's disease: Etiology and treatment. *In: Appel SH ed.: Current Neurology, vol. 7. Chicago: Year Book Medical Publishers*: 193 – 232.

JANKOVIC J, CASABONA J (1987): Coexistent tardive dyskinesia and parkinsonism. *Clin. Neuropharmacol. 10*: 511 – 521.

JANCOVIC J, ARMSTRONG D et al. (1988): Case 2, 1988. Congenital mental retardation and juvenile parkinsonism. *Mov. Dis. 3 (4)*: 352 – 361.

JANCOVIC J, RAJPUT AH (2000): The evolution of diagnosis in early Parkinson's disease. Parkinson Study Group. *Arch. Neurol. 57 (3)*: 369 – 372.

JAQUEMARD F, PALARIC JC, ALLAIN H, GIRAUD JR(1990): Maladie de Parkinson et grossesse. A propos d'un cas. *J. Gynecol. Obstet. Biol. Reprod. (Paris) 19 (4)*: 461 – 463.

JELLINGER KA (1999): The role of iron in neurodegeneration. Prospects for pharmacotherapy of Parkinson's disease. *Drugs Aging 14 (2)*: 115 – 140.

JENNER P, BOYCE S, MARSDEN CD (1986): Effect of repeated L-dopa administration on striatal dopamine receptor function in the rat. *In: Fahn S et al. (eds.): Recent developments in Parkinson's disease. Raven Press, New York*: 189 – 203.

JEON BS, JEONG JM; PARK SS et al. (1998): Dopamine transporter density measured by [123 I] beta-CIT single photon emission computed tomography is normal in dopa-responsive dystonia. *Ann. Neurol. 43 (6)*: 792 – 800.

JOHNSON RT, TER MEULEN V (1978): Slow infections of the nervous system. *Adv. Intern. Med. 23*: 353 – 383.

JORGE R (1921): L'encéphalite léthargique et la grossesse. *Paris Médical, June*: 454 – 458.

JOST W, JUNG G, SCHIMRIGK K (1994): Colonic transit time in noniodiopathic Parkinson's syndrome. *Eur. Neurol. 34*: 329 – 331.

JULKUNEN I, KOSKINIEMI M et al. (1985): Chronic mumps virus encephalitis: mumps antibody levels in cerebrospinal fluid. *J Neuroimmunology 8*: 167 – 175.

KAAKKOLA S; TERÄVÄINEN H, AHTILA S et al.. (1995): Entacapone in combination with standard or controlled-release levodopa/carbidopa: a clinical and pharmacolokinetic study in patients with Parkinson's disease. *Europ. J. Neurol. 2*: 341 – 347.

KANEKO Y, KUMASHIRO M et al. (1978): Dystonic movement disorders and their treatment. *Fukushima J. Med. Sci. 25 (3-4)*: 109 – 120.

KAPS M, PETERS H (Hrsg.) (1996): Therapie aktuell: Morbus Parkinson. *Medizin im Bild, Sonderheft 2/96, Langenfeld.*

KARCHER D, FEDERSPPIEL BSS et al. (1986): Anti-neurofilament antibodies in blood of patients with neurological diseases. *Acta Neuropathol. (Berl.) 72*: 82 – 85.

KANTER AE, KLAWANS AH (1939): Postencephalitic parkinsonism complicated by pregnancy. *Am. J. Obstet. Gynecol. 38*: 334 – 337.

KAWAGUCHI N, YAMADA T, HATTORI T (1998): Rare tendency of catching cold in Parkinson's disease. *Parkinson related disorders 4*: 207 – 209.

KELLNHAUSER E, SCHEWIOR-POPP S et al. (Hrsg.) (2000): Thieme's Pflege. Goerg thieme Verlag. Stuttgart, New York.

KEMPERMANN G, GAGE FH (1999): Neue Nervenzellen im erwachsenen Gehirn. *Spektrum der Wissenschaft 7*: 32 – 38.

KENDEL K, BECK U et al. (1972): Der Einfluss von L-Dopa auf den Nachtschlaf bei Patienten mit Parkinson-Syndrom. *Arch. Psychiatr. Nervenkr. 216*: 82 – 100.

KENDEL K, RÜTHER E, BECK U, MEIER-EWERT K (1973): Zur Behandlung der Narkolepsie mit L-Dopa. *Nervenarzt 44*: 434 - 436.

KENNARD C, SWASH M (1981): Acute viral encephalitis: it's diagnosis and outcome. *Brain 104*: 129 – 143.

KERÄNEN T, GORDIN A, KARLSON M et al. (1993): Inhibition of soluble catechol-o-methyltransferase and single-dose pharmacocinetics after oral and intravenous administration of entacapone. *Eur. J. Clin. Pharmacol. 46*: 151 – 157.

KERÄNEN T, GORDIN A, KOULU M et al. (1996): COMT inhibition by entacapone does not affect growth hormone or prolactin secretion in healthy vonlunteers. *J. Neural. Transm. 103*: 729 – 736.

KILROY AW, PAULSEN AW, FENICHEL GM (1972): Juvenile Parkinsonism. *Arch. Neurol. 25*: 494 – 500.

KIM R (1968): The chronic residual respiratory disorder in postencephalic parkinsonism. *J. Neurol. Neurosurg. Psychiatry 31*: 393 – 398.

KLINE NS (1959): Psychopharmaceuticals: effect and side effects. *Bull. W.H.O. 21*: 397 – 410.

KNOLL J, ECSERI K et al. (1965): Phenylisopropylmethylpropinylamine, a new spectrum psychic energizer. *Arch. int. Pharm.* 1: 154 – 164.

KOHBATA S, SHIMOKAWA K (1993): Circulating antibody to Nocardia in the serum of patients with Parkinson's disease. *Adv. Neurol. 60*: 355 – 357.

KOLLER WC (1983): Dysfluency (stuttering) in extrapyramidal disease. *Arch. Neurol. 40 (3):* 175 – 177.

KOLLER WC, WONG GF, LANG A (1989): Posttraumatic movement disorders: a review. *Mov. Disord. 4 (1):* 20 – 36.

KOLLER WC, LANGSTON JW, HUBBLE JP et al. (1991): Does a long pre-clinical period occur in Parkinson's disease? *Neurology 41 (suppl. 2):* 8 – 13.
(freundlicherweise zur Verfügung gestellt von der Fa. DuPont Pharma GmbH; vielen Dank!)

KOLLER WC (1992a): How accurately can Parkinson's disease be diagnosed? *Neurology 42 (suppl. 1):* 6 – 16.

KOLLER WC (1992b): When does Parkinson's disease begin? *Neurology 42 (suppl. 4):* 27 – 31.

KOLLER WC, CALNE DB, MARTINEZ-MARTIN P, RAISMAN-VOZARI R, RAJPUT AH (1998): Levodopa --- Myths and realities. *Abstracts zum Symposium 11.10.1998, Harley Davidson Café New York.*

球筋協調障害で発症した若年性 Parkinson 病
の 1 例

[KON K, SAKURAGAWA N, KUROKAWA T (1994): Juvenile Parkinson's disease initially presenting as bulbar incoordination: a case report. *No To Hattatsu 26*: 269 – 274.]

KONDO T, NARABAYASHI H et al. (1987): Effects of tyrosine administration on plasma biopterin in patients with juvenile parkinsonism and their relatives. *Adv. Neurol. 45*: 217 – 222.

KOSTIC V, SUSIC V et al. (1989): Reduced rapid eye movement sleep latency in patients with Parkinson's disease. *J. Neurol. 236*: 421 – 423.

KOSTIC VS, PRZEDBORSKI S et al. (1991): Early development of levodopa-induces dyskinesias and response fluctuations in young-onset Parkinson's disease. *Neurology 41*: 202 – 205.

KOSTIC VS, MARINKOVIC Z (1993): Function of dopamine receptors in young-onset Parkinson's disease: prolactin response. *Mov. Disord. 8 (2):* 277 – 279.

KOSTIC VS, FILIPOVIC SR et al. (1994): Effect of age at onset on frequency of depression in Parkinson's disease. *J. Neurol. Neurosurg. Psychiatry 57 (10):* 1265 – 1267.

KOSTOWSKI W, GIACALONE E et al. (1969): Electrical stimulation of mildbrain raphe: Biochemical, behavioral and bioelectrical effects. *Eur. J. Pharmacol. 7*: 170 – 175.

KRACK P, POLLAK P et al. (1998): Subthalamic nucleus or internal pallidal stimulation in young-onset Parkinson's disease. *Brain 121*: 451 – 457.

KRAUS PH (1996): Early diagnosis in Parkinson's disease – limitation of biochemical markers and instrumental methods. *J. Neurol. Transm. 48 (suppl.):* 23 – 28.

KRISTENSSEN K (1992): Potential role of viruses in neurodegeneration. *Mol. Chem. Neuropathol. 16*: 45 – 58.

KRÜGER R:, VIEIRA-SAECKER AMM et al. (1999): Increased susceptibility to sporadic Parkinson's disease by a certain combined alpha-synuclein/apoliprotein E genotype. *Ann. Neurol. 45*: 611 – 617.

KRUSZ JC, KOLLER WC, ZIEGLER DK (1987): Historical review: abnormal movements associated with epidemic encephalitis lethargica. *Mov. Disord. 2 (3)*: 137 – 141.

KÜNIG G, LEENDERS KL et al. (1998): D2 receptor binding in dopa-responsive dystonia. *Ann. Neurol. (United States) 44 (5)*: 758 – 762.

KUHN W, MÜLLER T (1996): The clinical potential of Deprenyl in neurologic and psychiatric disorders (review). *J. Neural. Transm. Suppl. 48*: 85 – 93.

KUHN W; WOITALLA D, GERLACH M et al. (1998): Tolcapone and neurotoxicity in Parkinson's disease. *The Lancet 352*: 1313.

KUMMER VON R, SCHNEEVOIGT K (1986): Früher oder später Beginn der L-Dopa Behandlung bei M. Parkinson? *Nervenarzt 57 (11)*: 634 – 639.

KUPSCH A, OERTEL WH (1998): Selegiline, pregnancy, and Parkinson's disease. *Mov. Disord. 13 (1)*: 175 – 176.

KUPSCH A, ANNECKE R (1999): Ärztlicher Ratgeber PARKINSON — verstehen – behandeln – aktiv leben. *Wort & Bild Verlag, Baierbrunn.*

KURLAN R, NUTT JG et al.. (1988): Duodenal and gastric delivery of levodopa in parkinsonism. *Ann. Neurol. 23*: 589 – 595.

KURODA K, TATARA K et al. (1992): Effect of physical exercise on mortality in patients with Parkinson's disease. *Acta Neurol. Scand. 86*: 55 – 59.

KUSCHINSKY G, LÜLLMANN H (1989): Pharmakologie und Toxikologie. *Georg Thieme Verlag; Stuttgart-New York.*

KUWERT I, BARTENSTEIN P et al. (1998): Klinische Wertigkeit der Positronen-Emissions-Tomografie in der Neuromedizin. *Nervenarzt 69 (12):* 1045 – 1060.

LAMBERT D, WATERS CH (2000): Comparative tolerability of the newer generation antiparkinsonian agents. *Drugs & Aging 16 (1)*: 55 – 65.

LAMBERTI P, DE MARI M et al. (1992): Dopa responsive dystonia and juvenile Parkinson's disease: two subtypes of the same disorder? *Acta Neurol. (Napoli) 14*: 451 –454.

LANG AE, MEADOWS JC (1982): Early onset of the "on-off" phenomen in children with symptomatic Parkinsonism. *J. Neurol. Neurosurg. Psychiatry 45 (9)*: 823 – 825.

LANG AE (1985): Review - Dopamine agonists in the treatment of dystonia. *Clin. Neuropharmacol. 8*: 38 - 57.

LANG AE, JOHNSON K (1987): Akathisia in idiopathic Parkinson's disease. *Neurology 37*: 477 – 481.

LANG AE (1995a): Clinical rating scales and videotape analysis. *In: Koller WC, Paulson G (eds.): Therapy of Parkinson's disease; Marcel Dekker Inc. New York*: 21 – 46.

LANG AE (1995b): Hemiatrophy, juvenile-onset exertional alternating leg paresis, hypotonia, and hemidystonia and adult-onset hemiparkinsonism: the spectrum of hemiparkinsonism-hemiatrophy syndrome. *Mov. Disord. 10 (4)*: 489 – 495.

LANGKAFEL M, KUHN W (1991): Die "Begleitsymptome" der Parkinson-Erkrankung. *Psycho 17 (10)*: 663 – 677.

LANGSTON JW, BALLARD P et al. (1983) Chronic parkinsonism in humans due to a product of meperidine-analog synthesis. *Science 219*: 979 – 980.

LAPLANE D, LEVASSEUR M et al. (1989): Obsessive-compulsive and other behavioral changes with bilateral basal ganglia lesions. A neuropsychological, magnetic resonance imaging and positron tomography study. *Brain 112*: 699 – 725.

LAVER WG, BISCHOFBERGER N, WEBSTER RG (1999): Entwaffnung von Grippeviren. *Spektrum der Wissenschaft 3/99*: 70 – 79.

LEENDERS KL, PALMER AJ et al. (1986a): Brain dopamine metabolism in patients with Parkinson's disease measured with positron emission tomography. *J. Neurol. Neurosurg. Psychiatry 49*: 853 – 860.

LEENDERS KL, PALMER A et al. (1986b): Dopa uptake and dopamine receptor binding visualized in the human brain in vivo. *In: Fahn S. et al. (eds.): Recent developments in Parkinson's disease. Raven press, New York*: 103 – 113.

LEES AJ, STERN GM, COMPSTON DAS (1982): Histocompatibility antigens and post-encephalitic parkinsonism. *J. Neurol. Neurosurg. Psychiatry 45*: 1060 – 1061.

LEES AJ (1989): The on-off phenomenon. *J. Neurol. Neurosurg. Psychiatry 55 (suppl.)*: 29 – 37.

LEHEMBRE P, ARNOTT G et al. (1970): Déséquilibre psychique, productions délirantes, puis syndrome parkinsonien, séquelles d'une encéphalite épidémique. *Lille Med. 15*: 1070 – 1072.

LEHENY WA, DAVIDSON DLW et al. (1983): HLA antigens in Parkinson's disease. *Tissue Antigens 21(3)*: 260 – 261.

LEMOINE P, ROBELIN N et al. (1989): La L-tyrosine: traitement au long cours de la maladie de Parkinson. *C. R. Acad. Sci. Paris 309 (Série III)*: 43 – 47.

LEVIN BE, LLABRE MM, WEINER WJ (1989): Cognitive impairments associated with early Parkinson's disease. *Neurology 39*: 557 – 561.

LEVIN BE, KATZEN HL (1995): Early cognitive changes and nondementing behavioral abnormalities in Parkinson's disease. *Adv. Neurol. 65*: 85 – 95.

LEVY M, PASTUSZAK A, KOREN G (1991): Fetal outcome following intrauterine amantadine exposure. *Repr. Toxicol. 5*: 79 – 81.

LE WITT PA (1995): Therapies to extend duration of levodopa action. *In: Koller WC, Paulson G (eds.): Therapy of Parkinson's disease. Marcel Dekker Inc., New York, Basel*: 77 – 89.

LIMA B, NEVES G, NORA M (1987): Juvenile Parkinsonism: clinical and metabolic characteristics. *J. Neurol. Neurosurg. Psychiatry 50*: 345 – 348.

LIMA AB, LEVY A et al. (1993): Parkinson's disease before age 30. *In: Advances Neurology Vol. 60 (ed. by Narabayashi H et al.) Raven Press, New York*: 553 – 557.

LIMOUSIN P, KRACK P et al. (1998): Electrical stimulation of the subthalamic nucleus in advanced Parkinson's disease. *N. Engl. J. Med. 339 (16)*: 1105 – 1111.

LIN J-S, HOU Y, JOUVET M (1996): Potential brain neuronal targets for amphetamine-, methylphenidate-, and modafinil-induced wakefulness evidenced by c-fos immunocytochemistry in the cat. *Proc. Natl. Acad. Sci. USA 93*: 14128 – 14133.

LINAZASORO G, OBESO JA et al. (1999): Modification of dopamine D2 receptor activity by pergolide in Parkinson's disease: An in vivo study by PET. *Clin. Neurpharmacol. 22 (5)*: 277 – 280.

LINDNER E (1968): Toxische Stoffe in natürlichen Nahrungsmitteln und in Genußmitteln. *Therapiewoche 18*: 1169 – 1172.

LIPTON EL (1954): Can malaria cause Parkinsonism? *Dis. Nerv. Syst. 15*: 184 – 188.

LITVAN I, JANKOVIC J et al. (1998): Accuracy of the clinical diagnosis of postencephalitic parkinsonism: a clinicopathologic study. *Eur. J. Neurol. 5 (5)*: 451 – 457.

LÖFFLER M (1992): Die differentialdiagnostische Problematik der Beurteilung des Morbus Parkinson als Berufskrankheit. *Der mediz. Sachverständige 88 (1)*: 8 – 11.

LOTTI VJ, PORTER CC (1970): Potentiation and inhibition of some central actions of L-dopa by decarboxylase inhibitors. *J. Pharmacol. Exp. Ther. 172*: 404 – 415.

LUDECKE B, DWORNICZAK B, BARTHOLOME K (1995): A point mutation in the tyrosine hydroxylase gene associated with Segawa's syndrome. *Hum. Genet. 95*: 123 – 125.

LUDIN SM, LUDIN HP (1989): Is Parkinson's disease of early onset a separate disease entity? *J. Neurol. 236 (4)*: 203 – 207.

LUDIN HP (1995): Das Parkinson-Syndrom. *Verlag W. Kohlhammer, Stuttgart, Berlin, Köln.*

218

LYON E (1966): Malariaspätschäden. *Med. Klin. 61 (40)*: 1579 – 1582.

LYYTINEN J; KAAKKOLA S, AHTILA S et al. (1997): Simultaneous MAO-B and COMT inhibition in L-dopa-treated patients with Parkinson's disease. *Movement disorders 12 (4)*: 497 – 505.

MAREK KL, SEIBYL JP et al. (1996): [123 I] beta-CIT/SPECT imaging demonstrates bilateral loss of dopamine transporters in hemi-Parkinson's disease. *Neurology 46 (1)*: 231 – 237.

MARINCOLA FM, VENZON D et al. (1992): HLA association with response and toxicity in melanoma patients treated with interleukin 2-based immunotherapie. *Cancer Res. 52 (23)*: 6561 – 6566.

MARINCOLA FM, SHAMAMIAN P et al. (1995): HLA associations in the antitumor response against malignant melanoma. *J. Immunother. Emphasis TumorImmunol. 18 (4)*: 242 – 252.

MARLEY E, BLACKWELL R (1970): Interactions of monoamine oxidase inhibitors, amines, and foodstuffs. *In: Garattini S, Goldin A, Hawking F, Kopin I (eds.): Advances in pharacology and chemotherapy; Academic, New York*: 185 – 239.

MARLEY E (1977): Monoamine oxidase inhibitors and drug interactions. *In: Grahame-Smith DG ed. Drug interactions. London, Macmillan*: 171 – 194.

MARSDEN CD, PARKES JD, QUINN N (1982): Fluctuations of disability in Parkinson's disease: clinical aspects. *In: Marsden, Fahn (eds.): Movement disorders. London, Butterworth Scientific*: 96 – 122.

MARTIN WE, RESCH JA, BAKER AB (1971): Juvenile Parkinsonism. *Arch. Neurol. 25 (6)*: 494 – 500.

MARTINELLI P, GABELLINI AS et al. (1989): Gardening and young onset Parkinson's disease. *Ital. J. Neurol. Sci. 10 (4)*: 465 – 466.

MARTTILA RJ, HALONEN P, RINNE UK (1977): Influenza virus antibodies in Parkinsonism. *Arch. Neur. 34*: 99 – 100.

MARTTILA RJ, RINNE UK (1978): Herpes simplex virus antibodies in patients with Parkinson's disease. *J. Neurol. Sci. 35*: 375 – 379.

MARTTILA RJ, RINNE UK (1991): Progression and survival in Parkinson's disease. *Acta Neurol. Scand. (Suppl. 136)*: 24 – 28.

MATSUMINE H (1998): A loss-of-function mechanism of nigral neuron death without Lewy body formation: autsomal recessive juvenile parkinsonism (AR-JP). *J. Neurol. 245 (suppl. 3)*: 10 – 14.

MATSUMINE H, YAMAMURA Y et al. (1998): Early onset parkinsonism with diurnal fluctuation maps to a locus for juvenile parkinsonism. *Neurology 50 (5)*: 1340 – 1345.

MATTOCK C, MARMOT M, STERN G (1988): Could Parkinson's disease follow intra-uterine influenza?: a speculative hypothesis. *J. Neurol. Neurosurg. Psychiatry 51 (6)*: 753 – 756.

MAURIZI CP (1985): Why was the 1918 influenza pandemic so lethal? The possible role of a neurovirulent neuraminidase. *Med. Hypotheses 16 (1):* 1 – 5.

MAURRI S, GROPPI C et al. (1988): Acute and subacute akinetic-rigid parkinsonian syndrome mimicking a meningoencephalitis. *Ital. J. Neurol. Sci. 9 (2)*: 147 – 150.

MAYER G; RODENBECK A, HAJAK G (1995): Störungen des circadianen Schlaf-Wach-Rhythmus - diagnostische und therapeutische Prinzipien. *Wiener Medizinische Wochenschrift: "Chronobiologische Grundlagen der Schlafmedizin."* 17/18: 423 - 430.

MAYER G (2000): Narkolepsie – Genetik, Immungenetik, motoroische Störungen. *Blackwell Wissenschafts-Verlag; Berlin, Wien.*

MC DERMOTT MP, JANKOVIC J et al. and the PARKINSON'S STUDY GROUP (1995): Factors predictive of the need for levodopa therapy in early, untreated Parkinson's disease. *Arch. Neurol. 52*: 565 – 570.

MC KENZIE I (1927): Discussion on epidemic encephalitis. *British Medical Journal 24*: 632 – 634.

MC NEELY W, DAVIS R (1997): Entacapon, *CNS Drugs Jul. 8 (1)*: 79 –89.

MEDICAL TRIBUNE BERICHT (1998): Parkinson friert Patienten ein — Hirnschrittmacher taut ihn wieder auf. *Klinik-Ausgabe Nr. 4 / Dienstag 14. April*: 22.

MEIER MJ, MARTIN WE (1970): Intellectual changes associated with levodopa therapy. *J.A.M.A. 213*: 465 – 466.

MEIER-EWERT K (1989): Tagesschläfrigkeit. *VCH Verlagsgesellschaft, Weinheim:* 57 - 123.

MELAMED E, BITTON V, ZELIG O (1986): Delayed onset of responses to single doses of L-Dopa in parkinsonian fluctuators on long-term L-Dopa therapy. *Clin. Neuropharmacol. 9 (2)*: 182 – 188.

MENNEL H-D, GEBERT G, BEWERMEYER H (1992): Grundlagen der klinischen Medizin, Vol. 4: Nervensystem. *Schattauer; Stuttgart-New York.*

MENSING HJ (1998): Parkinsontherapie: Mit Doxycylin Clin. gegen Borrelien: einen Versuch wert. *Deutsche Apotheker Zeitung 40*: 123 – 124.

MENZA MA, GOLBE LI et al. (1993): Dopamine-related personality traits in Parkinson's disease. *Neurology 43*: 505 – 508.

MERCHANT CA, COHEN G et al. (1995): Human transplacental transfer of carbidopa/levodopa. *J. Neural. Transm. (Park. Dis. Dement. Sect.) 9*: 239 – 242.

MERCK & CO (Hrsg.) (1899): Merck's 1899 Manual. *Merck & Co. New York.*

MERELLO M, HUGHES A et al. (1997): Sleep benefit in Parkinson's disease. *Mov. disord.* *12 (4)*: 506 – 508.

METTER EJ, KUHL DE, RIEGE WH (1990): Brain glucose metabolism in Parkinson's disease. *Adv. Neurol. 53*: 135 – 139.

METZER WS, NEWTON JEO et al. (1989): HLA antigens in drug-induced parkinsonism. *Mov. Disord. 4 (2)*: 121 – 128.

MEYER B (1943): Ecephalitis after measles with severe parkinsonian rigity: recovery. *Br. Med. J. 1*: 508.

MEYER JR JM et al. (1960): Central nervous system syndrome of „viral" etiology: a study of 773 cases. *American Journal of Medicine 29*: 334 – 347.

MEYER M (1924): Über Veränderung der Persönlichkeit bei chronischer Encephalitis. *Klin. Wochenschr. 4*: 137 – 141.

MIGNOT E, LIN X, ARRIGONI J, MACAUBAS C et al. (1994): DQ B1*0602 and DQ A1*0102 (DQ 1) are better markers than DR2 for narcolepsy in caucasian and black Americans. *Sleep 17*: 60 - 67.

MIGNOT E, TAFTI M, DEMENT WC, GRUMET FC (1995): Narcolepsy and immunity. *Adv. Neuroimmunology 5*: 23 – 37.

MILLER ER (1920): Dihydroxyphenylalanine, a constituent of the velvet bean. *J. Biol. Chem. 44 (2)*: 481 – 486.

MISRA PC, HAY GG (1971): Encephalitis presenting as acute schizophrenia. *Br. Med. J. 1*: 532 – 533.

MIYASAKI K, FUJITA T (1977): Parkinsonism following encephalitis of unknown etiology. *Journal of Neuropath. and exper. Neurology 36*: 1- 8.

MIZUKAMI K, SASAKI M et al. (1996): A neuropathologic study of long-term, Economo-type postencephalitic parkinsonism with a prolonged clinical course. *Psychiatry Clin. Neurosci. 50 (2)*: 79 – 83.

MIZUNO Y, HATTORI N, MORI H (1999): Genetics of Parkinson's disease. *Biomed. Pharmacother. 53 (3)*: 109 – 116.

MIZUTANI Y, YOKOCHI M, OYANAGI S (1991): Juvenile parkinsonism: a case with first clinical manifestation at the age of six years and with neuropathological findings suggesting a new pathogenesis. *Clin. Neuropathol. 10 (2)*: 91 – 97.

MONEELY W, DAVIS R (1997): Entacapon. *CNS Drugs Jul. 8 (1)*: 79 – 89.

MORGANTE L, SALEMI G et al. (2000): Parkinson disease survival – A population-based study. *Arch. Neurol. 57*: 507 – 512.

MORRISH PK, SAWLE GV, BROOKS DJ (1995): Clinical and [18F] dopa PET findings in early Parkinson's disease. *J. Neurol. Neurosurg. Psychiatry. 59 (6)*: 597 – 600.

MORRISH PK, SAWLE GV, BROOKS DJ (1996): An [18F] dopa PET and clinical study of the rate of progression in Parkinson's disease. *Brain 119*: 585 – 591.

MOURADIAN MM, JUNCOS JL et al. (1987): Exercise and the antiparkinsonian response to levodopa. *Clin. Neuropharmacol. 10 (4)*: 351 – 355.

MOURADIAN MM, HEUSER IJE et al. (1989): Pathogenesis of dyskinesias in Parkinson's disease. *Ann. Neurol. 25*: 523 – 526.

MOURET J (1975): Differences in sleep in patients with Parkinson's disease. *Electroencephalogr. Clin. Neurophysiol. 38*: 653 – 657.

MOURET J, SANCHES P (1988): Treatment of narcolepsy with L-Tyrosine. *Lancet 8626/7*: 1458 – 1459.

MÜLLER G, SPASSOVSKI M, HEUSCHLER D (1974): Metabolism of trichlorethylane in man (II. Pharmacakinetics of Metabolites). *Arch. Toxicol. 32*: 283 – 294.

MÜLLER K, HÖMBERG V, LENARD HG (1988): Motor control in childhood onset dopa-responsive dystonia (Segawa syndrome). *Neuropediatrics 20*: 185 - 191.

MÜLLER T, KUHN W, PRZUNTEK H (1997a): Nichtmotorische Symptome des Morbus Parkinson. *Fortschr. Med. 115*: 45 – 48.

MÜLLER T; KUHN W, PRZUNTEK H (1997b): Aktuelle Therapie der idiopathischen Parkinson-Erkrankung Teil 1: Diagnostik, Therapierichtlinien, Standard-Pharmakotherapie und Physiotherapie. *Fortschr. Med. 115 (13)*: 31 – 34.

MÜLLER-MOHNSSEN H, HAHN K (1995): Über eine Methode zur Früherkennung neurotoxischer Erkrankungen (am Beispiel der Pyrethroidintoxikation) *Gesundheitswesen 57 (4)*: 214 – 222.

MÜNGERSDORF M, REICHMANN H (1998): Therapiestrategien in der Frühbehandlung des Morbus Parkinson. *Psycho 24*: 522 – 532.

MUENTER MD (1970): Double-blind, placebo-controlled study of levodopa therapy in Parkinson's disease. *Neurology 20*: 6 – 13.

MURATA M, KANA ZAWA I et al. (1993): Repeated L-dopa administration reduces the ability of dopamine storage and abolishes the supersensitivity of dopamine receptors in the striatum of intact rat. *Neurosci. Res. 16*: 15 – 23.

MURPHY RP (1979): Parkinsonism after traumatic childbirth. *J. Neurol. Neurosurg. Psychiatry 42 (4)*: 384 – 385.

MUTHANE UB, SWAMY HS et al. (1994): Early onset Parkinson's disease: are juvenile- and young-onset different? *Mov. Disord. 9 (5)*: 539 – 544.

MYERSON A, LOMAN J; (1942): Amphetamine sulfate in treatment of spasmodic torticollis. *Arch. Neurol. Psychiatry 48*: 823 - 828.

NAGASAWA H, TANJI H et al. (1996): Brain 6-[18F] fluorodopa metabolism in early and late onset of Parkinson's disease studied by positron emission tomography. *J. Neurol. Sci. 144*: 70 – 76.

NARABAYASHI H (1987): Similarity and dissimilarity of MPTP models in Parkinson's disease: importance of juvenile parkinsonism. *Eur. Neurol. 26 (suppl. 1)*: 24 – 29.

NAUMANN M, PIRKER W et al. (1997): [123I] β-CIT single-photon emission tomography in Dopa-responsive dystonia. *Mov. Disord. 12(3)*: 448 – 451.

NAUSIEDA PA, KOLLER WC et al. (1979): Chorea induced by oral contraceptives. *Neurology 29*: 1605 – 1609.

NAUSIEDA PA, WEINER WJ, KLAWANS HL (1980): Dystonic foot response of parkinsonism. *Arch. Neurol. 37*: 132 – 136.

NAUSIEDA PA (1987): Sleep disorders. *In: Koller WC (ed.): Handbook of Parkinson's disease. New York, Marcel Dekker Inc.*: 371 – 380.

NERL C, MAYEUX R, O'NEILL GJ (1984): HLA-linked complement markers in Alzheimer's and Parkinson's disease: C4 variant (C4B2) a possible marker for senile dementia of Alzheimer type. *Neurology 34 (3)*: 310 – 314.

NIEDERMEYER E et al. (1979): Hypersomnia with sudden sleep attacks („symptomatic narcolepsy") on the basis of vertebrobasiliar artery insufficiency. *Waking Sleeping 3 (4)*: 361 – 364.

NIEUWBOER A, DE WEERDT W et al. (1999): Plantar force distribution in Parkinsonian gait: a comparison between patients and age-matched control subjects. *Scand. J. Rehabil. Med. 31 (3)*: 185 – 192.

NISSENBAUM H, QUINN NP et al. (1987): Mood swings associated with the 'on-off' phenomenon in Parkinson's disease. *Psychol. Med. 17*: 899 – 904.

NITTNER K (1978): die Auswirkungen stereotaktischer Eingriffe beim Auftreten von Hyperkinesien unter L-Dopa-Behandlung. *In: Fischer P.-A. (Hrsg.): Langzeitbehandlung des Parkinson-Syndromes. Schattauer, Stuttgart, New York:* 189 – 193.

NOGAHI H, FUKUSAKO T et al. (1995): Muscle strength in early Parkinson's disease. *Mov. Disord. 10 (2)*: 225 – 226.

NUGENT CA, HARRIS WH et al. (1958): Dyspnea as a symptom in Parkinson's disease. *Am. Rev. Tuberculosis 78:* 682 – 691.

NUNN PB, SEELIG M et al. (1987): Stereospecific acute neuronotoxicity of "uncommon" plant amino acids linked to human motor-system diseases. *Brain Res. 410 (2)*: 375 – 379.

NUTT JG, CARTER JH (1984): Sensory symptoms in parkinsonism related to central dopaminergic function. *Lancet 2*: 456 - 457.

NUTT JG, WOODWARD WR et al. (1987): 3-0-methyldopa and the response to levodopa in Parkinson's disease. *Ann. Neurol. 21*: 584 – 588.

NUTT JG, WOODWARD WR, CARTER JH; TROTMAN TL (1989): Influence of fluctuations of plasma large neutral amino acids with normal diets on the clinical response to levodopa. *J. Neurol. Neurosurg. Psychiat. 52*: 739 - 744.

NUTT JG (1990): Levodopa-induced dyskinesia: Review, observations and speculations. *Neurology 40*: 340 - 345.

NUTT JG, CARTER JH et al. (1997): Short- and long-duration response of levodopa during the first year of levodopa therapy. *Ann. Neurol. 42*: 349 – 355.

NYGAARD TG, DUVOISIN RC (1986): Hereditary Dystonia – Parkinsonism syndrome of juvenile onset. *Neurology 41*: 174 – 181.

NYGAARD TG, FAHN S (1988): Variability of symptoms in idiopathic dystonia. [Abstract]. *Neurology 38 (Suppl. 1)*: 419.

NYGAARD TG (1989): Dopa-responsive dystonia: 20 years into the L-dopa era. *In: Quinn NP, Jenner PG, eds. Disorders of movement --- clinical, pharmacological and physiological aspects. London: Academic Press:* 323 - 337.

NYGAARD TG, MARSDEN CD, FAHN S (1991): Dopa-responsive dystonia: Long-term treatment response and prognosis. *Neurology 41*: 174 - 181.

NYGAARD TG (1993): Dopa-responsive dystonia; delineation of the clinical syndrome and clues to pathogenesis. *Adv. Neurol. 60*: 577 – 585.

NYGREN A, RÖJDMARK S (1982): Isolated thyrotropin deficiency in a man with narcoleptic attacks. *Acta Med. Scand. 212 (3)*: 175 – 177.

O'BRIEN CP, DI GIACOMO JN et al. (1971): Mental effects of high-dosage levodopa. *Arch. Gen. Psychiatry 24*: 61 – 64.

O'DOANAGHUE JL (1985): Neurotoxicity of industrial and commercial chemicals. *CRC, Boca, Raton, FL.*

OERTEL W, QUINN N (1997): Morbus Parkinson. Jüngere Patienten: eher Monotherapie mit Dopaminagonisten. *Deutsche Apotheker Zeitung 137 Jahrgang, Nr. 6*: 34 - 38.

OPPENHEIM H (1905): Zur Diagnose, Prognose und Therapie der Paralysis agitans. *Deutsche med. Wochenschrift 43, Jhrg. 31*: 1705 – 1710.

O'REILLY F, FINNAN F et al. (1996): The effects of caring for a spouse with Parkinson's disease on social, psychological and physical well-being. *Br. J. Gen. Pract. 410 (46)*: 507 – 512.

ORION PHARMA GmbH (1998 a): *Fachinformationen zu Movergan® 5 mg.*

ORION PHARMA GmbH (1998 b): Comtess 200 mg Filmtabletten. *Zusammenfassung der Arzeimittelmerkmale.*

ORION PHARMA GmbH (1999): Comtess®/Entacapon — Eine neue Perspektive in der Parkinson-Therapie. *Sonderdruck zum Parkinson-Symposium Dresden, 13. März 1999.*

OSUNTOKUN BO, ADEUJA AOG (1987): Neurological disorders in Nigerian Africans: a community based study. *Acta Neurol. Scand. 75 (1)*: 13 – 21.

OTA Y, MIYOSHI S et al. (1958): A familial paralysis agitans. A clinical anatomical genetic study. *Folia Psychiatria et Neurologica Japonica 12 (2)*: 112 – 121.

OUVRIER RA (1978): Progressive Dystonia with marked diurnal fluctuation. *Ann. Neurol. 4*: 412 – 417.

PANTELATOS A, FORNADI F (1993): Clinical features and medical treatment of Parkinson's disease in patient groups selected in accordance with age onset. *Adv. Neurol. 60*: 690 – 697.

PARDEE IH (1923): Spasmodic forced respiration as a sequel of Epidemic Encephalitis. *J.A.M.A. 80 (3)*: 178 – 179.

PARKES JD, TARSY D et al. (1975): Amphetamines in the treatment of Parkinson's disease. *J. Neurol. Neurosurg. Psychiatry 38*: 232 – 237.

PARKINSON J (1817): An essay on the shaking palsy. *London: Sherwood, Neely and Jones.*

PARKINSON-SELBSTHILFEGRUPPEN DER dPV, (1998 - 2000): *Persönliche Kommunikation.*

THE PARKINSON STUDY GROUP (1993): Effects of tocopherol and deprenyl on the progression of disability in Early Parkinson's disease. *N. Engl. J. Med. 328*: 176 - 183.

PASTOR MA, ARTIEDA J et al. (1992): Time estimation and reproduction is abnormal in Parkinson's disease. *Brain 115*: 211 – 225.

PAYNE GC; ARMSTRONG C (1923): Epidemic transient diaphragmatic spasm. *J.A.M.A. 81 (9)*: 746 – 748.

PERRY TL, BRATTY PJA et al.: (1975): Hereditary mental depression and parkinsonism with taurine deficiency. *Arch. Neurology 32*: 108 – 113.

PEZZOLI G, ANTONINI A et al. (1995): n-hexane-induced parkinsonism: pathogenetic hypotheses. *Mov. Disord. 10 (3): 279 – 282.

PETERS JM (1967): Factors affecting caffeine toxicity. *J. Clin. Pharmacol. 7*: 131 – 141.

PFEIFFER RF, QUIGLEY EMM, EDWARDS LL (1995): Gastrointestinal dysfunction in neurological disease. *In: Dekker, New York, Basel. Korczyn A (ed.) Handbook of autonomic nervous system dysfunction*: 311 – 340.

PICHOT P, SAMUEL-LAJEUNESSE B, GUELFI J-D (1969): Problèmes étiologiques posés par un syndrome catatonique. *Ann. Med. Psychol. (Paris) 1*: 133 – 139.

PINCUS JH, BARRY K (1987): Influence of dietary protein on motor fluctuations in Parkinson's disease. *Arch. Neurol. 44*: 270 - 272.

PK-MERZ-SERVICE (1996): Morbus Parkinson — Vigilanz- und Antriebsstörungen. *Wissenschaftliche Informationen; Frankfurt a.M.*

PLANTÉ-BORDENEUVE B, DAVIS MB et al. (1994): Tyrosine hydroxylase polymorphism in familial and sporadic Parkinson's disease. *Movement Disorders 9*: 337 – 339.

PLAYFORD ED, FLETCHER NA et al. (1993): Striatal [18F] dopa uptake in familial idiopathic dystonia. *Brain 116*: 1191 – 1199.

POEWE W, GERSTENBRAND F et al. (1983): Premorbid personality of Parkinson patients. *J. Neural. Transm. 19*: 215 – 224.

POEWE W, BENKE TH, RANSMAYR G (1986): Kreislaufregulationsstörungen beim Parkinson-Syndrom – Beziehungen zu klinischen Subtypen der Erkrankung. *In: Fischer P.-A. (Hrsg.): Vegetativstörungen beim Parkinson-Syndrom. Editiones <Roche>, Basel*: 333 – 344.

POEWE W, KLEEDORFER B, GERSTENBRAND F, OERTEL WH (1989): Die Behandlung von Parkinsonpatienten mit L-Dopa – Wirkungsfluktuationen mittels subkutanen Apomorphingaben. *Akt. Neurol. 16*: 73 - 77

POEWE W (1996): L-Dopa-induzierte Dyskinesien bei der Parkinson-Krankheit. Aktuelle Konzepte zu Pathogenese und Therapie. *In: siehe Fischer P-A Hrsg., 1997*: 157 - 163.

POEWE W (1998): Should treatment of Parkinson's disease be started with a dopamine agonist? *Neurology 51 (suppl. 2)*: 21 – 24.

POSKANZLER DC, SCHWAB RS (1963): Cohort analysis of Parkinson's syndrome. Evidence for a single etiology related to subclinical infection about 1920. *J. Chron. Dis. 16*: 961 – 973.

PRAKASH A, WAGSTAFF AJ (1998): Domperidone. A rewiew of its use in diabetic gastropathy. *Drugs 56 (3)*: 429 – 445.

PRASAD KN, COLE WC et al. (1999): Multiple antioxidants in the prevention and treatment of neurodegenerative disease: analysis of biologic rationale. *Curr. Opin. Neurol. 12*: 761 – 770.

PRZUNTEK H, MÜLLER T (1999): Nichtmedikamentöse, adjuvante Therapie bei der Behandlung des Morbus Parkinson. *Georg Thieme Verlag, Stuttgart –New York.*

PSYLLA M, GÜNTHER I et al. (1997): Cerebral 6-[18F] fluoro-L-dopa uptake in rhesus monkey: pharmacological influence of aromatic amino acid decarboxylase (AAAD) and catechol-O-methyltransferase (COMT) inhibition. *Brain Res. 767 (1)*: 45 – 54.

QUINN NP, TOONE B et al. (1983): Dopa-dose-dependent sexual deviation. *Br. J. Psychiatry 142*: 296 – 298.

QUINN NP, CRITCHLEY P, MARSDEN CD (1986): Young onset Parkinsonism. *Neurology 36 (Suppl. 1)*: 215.

QUINN NP, MARSDEN CD (1986): Menstrual-related fluctuations in Parkinson's disease. *Mov. Disord. 1*: 85 – 86.

QUINN NP, CRITCHLEY P, MARSDEN CD (1987): Young onset Parkinson's disease. *Movement Disorders 2*: 73 – 91.

QUINN NP (1993): Parkinsonism and dystonia, pseudoparkinsonism and pseudodystonia. *Adv. Neurol. 60*: 540 – 543.

QUINN N (1994): Multiple system atrophy. *In: Marsden CD, Fahn S (eds.): Movement disorders 3, Butterworth Heinemann*: 262 – 281.

RABEY JM (1991): Late addition of dopamine agonists in Parkinson's disease. *In: RINNE UK, NAGATSU T; HOROWSKI R (eds.). International workshop Berlin Parkinson's disease. Medicom, Bussum*: 283 – 295.

RAIL D, SCHOLTZ C, SWASH M (1981). Post-encephalitic Parkinsonism: current experience. *J. Neurol., Neurosurg. Psychiatry 44*: 670 – 676.

RAJPUT AH, UITTI RJ (1986): Early onset Parkinson's disease and childhood environment. *Adv. Neurol. 45*: 295 – 297.

RAJPUT AH, PAHWA R et al. (1993): Prognostic significance of the onset mode in parkinsonism. *Neurology 43 (4)*: 829 – 830.

RAJPUT AH, KISHORE A et al. (1997): Dopa-responsive, nonprogressive juvenile parkinsonism: report of case. *Mov. Disord. 12*: 453 – 456.

RAND MJ, TRINKER FR (1968): The mechanism of the augmentation of responses to indirectly acting sympathomimetic amines by monoamine oxidase inhibitors. *Brit. J. Pharmacol. 33*: 287 – 303.

RAPER SR (1926): XCV. The tyrosinase-tyrosine reaction. V. Production of L-3,4-dihydroxyphenylalanine from tyrosine. *Biochem. J. 20*: 735 – 742.

RASCHETTI R, SPILA-ALEGIANI S et al. (1998): Mortality in a population-based cohort of patients treated with antiparkinsonian drugs. *Acta Neurol. Scand. 97 (1)*: 20 – 26.

RAVENHOLT RT; FOEGE WH (1982): 1918 Influenza, Encephalitis lethargica, Parkinsonism. *Lancet (October 16)*: 860 – 865.

RECHES A, WAGNER HR et al. (1984): Chronic levodopa or pergolide administration induces downregulation of dopamine receptors in denervated striatum. *Neurology 34*: 1208 – 1212.

REDLICH E (1925): Ueber Narkolepsie. *Ztschr. f. d. ges. Neurol. u. Psychiat. 95*: 256 – 270.

REED E, LEWISON A et al. (1983): HLA antigens in Parkinson's disease. *Tissue Antigens 21 (2)*: 161 – 163.

REESE WG, ANGEL C et al. (1984): Immobility reactions: a modified classification. *Pavlov J. Biol. Sci. 19 (3)*: 137 – 143.

REID WGJ, BROE GA et al. (1989): The neuropsychology of de novo patients with idiopathic Parkinson's disease: the effects of age of onset. *Int. J. Neurosci.* 48: 205 – 217.

REID WGJ (1992): The evolution of dementia in idiopathic Parkinson's disease: neuropsychological and clinical evidence in support of subtypes. *Int. Psychogeriatr. 4 (suppl. 2)*: 147 – 160.

REINACHER M, BONIN J (1983): Pathogenesis of neurovirulent influenza A virus infection in mice. *Lab. Invest. 49:* 686 – 692.

REUTER I, ELLIS CM; CHAUDHURI KR (1999): Nocturnal subcutaneous apomorphine infusion in Parkinson's disease and restless legs syndrome. *Acta Neurol. Scand. 100*: 163 – 167.

RICHARDS M, MARDER K et al. (1994): Reliability of symptom onset assessment in Parkinson's disease. *Mov. Diord. 9 (3)*: 340 – 342.

RIEDERER P, LAUX G, PÖLDINGER W (Hrsg.) (1992): Neuro-Psychopharmaka Band 6: Notfalltherapie, Antiepileptika, Beta-Rezeptorenblocker und sonstige Psychopharmaka. *Springer-Verlag Wien New York.*

RIEDERER P, BRINGMANN G, JELLINGER K et al. (1995): Neurotoxine und Neuroprotektion: Membranabhängige radikalische Prozesse - Bedeutung für die Ätiologie und Therapie des Parkinson-Syndroms. *In: Morbus Parkinson und andere Basalganglienerkrankungen, Schriftenreihe zum Programm der Bundesregierung Gesundheitsforschung. 27*: 139 – 157.

RIEDERER P, LAUX G, PÖLDINGER W (Hrsg.) (1999): Neuro-Psychopharmaka Band 5: Parkinsonmittel und Antidementiva. *Springer-Verlag Wien New York.*

RILEY HA (1930): Epidemic encephalitis. *Arch. Neurol. Psychatry 24*: 574 – 604.

RINGENDAHL H, JÖRG J (1994): Probabilities of error for test-retest differences in motor performance. *Korczyn A (ed.): Dementia in Parkinson's disease. Bologna: Monduzzi Editore.*

RINNE UK, BRACCO F et al. (1998): Early treatment of Parkinson's disease with cabergoline delays the onset of motor complications. Results of a double-blind levodopa controlled trial. *Drugs 55 (suppl. 1)*: 23 – 30.

RONDOT P, ZIEGLER M (1983): Dystonia — L-Dopa responsive or juvenile parkinsonism? *J. Neural. Transmission Suppl. 19*: 273 – 281.

ROOS BE, LYCKE E (1974): Viral infections in the central nervous system and 5-hydroxytryptamine metabolism. *Adv. Biochem. Psychopharmacol. 11*: 115 – 117.

ROSA F (1994): Amantadine pregnancy experience (letter). *Reprod. Toxicol 8 (6)*: 531.

ROSEN JM, FEINSILVER SH, FRIEDMAN JH (1985): Increased CO_2 responsiveness in Parkinson's disease: Evidence for a role of CNS dopamine in ventilatory controll. *Am. Rev. Respir. Dis. 131*: A 297.

ROUFS JB (1990): L-tyrosine in the treatment of narcolepsy. *Med. Hypotheses 33 (4)*: 269 – 273.

ROY P, PATEL NH, MILLER AJ (1991): A comparison of controlled release metoclopramide and domperidone in the treatment of nausea and vomiting. *B.J.C.P. 45 (4)*: 247 – 251.

RUNDSHAGEN I (1996): Perioperatives Management des Patienten mit atypischem Morbus Parkinson. *Anästhesiol. Intensivmed. Notfallmed. Schmerzther. 31 (1)*: 49 – 52.

RUOTTINEN HM, RINNE UK (1996): A double-blind pharmacokinetic and clinical dose-respons study of entacapone as an adjuvant to levodopa therapy in advanced Parkinson's disease. *Clin. Neuropharm. 19 (4)*: 283 – 296.

RUSSEL RR, DONALD JC (1958): The neurological complications of mumps. *Br. Med. J. ii: 27 – 30.*

RYE D, BLIWISE D (1997): Movement disorders specific to sleep and the nocturnal manifestations of waking movement disorders. *In: Watts R, Koller W, eds.: Movement disorders: neurologic principles and practise. New York: Mc Graw Hill*: 687 – 713.

RYE DB, JOHNSTON LH et al. (1999): Juvenile Parkinson's disease with REM sleep behaviour disorder, sleepiness, and daytime REM onset. *Neurology 53 (8)*: 1868 – 1870.

SACHDEV KK, SINGH N, KRISHNAMOORTY MS (1977): Juvenile Parkinsonism treated with levodopa. *Arch. Neurol. 34*: 244 – 245.

SACKS O, KOHL M (1970): Incontinent nostalgia induced by L-Dopa. *The Lancet 7661*: 1394.

SACKS O (1971): Parkinsonism — a so-called new disease. *British Medical Journal 4*: 111 – 113.

SACKS O (1990a): Awakenings. *Verlag Harper Perennial/Harper Collins, New York.*

SACKS O (1990b): Postencephalitic syndromes. *In: Stern G, ed. : Parkinson's disease. Chapman and Hall Medical, London*: 415 – 430.

SANDYK R, IACONO RP (1990): Early versus late-onset Parkinson's disease: the role of the locus coeruleus. *Int. J. Neurosci. 52*: 243 – 247.

SASCO AJ, PFAFFENBERGER RS, (1985): Measles infection and Parkinson's disease. *Am. J. Epimediol. 122 (6)*: 1017 – 1031.

SAUNDERS-PULLMANN R, GORDON-ELLIOT J et al. (1999): The effect of estrogen replacement on early Parkinson's disease. *Neurology 52 (7)*: 1417 – 1421.

SAWLE GV, LEENDERS KL et al. (1991): Dopa-responsive dystonia: [18F] dopa positron emission tomography. *Ann. Neurol. 30*: 24 – 30.

SAWLE GV, WROE SJ et al. (1992): The identification of presymptomatic parkinsonism: clinical and [18F] dopa PET studies in an Irish kindred. *Ann. Neurol. 32*: 609 – 617.

SCHÄFER S (1998): Die "Schlafkrankheit" Narkolepsie – Ein Erfahrungsbericht über Lachschlag, Schrecklähmung und Pennen in Pappkartons. *Verlag Freies Geistesleben, Stuttgart.*

SCHENK CH, BUNDIE SR, MAHOWALD MW (1996): Delayed emergence of a parkinsonian disorder in 38% of 29 older men initially diagnosed with idiopathic rapid eye movement sleep behavior disorder. *Neurology 46*: 388 – 393.

SCHERGNA E, ARMANI M (1983): Attualità del Parkinson Postencefalitico. *Riv. Patol. Nerv. Ment. 104 (5)*: 225 – 228.

SCHILF G (1935): Malaria und fragliche Spätfolgen am extrapyramidalen Nervensystem. *Klin. Wochenschr. 17*: 533 – 535.

SCHMITZ RW, THISSEN J (2000): Neandertal – Die Geschichte geht weiter. *Spektrum Akademischer Verlag, Heidelberg, Berlin.*

SCHNEIDER E, MAXION H, ZIEGLER B, JACOBI P (1974): Das Schlafverhalten von Parkinsonkranken und seine Beeinflussung durch L-Dopa. *J. Neurol. 207*: 95 – 108.

SCHNEIDER E, FISCHER P-A, JACOBI P et al. (1979a): Cerebral atrophy and long-term response to levodopa in Parkinson's disease. *J. Neurol. 222*: 37 – 43.

SCHNEIDER E, FISCHER P-A, JACOBI P et al. (1979b): The significance of cerebral atropy for the symptomatology of Parkinson's disease. *J. Neurol. Sci. 42*: 187 – 197.

SCHNEIDER E (1997): Diagnostik und Therapie des Morbus Parkinson. *Walter de Gruyter; Berlin, New York.*

SCHOLZ E, OERTEL WH (1993): Parkinson-Syndrome. *In: Therapie und Verlauf neurologischer Erkrankungen. Else Brandt T, Dichgans J, Diener HK; Verlag Kohlhammer, Stuttgart.*

SCHOPPE KJ (1974): Das MLS-Gerät: Ein neuer Testapparat zur Messung feinmotorischer Leistungen. *Diagnostica 20*: 43 –46.

SCHRAG A, BEN-SHLOMO Y, BROWN R, MARSDEN CD, QUINN N (1998): Young-onset Parkinson's disease revisited – clinical features, natural history, and mortality. *Mov. Disord. 13 (6)*: 885 – 894.

SCHWAB RS, ENGLAND AC (1968): Parkinson syndromes due to various specific causes. *In: Handbook of Clinical Neurology, Vol. 6. The basal ganglia, North-Holland Pub. Co. Amsterdam*: 227 – 247.

SCHWAB RS, ENGLAND AC et al. (1969): Amantadine in the treatment of Parkinson's disease. *J.A.M.A. 208 (7)*: 1168 – 1170.

SCHWABE MJ, KONKOL RJ (1992): Menstrual cycle-related fluctuations of tics in Tourette syndrome. *Pediatr. Neurol. 8*: 43 – 46.

SCHWARTZ DE, JORDAN JC, ZIEGLER WH (1974): Pharmacokinetics of the decarboxylase inhibitor benserazide in man; its tissue distribution in the rat. *Europ. J. Clin. Pharmacol. 7:* 39 – 45.

SCHWARTZ DE, BRANDT R (1978): Pharmacokinetic and metabolic studies of the decarboxylase inhibitor benserazide in animals and man. *Arzneimittel-Forschung 28 (2):* 302 – 307.

SCHWARTZ RB, BEER G, SCHLÜTER E, SCHOBER R (1988): Langsam progrediente, klinisch nicht fassbare Polioencephalitis mit Wechsel vom choreo-athetotischen zum parkinsonistisch-dementiellem Bild. *Nervenarzt 59 (3):* 171 – 175.

SCHWARZ J, TATSCH K et al. (1992): 123I-iodobenzamide-SPECT predicts dopaminergic responsiveness in patients with de novo parkinsonism. *Neurology 42:* 556 – 561.

SCIGLIANO G, MUSICCO M (1990): Mortality associated with early and late levodopa therapy initiation in Parkinson's disease. *Neurology 40 (2):* 265 – 269.

SCOLLO-LAVIZZARI G (1970): The effect of sleep on electroencephalographic abnormalities at a distance from the lesion; an all-night study of 30 cases. *Eur. Neurol. 3 (2):* 65 – 87.

SCOTT RM, BRODY JA (1971): Benign early onset of Parkinson's disease: a syndrome distinct from classic postencephalitic parkinsonism. *Neurology 21:* 366 – 368.

SEALOCK RR et al. (1949): Beta-3, 4-Dihydroxyphenyl-L-alanine. Biochem. Prep. 1: 25 – 28.

L-DOPA が著効を呈した小児基底核疾患
―著明なる変動を伴った遺伝性進行性基底核疾患―

[SEGAWA M, OHMI K et al. (1971): Childhood basal ganglia disease with remarkable response to L-dopa: Hereditary basal ganglia disease with marked diurnal fluctuation. *Shinryo (Tokyo) 24:* 667 – 672.]

小児中枢神経疾患における睡眠リズムと体動
―「著明な日内変動を呈する遺伝性進行性ジストニア」患者の睡眠を中心に―
第19巻 第4号　　　　瀬　川　昌　也

[SEGAWA M, NOMURA Y, MILUNA Y (1973): On body movements of children during sleep. Sleep of patients with "hereditary progressive dystonia with marked diurnal fluctuation". *Clin. Electroencephalogr. (Osaka) 15:* 726 - 736.]

[SEGAWA M (1975): Body movements and sleep rhythm of the central nervous system diseases of children. *Adv. Neurol. Sci. (Tokyo) 19 (4):* 743 – 750.]

SEGAWA M, HOSAKA A, MIYAGAWA F, NOMURA Y, HISAMASA I (1976): Hereditary progressive dystonia with marked diurnal fluctuation. *Advances in Neurology 14*: 215 - 233.

SEGAWA M (1981): Catecholamine metabolism in a neurological disease in childhood. *In: Topics in child neurology, Vol. 2. Ed. by Wise Spectrum Publications Inc.; Chapt. 12*: 135 – 150.

SEGAWA M, NOMURA Y, KASE M (1986 a): Hereditary progressive dystonia with marked diurnal fluctuation: clinicopathophysiological identification in reference to juvenile Parkinson's disease. *Advances in Neurology 45*: 227 - 234.

SEGAWA M, NOMURA Y, KASE M (1986 b): Dystonia of childhood. The roles of the dopaminergic system - clinical and polysomnographical studies. *Brain Dev. Tokyo.*

SEGAWA M, NOMURA Y et al. (1986 c): Polysomnography - Functional topographical examination of the basal ganglia. *Brain Dev. 8*: 475 - 481.

SEGAWA M, NOMURA Y et al. (1988): Hereditary progressive dystonia with marked diurnal fluctuation – consideration on its pathophysiology based on the caracteristics of clinical and polysomnographical findings. *Adv. Neurol. 50 (Dystonia 2)*: 367 – 376.

<シンポジウム1＞神経疾患とニューロトランスミッター

4）瀬川病（著明な日内変動を呈する遺伝性進行性
ジストニー：HPD）とビオプテリン代謝障害

瀬川　昌也

[SEGAWA M (1996): Segawa disease and abnormalities in pteridin metabolism. *Rinsho Shinkeigaku 36 (12)*: 1322 – 1323.]

特集　第38回日本小児神経学会総会

シンポジウム1：不随意運動の病態、その年齢依存性―大脳基底核疾患を中心に―

序　　論

瀬　川　昌　也

[SEGAWA M (1997): Involuntary movements caused by basal ganglia-disorders and their age dependency: introductory remarks. *No To Hattatsu 29 (3)*: 190 192.]

SEIDLER A, HELLENBRAND W et al. (1996): Possible environmental, occupational and other etiologic factors for Parkinson's disease: A case-control study in Germany. *Neurology 46*: 1275 – 1284.

SELZER R (1997): Tasmar® Tolcapon - Kurzportrait. *Hoffmann La Roche AG, Grenzach-Wyhlen.*

SHALE H, FAHN S, KOLLER WC, LANG AE (1987): What is it? Case 1, 1987; unusual tremors, bradykinesia, and cerebral lucencies. *Mov. Disord. 2 (4)*: 321 – 338.

SHAYA EK, SCHEFFEL U et al. (1992): In vivo imaging of dopamine reuptake sites in the primate brain using single photon emission computed tomograpy (SPECT) and iodine – 123 labeled RTI-55. *Synapse 10*: 169 – 172.

SHIMIZU N, MIZUNO M (1983): Oculomotor characteristics of parkinsonism in comparison with those of cerebellar ataxia. *J. Neural. Transm. Supl. 19*: 233 – 242.

SHIROMANI PJ, GILLIN JC, HENRIKSEN HJ (1987): Acethylcholine and the regulation of REM sleep: basic mechanisms and clinical implications for affective illness and narcolepsy. *Annu. Rev. Pharmacol. Toxicol. 27*: 137 – 156.

SHULMAN LM, MINAGAR A, WEINER WJ (2000): The effect of pregnancy in Parkinson's disease. *Mov. Disord. 15 (1)*: 132 – 135.

SIEHR P (1899): Zwei Fälle von Paralysis agitans im jugendlichen Alter. *Dissertation, Königsberg.*

SIEGENTHALER W (Hrsg.) (1993): Differentialdiagnose innerer Krankheiten. *Georg Thieme Verlag, Stuttgart-New York.*

SINGER C, WEINER WJ (1989): "Could Parkinson's disease follow intra-uterine influenza? A speculative hypothesis." *J. Neurol. Psychiatry 52 (7)*: 931.

SMITH HF (1921): Epidemic encephalitis (encephalitis lethargica, nona). *Public Health Reports 36*: 207 – 242.

SNIDER S, FAHN S et al. (1976): Primary sensory symptoms in parkinsonism. *Neurology 26*: 423 – 429.

SNOW BJ, NYGAARD TG et al. (1993): Positron emission tomographic studies of dopa-responsive dystonia and early-onset idiopathic parkinsonism. *Ann. Neurol. 34 (5)*: 733 – 738.

SOYAKA D,SPITZER M (Hrsg.) (1999): Ropinirol reduziert das Dyskinesie-Risiko bei gleicher Wirksamkeit und Verträglichkeit wie L-Dopa. *Nervenheilkunde 18. Sonderdruck*: 96 – 100.

SOYKAN I, SAROSIEK I, Mc CALLUM RW (1996): The effect of chronic oral domperidone therapy on gastrointestinal symptoms, gastric emptying, and quality of life in patients with gastroparesis. *Am. J. of Gastroenterol. 92 (6)*: 976 – 980.

SPEKTRUM DER WISSENSCHAFT VERLAGS GmbH (1997 a): Seuchen. *Dossier*: 3/99.

SPEKTRUM DER WISSENSCHAFT GmbH (1997 b): Gene und Genome. *Digest*: 6.

SPEKTRUM DER WISSENSCHAFT GmbH (1997 c): Das Immunsystem. *Spezial.*

SPEKTRUM DER WISSENSCHAFT GmbH (1997 d): Pharmaforschung. *Spezial.*

SPENCER PS, BUTTERFIELD PG (1995): Environmental agents and Parkinson's disease. *In: Ellenberg JH, Koller WC, Langston JW (eds.): Etiology of Parkinson's disease. Marcel Dekker, New York*: 319 – 365.

SPILLER WG (1926): Narcolepsy occasionally a postencephalitic syndrome. *J.A.M.A. 86 (10)*: 673 – 674.

STAHL SM, DAVIS KL, BERGER PA (1982): The neuropharmacology of tardive dyskinesia, spontaneous dyskinesia, and other dystonias. *J. Clin. Psychopharmacol. 2*: 321 - 328.

STANZIONE P, SEMPRINI R et al. (1998): Age and stage depency of P 300 latency alterations in non-demented Parkinson's disease patients without therapy. *Electroencephalogr. Clin. Neurophysiol. 108 (1)*: 80 – 91.

STARKSTEIN SE, BERTHIER ML et al. (1998): Depression in patients with early versus late onset of Parkinson's disease. *Neurology 39 (11)*: 1441 – 1445.

STEINMANN J, ULLMANN U (1981): Viruskrankheiten des Zentralnervensystems. *Med. Klin. 76 (21)*: 582 – 586.

STEINWACHS KC (1994): Der Parkinson-Patient. *Verlag Hans Huber, Bern.*

STERN M, DULANEY E et al. (1991): The epidemology of Parkinson's disease. A case-controlled study of young-onset and old-onset patients. *Arch. Neurol. 48 (9)*: 903 – 907.

STERN MB, DOTY RL et al. (1994): Olfactory function in Parkinson's disease subtypes. *Neurology 44 (2)*: 266 – 268.

STIBE CMH, LEES AJ, KEMPSTER PA, STERN GM (1988): Subcutaneous apomorphine in parkinsonian on-off-oscillations. *Lancet i*: 403 – 406.

STILL CN (1977): Postmenopausal Parkinsonism: brain iron overload? *In: Parkinson's disease – Neurophysiological, clinical and related aspects. Messiha FS and Kenny AD eds., Plenum Press, New York, London*: 291 – 296.

STORCH A, SCHWARZ J (1997): Morbus Parkinson: Aktuelle Aspekte der Therapie. *Geriatrie Praxis 4(9) Sonderdruck*: 24 – 28.

STRECKER EA, MARSH FB (1921): A case of Epidemic Encephalitits with unusual features. *J.A.M.A. 76 (12)*: 777 – 778.

STREHL U, BIRBAUMER N (1996): Verhaltensmedizinische Intervention bei Morbus Parkinson. *Beltz Psychologie Verlags Union.*

STRONG G (1952): Parkinson's syndrome following severe herpes ophthalmicus. *Br. Med. J. 1*: 533.

SUNDERLAND T, MUELLER EA, PICKAR D, COHEN RM et al. (1985): Tyramine pressure sensitivity changes during deprenyl treatment. *Psychopharmacology 86:* 432 - 437.

SUNOHARA N, MANO Y, ANDO K, SATOYOSHI E (1985): Idiopatic Dystonia – Parkinsonism with marked diurnal fluctuations of symptoms. *Ann Neurol. 17*: 39 – **45**.

SUWELACK B, GERHARDT U, HOHAGE H (2000): Therapie der hypertensiven Krise. *Medizinische Klinik 5 (95)*: 286 – 292.

TAKAGI S, SHINOHARA Y, TSUJI K (1982): Histocompatibility antigens in Parkinson's disease. *Acta Neurol. Scand. 66 (5)*: 590 – 593.

TAKAHASHI M, YAMADA T et al. (1995): The substantia nigra is a major target for neurovirulent influenza A virus. *J. Exp. Med. 181*: 2161 – 2169.

TAKAHASHI M, YAMADA T (1999): Viral etiology for Parkinson's disease – a possible role of influenza A virus infection. *Jpn. J. Infect. Dis. 52 (3)*: 89 –98.

若年性 Parkinsonism の治療と予後
―特に L-DOPA 反応性について―

田久保秀樹*

[TAKUBO H (1997): Treatment and prognosis of juvenile parkinsonism — L-dopa-responsiveness. *Nippon Rinsho 55 (1)*: 101 – 105.]

TALY AB, MUTHANE UB (1992): Involvement of peripheral nervous system in juvenile Parkinson's disease. *Acta. Neurol. Scand. 85*: 272 – 275.

若年性 Parkinsonism におけるドーパミン代謝と
ドーパミン D₂ 受容体の PET

丹治宏明*・*² 長澤治夫*³ 伊藤正敏*⁴ 糸山泰人*²

[TANJI H, NAGASAWA H, ITOH M, ITOYAMA Y (1997): PET study of dopamine metabolism in juvenile parkinsonism, glucose metabolism and blood flow studies in juvenile Parkinson's disease. *Nippon Rinsho 55 (1)*: 89 – 100.]

TERÄVÄINEN H, FORGACH L (1986): The age of onset of Parkinson's disease: etiological implications. *Can. J. Neurol. Sci. 13*: 317 – 319.

TESTA D, SAVOIARDO M, FETONI V et al. (1993): Multiple System atropy. Clinical and MR observations on 42 cases. *Ital. J. Neurol. Sci. 14*: 211 – 216.

THOMAE (1998): Neu erkannter Morbus Parkinson. Ein Ratgeber für Patienten und deren Angehörige. *Böhringer Pharma KG. Ingelheim am Rhein.*

THONKE S, FISCHER P-A (1996): Narkoleptisches Syndrom als Spätkomplikation der Parkinson-Erkrankung. *In: siehe Fischer P-A Hrsg., 1997*: 175 - 184.

THREM K, DONSCH P (1998): SPECT & PET, MTAR-Lehrbuch. *Verlag Wissenschaftliche Scripten, Zwickau.*

THÜMLER R (1998): Die Parkinson-Krankheit – Antworten auf die 152 häufigsten Fragen. *Georg Thieme Verlag; Stuttgart.*

TOBIASSEN C, BRASSO K, KØHLER OM (1991): Graviditet og Parkinson's sygdom. *Ugeskr. Laeger. 153 (17)*: 1210 – 1211.

TOELLNER R (Hrsg.) (2000): Illustrierte Geschichte der Medizin, Band 1 und 2. *Bechtermünz-Verlag, Augsburg.*

TORQUATI T (1913a): Sulla presenza di una sostanza azotata nel baccello verde dei frutti di "vicia faba". *Arch. di farmacol. sperimentale 15*: 308 – 312.

TORQUATI T (1913b): Sulla presenza di una sostanza azotata nei germogli dei semi di "vicia faba". *Arch. di farmacol. sperimentale 15*: 213 – 223.

TRACZYNSKA-KUBIN D et al. (1969): Le sommeil dans le maladie de Parkinson. *Acta Neurol. Belg. 69*: 727 – 733.

TREBEN M (1980): Gesundheit aus der Apotheke Gottes.*Verlag Wilhelm Ennsthaler, Steyr.*

TRINKAUS E (1983): The Shanidar Neandertals. *Academic Press, New York.*

TRINKAUS E, SHIPMAN P (1993): Die Neandertaler – Spiegel der Menschheit. *C. Bertelsmann Verlag, München.*

TSAI CH, LU CS (1991): Early onset parkinsonism in Chinese. *J. Formosan Med. Assoc. 90 (10)*: 964 – 969.

TSAI CH, LU CS et al. (1994): Cognitive dysfunction in early onset parkinsonism. *Acta Neurol. Scand. 89 (1)*: 9 – 14.

TURJANSKI N, LEES AJ, BROOKS DJ (1997): In vivo studies of striatal dopamine D1 and D2 site binding in L-dopa treated Parkinson's disease patients with and without dyskinesias. *Neurology 49*: 717 – 723.

TURKKA JT, MYLLYLÄ VV (1987): Sweating dysfunction in Parkinson's disease. *Eur. Neurol. 26*: 1 – 7.

UHL GR (1992): Neurotransmitter transporters (plus): a promising new gene family. *Trends Neurosci. 15 (7)*: 265 - 268

UITTI RJ, TANNER CM et al. (1989): Hypersexuality with antiparkinsonian therapy. *Clin. Neuropharmacol. 12*: 375 – 383.

UITTI RJ, SNOW BJ, SHINOTOH H et al. (1994): Parkinsonism induced by solvent abuse. *Ann. Neurol. 35*: 616.

UITTI RJ, RAJPUT AH et al. (1996): Amantadine treatment is an independent predictor of improved survival in Parkinson's disease. *Neurology 46*: 1551 – 1556.

ULM G (1997): Parkinson - Was ist das? *Hoffmann La Roche AG, Grenzach-Wyhlen.*

ULM G, SCHÜLER P (1999): Cabergolin versus Pergolid. Akt. Neurol. 25: 360 – 365.

VAN DEN TWEEL JG et al. (1999): Immunologie. *Spektrum Akademischer Verlag; Heidelberg-Berlin.*

VAN HARTESVELDT C, JOYCE JN (1986): Effects of estrogen on the basal ganglia. *Neurosci. Biobeh. Rev. 10*: 1 – 14.

VAN HILTEN JJ, WEGGEMAN M et al. (1993): Sleep, excessive daytime sleepiness and fatigue in Parkinson's disease. *J. Neurol. Transm. (P-D-Sect.) 5*: 235 – 244.

VERHAGEN METMAN L, DEL DOTTO P et al. (1998): Amantadine treatment of dyskinesias and motor fluctuations in Parkinson's disease. *Neurology 50*: 1323 – 1326.

VICKERS S (1985): MK - 872. *Drugs of the future 10 (7)*: 563 – 564.

VIEREGGE P, MARAVIC Cv., FRIEDRICH H-J (1992): Life-style and dietary factors early and late in Parkinson's disease. *Can. J. Neurol. Sci. 19*: 170 – 173.

VINCKEN WG, GAUTHIER SG et al. (1984): Involvement of the upper-airway muscles in extrapyramidal disorders – A cause of airflow limitation. *New Engl. J. Med. 311*: 438 – 442.

VINGERHOETS FJG, SNOW BJ et al. (1994 a): Reproducibility of fluorine-18-6-fluorodopa positron emmission tomography in normal human subjects. *J. Nucl. Med. 35 (1)*: 18 – 26.

VINGERHOETS FJG, SNOW BJ, LEE CS et al. (1994 b): Longitudinal fluorodopa positron emission tomographic studies of the evolution of idiopathic parkinsonism. *Ann. Neurol. 36*: 759 – 764.

VOGEL HP (1986): Zum Problem der L-Dopa-sensiblen Dystonie. *Akt. Neurol. 13:* 102 - 105.

VOLLENWEIDER FX, MAGUIRE RP et al. (1998): Effect of high amphetamine dose on mood and cerebral glucose metabolism in normal volunteers using positron emission tomography (PET). *Psychiatry Res. (Ireland) 83 (3)*: 149 – 162.

VON GRAEVENITZ KS, SHULMAN LMI, REVELL SP (1996): Levodopa in pregnancy. *Mov. Diord. 11 (1)*: 115 – 116.

WADE DN, MEARRICK PT (1974): Variability of L-Dopa absorption in man. *Aust. NZ J. Med. 4:* 138 – 143.

WADE LA, KATZMAN R (1975): Synthetic amino acids and the nature of L-Dopa transport at the blood-brain barrier. *J. Neurochem.* 25: 837 – 842.

WAGNER ML, FEDAK MN (1996): Complications of disease and therapy: a comparison of younger and older patients with Parkinson's disease. *Ann. Clin. Lab. Sci. 26 (5)*: 389 – 395.

WALDECK B (1971): Some effects of caffeine and aminophylline on the turnover of catecholamines in the brain. *J. Pharm. Pharmacol. 23*: 824 – 830.

WARABI T, NODA H et al. (1986): Changes in sensorimotor function associated with the degree of bradykinesia of Parkinson's disease. *Brain 109*: 1209 – 1224.

WARD CD, DUVOISIN RC et al. (1983): Parkinson's disease in 65 pairs of twins and in a set of quadruplets. *Neurology 33 (7)*: 815 – 824.

WATTS RL, PULLMANN SL et al. (1995): Quantitative techniques of assessing motor disability. *In: Koller WC, Paulson G (eds.): Therapy of Parkinson's disease; Marcel Dekker Inc. New York*: 47 – 75.

WEBER M, LAUTERBURG T et al. (1999): „Sleep benefit" in Parkinson's disease and circadian molecular rhythms in the substantia nigra. *In: Schulz H, Parmeggiani PL, Chase MH (eds): Sleep Research Online, Vol. 2 (suppl. 1)*: 512.

WEBSTER D (1968): Critical analysis of the disability in Parkinson's disease. *Mod. Treatment*: 257 – 282.

WEINER WJ, FACTOR SA et al. (1993): Early combination therapy (bromocriptine and levodopa) does not prevent motor fluctuations in Parkinson's disease. *Neurology 43 (1)*: 21 – 27.

WEINER WJ, SINGER C et al. (1993): Levodopa, melanoma, and Parkinson's disease. Neurology 43: 474 – 477.

WEITENHAGEN P (1999): Lieber Schneid als Mitleid. *Scala Verlag, Velbert*.

WELLHÖNER H-H (1990): Allgemeine und systematische Pharmakologie und Toxikologie. *Springer-Verlag; Berlin-Heidelberg-New York*.

WENDEL HA, SNYDER MT, PELL S (1966): Trial of Amantadine in Epidemic Influenca. *Clin. Pharmacol. Ther. (Jan. – Feb.) 7*: 38 – 43.

WENDER PH (1974): Some speculations concerning a possible biochemical basis of minimal brain dysfunction. *Life Sci. 14 (9)*: 1605 – 1621.

WENNING GK, QUINN N (1994): Multisystematrophie. Akt. Neurol. 21: 120 – 126.

WERMUTH L, STENAGER E (1992): Sexual aspects of Parkinson's diseases. *Semin. Neurol. 12 (2)*: 125 – 127.

WERMUTH L, STENAGER E (1995): Sexual problems in young patients with Parkinson's disease. *Acta Neurol. Scand. 91 (6)*: 453 – 455.

WHITEHEAD AS, BERTRANDY S et al. (1996): Frequency of the apolipoprotein E epsilon 4 allele in a case-control study of early onset Parkinsons' disease. *J. Neurol. Neurosurg. Psychiatry 61 (4)*: 347 – 351.

The WHO Nomenclature Committee for factors of the HLA system (1992): Nomenclature for factors of the HLA system, 1991. *Immunogenetics 36*: 135 – 148.

WICK MM (1980): Levodopa and dopamine analogs as DNA polymerase inhibitors and antitumor agents in human melanoma. *Cancer Research 40*: 1414 – 1418.

WILLEMSE J, VAN NIEUWENHUIZEN O et al. (1984): Treatment of non-fluctuating dystonia: a neuropharmacological approach. *Neuropediatrics 15*: 208 – 210.

WILLIGE H (1911): Über Paralysis Agitans im Jugendlichen Alter. *Z. Gesamte Neurol. Psychiatr. 4*: 520 – 587.

WILSON SAK (1921): Case of paralysis agitans following malaria. *Proc. R. Soc. Med. 14*: 48 ff.

WINTER et al. (1996): Narcolepsy in a 2-year-old boy. *Dev. Med. Child. Neur. 38 (4)*: 356 – 359.

WURTMAN RJ, ROMERO JA (1972): Effects of levodopa on nondopaminergic brain neurons. *Neurology (suppl.) 22*: 72 – 81.

WURTMAN RJ, FERNSTROM JD (1974): Control of brain serotonin by the diet. *Adv. Neurol. 5*: 19 – 29.

WURTMAN RJ, CABALLERO B, SALZMAN E (1988): Facilitation of levodopa-induced dyskinesias by dietary carbohydrates. *N. Engl. J. Med. 319*: 1288 – 1289.

WURTMAN RJ (1988): Effects of dietary amino acids, carbohydrates and choline on neurotransmitter synthesis. *Mt. Sinai J.Med. (NY) 55*: 75 – 86.

YAHR MD, DUVOISIN RC (1968): Medical therapy of Parkinsonism. *Mod. Treatment*: 283 – 300.

YAMADA T, KOGUCHI Y, HIRAYAMA K (1989): Juvenile parkinsonism with marked diurnal fluctuation. *Jpn. J. Psychiatry Neurol. 43 (2)*: 205 – 212.

YAMADA T, YAMANAKA I et al. (1996): Invasion of brain by neurovirulent influenza A virus after intranasal inoculation. *Parkinson Related disorders 2*: 187 – 193.

YAMAMURA Y, SOBUE I et al. (1973): Paralysis agitans of early onset with marked diurnal fluctuation of symptoms. *Neurology (Minneap.) 23*: 239 – 244.

日内変動を呈する若年発症パーキンソニズム
—臨床病理学的研究—

山村　安弘[1]　有広　光司[2]　郡山　逹男[1]　中村　重信[1]

[YAMAMURA Y, ARIHIRO K et al. (1993): Early onset parkinsonism with diurnal fluctuation – clinical and pathological studies. *Rinsho Shinkeigaku 33*: 491 – 496.]

YOUDIM MBH, BEN-SHACHAR D, RIEDERER P (1990): The role of monoamine oxidase, iron-melanin interaction, and intracellular calcium in Parkinson's disease. *J. Neural. Transm. 32*: 239 – 248.

YOUDIM MBH, RIEDERER P (1997): Freie Radikale und die Parkinson-Krankheit. *Spektrum der Wissenschaft 3/97*: 52 - 60.

ZAYED J, DUCIC S et al. (1990): Facteurs environnementaux dans l'étiologie de la maladie de Parkinson. *Can. J. Neurol. Sci. 17*: 286 – 291.

ZEA-PONCE Y, BALDWIN RM et al. (1995): Simplified multidose preparation of iodine-123-β-CIT: a marker for dopamine transporters. *J. Nucl. Med. 36*: 525 – 529.

ZESIEWICZ TA (2000): "Parkinson-Patienten am Steuer sind unfallgefährdet". *52. Jahrestreffen der American Academy of Neurology, zitiert in: Deutsche Ärztezeitung, 15. Juni 2000.*

ZETUSKY WJ, JANKOVIC J, PIROZZOLO FJ (1985): The heterogeneity of Parkinson's disease: clinical and prognostic implications. *Neurology 35*: 522 – 526.

ZIV I, AVRAHAM M et al. (1999): Early-occurence of manual motor blocks in Parkinson's disease: a quantitative assessment. *Acta Neurol. Scand. 99*: 106 – 111.

>>Things are never quite the way they seem<<
(Stan Ridgeway 1986, aus dem Lied >>Camouflage<<)

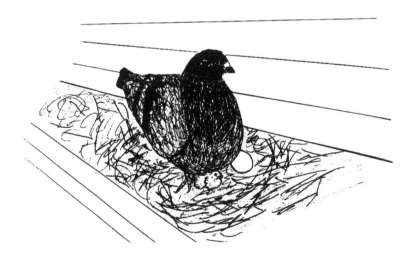

Wenn man sich mit Parkinson-Symptomen (inkl. den s.g. Therapie-Spätfolgen) befasst, hat man immer wieder den Anlass zu fragen: Was war zuerst da: Das Ei, das Küken oder die Vogeleltern?

>>Perhaps the new generation of neurologists have less leisure and time to minutely study natural history, than their forebears; a generation more knowledgeable, in a way, more technically accomplished, pragmatically concerned with "diagnosis" and "treatment", but not with the still-unfolding strangeness and depth of this disorder. [...]

Or that the nature of medical attention, of medicine itself was changing; losing its interest in phenomena and a phenomenological approach; losing that slow, deep concentration and patience. [...]

I was forced to the conclusion that at this time, in our technological age, almost nobody is interested; that neurologists no longer have time for phenomena, and are not too interested in the identity-struggles of their patients. [...]<<

[Oliver Sacks 1990 in Stern (ed.): Parkinson's disease.]

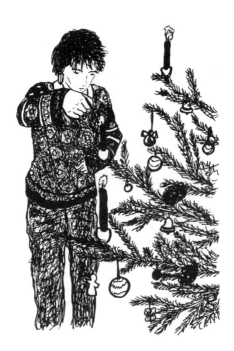

Ein Wunsch zum Beginn des neuen Millenniums 2001:
Eine neue Generation von Neurologen vom „alten Schlage" – damit auch für uns junge Parkies in diesen manchmal düsteren Zeiten „von irgendwoher ein Lichtlein kommt".